Russell Kolts

CFT

leicht gemacht

AF142458

Russell Kolts

CFT
leicht gemacht

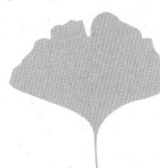

Eine Einführung für Therapeuten
in die Praxis der
Compassion Focused Therapy

Aus dem Amerikanischen von Peter Brandenburg

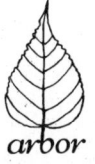

Arbor Verlag
Freiburg im Breisgau

© 2016 Russell L. Kolts

© 2017 der deutschen Ausgabe: Arbor Verlag GmbH, Freiburg

First published in the United States by: New Harbinger Publications, Inc.

Die Originalausgabe erschien unter dem Titel:

CFT Made Simple. A Clinician's Guide to Practicing Compassion-Focused Therapy

Alle Rechte vorbehalten

1. Auflage 2017

Titelfoto: © Eileen Kumpf/fotolia.com

Lektorat: Anja Brink

Druck und Bindung: Kösel, Krugzell

Hergestellt von mediengenossen.de

Dieses Buch wurde auf 100% Altpapier gedruckt und ist alterungsbeständig.
Weitere Informationen über unser Umweltengagement finden Sie unter
www.arbor-verlag.de/umwelt

www.arbor-verlag.de

ISBN 978-3-86781-202-3

Wichtiger Hinweis
Das Buch ist kein Ersatz für eine medizinische oder psychologische Behandlung und dient
nicht zu Diagnosezwecken oder zur Behandlung von Krankheiten. Die Ratschläge zur Selbst-
behandlung in diesem Buch sind vom Autor sowie dem Verlag sorgfältig geprüft worden.
Dennoch kann eine Garantie nicht übernommen werden. Bei ernsthafteren oder länger
anhaltenden Beschwerden sollten Sie auf jeden Fall einen Arzt, Psychotherapeuten, Psychologen oder Heilpraktiker Ihres Vertrauens zu Rate ziehen. Eine Haftung des Autors oder des
Verlages für Personen-, Sach- und Vermögensschäden ist ausgeschlossen.

*Für meinen lieben Freund, Kollegen und Mentor Paul Gilbert.
Paul, Deine brillante Arbeit, Inspiration, Anregung und
Anleitung haben dieses Buch möglich gemacht und mir ein
professionelles Leben vermittelt, das sinnvoller und
befriedigender ist, als ich jemals zu träumen gewagt hatte.*

Inhalt

Vorwort

In diesem schönen und fachkundig geschriebenen Buch nutzt Russell Kolts seine Erfahrung, um die Hauptthemen der Compassion Focused Therapy (CFT) zu umreißen. Man kann leicht meinen, dass es bei psychotherapeutischen Ansätzen mit Mitgefühl nur darum geht, Menschen zu helfen, freundlich zu sich selbst und zu anderen zu sein. In Wirklichkeit ist der Kern von Mitgefühl – besonders auf therapeutischem Gebiet – *Mut*. Russell selbst hat mit Gefängnisinsassen an ihren Problemen mit Wut gearbeitet und einen Ansatz entwickelt, der auf der CFT beruht und den er das Programm *Wahre Stärke* nennt. Dabei wird hervorgehoben, dass Mitgefühl in der Stärke und dem Mut besteht, sich dem eigenen Leiden und dem Leiden anderer zuzuwenden.

Ich muss gestehen, dass ich Zweifel daran hatte, „Therapien leicht zu machen", denn dies kann vorschnell den Eindruck erwecken, man würde sie verflachen. Es ist wichtig anzumerken, dass Compassion Focused Therapy in gewisser Weise sehr komplex ist: Ihre Grundlagen beruhen auf grundlegenden wissenschaftlich gesicherten psychischen Prozessen. Sie basiert darauf, wie Emotionen, Motive und Kognitionen funktionieren, und darauf, wie Menschen tief sozial verwurzelt und durch ihre sozialen Beziehungen organisiert sind. Wenn Sie dies also mit der Wendung „leicht gemacht" im Hinterkopf lesen, dann sollten Sie das nicht so verstehen, dass Russell sagt, Therapie sei „leicht". Vielmehr umreißt er ein paar entscheidende Begriffe und Konzepte der CFT, in der Hoffnung, dass sie für Sie nützlich sind und Sie vielleicht anregen, mehr zu erfahren und zu lernen.

Ich freue mich, sagen zu können, dass Russell sein Ziel brillant und auf eine Weise erreicht, wie ich es nie hätte tun können. Ich bin einer dieser Menschen, die dazu tendieren, eher Komplexität als Einfachheit zu sehen. Hier ist also ein wunderbarer Führer, der Sie zu den Realitäten der Härte, der Schwierigkeiten und der Vielschichtigkeit der CFT hinführen kann – aber, wie Russell sagt, indem er die Stufen und Bausteine auf eine relativ direkte und einfache Weise erschafft.

Wie in diesem Buch erklärt wird, fing die CFT auf eine ziemlich simple und unmittelbare Weise in den 80er Jahren an. Sie begann damit, dass schlicht wahrgenommen wurde, wie wichtig es war, den *emotionalen Ton* zu verstehen, den Menschen in ihren Köpfen benutzten, wenn sie versuchten, sich selbst zu helfen. Stellen Sie sich zum Beispiel vor, dass Sie versuchen, hilfreiche Gedanken zu erzeugen, wenn sie deprimiert sind. Aber malen Sie sich aus, dass Sie diese Gedanken auf eine sehr unfreundliche Weise „hören", als wären Sie gereizt oder verächtlich, sogar in dem Moment, wenn Sie sie in Ihrem Kopf sagen. Wie wird das sein? Auch ein ermutigender Satz wie *Du schaffst es* wird giftig, wenn er in einem gehässigen Tonfall kommuniziert wird. Sie können einmal versuchen, das in einem verächtlichen, feindseligen Ton zu sich selbst zu sagen, und schauen, wie sich das anfühlt. Registrieren Sie, ob Sie sich ermutigt fühlen. Stellen Sie sich dann vor, dass Sie wirklich auf Wärme und empathisches Verständnis in den Worten fokussieren können und sich dabei auf das Gefühl konzentrieren – vielleicht so, als würden Sie es jemanden, dem wirklich an Ihnen liegt, sagen hören, er wünsche Ihnen von ganzem Herzen, dass sie frei von Ihrer Depression seien. Oder vielleicht so, als hörten Sie Ihre eigene Stimme mit derselben Intention und sie würde sich unterstützend, freundlich und bestätigend anhören. Wenn man Übungen so macht, ist das sogar hilfreich, weil bei der CFT die persönlichen Erfahrungen, die man durch eigenes Üben gewinnt, der Schlüssel zur Entwicklung Ihrer therapeutischen Fertigkeiten sind.

Vor all diesen Jahren erkannte ich, dass Menschen zwar „kognitiv" lernen können, neue Sichtweisen und Gedanken zu entwickeln, die ihnen helfen, ihr Leben zu bewältigen, dass sie das aber häufig in einem verächtlichen oder feindseligen, gereizten Tonfall taten. Sie fanden es tatsächlich häufig sehr schwierig, solche Gedanken, die ihnen bei der Bewältigung ihrer Probleme halfen und die zwei wichtige Aspekte enthielten, die jetzt als Kernelemente unseres Verständnisses von Mitgefühl erkannt sind, auch zu fühlen. Zum einen fiel es ihnen schwer, diese Gedanken mit einer *im Herzen gefühlten Motivation* auf sich selbst zu beziehen. Die Motivation beruht dabei auf einem empathischen Interesse, die tieferen Ursachen der Schwierigkeiten anzusprechen (mitfühlende Motivation). Viele Patienten gaben sich tatsächlich selbst die Schuld für ihre Probleme oder meinten, sie würden kein Mitgefühl verdienen, oder Mitgefühl wäre irgendwie eine Schwäche – einfach zu weich! Ihr Vermeidungsverhalten gegenüber den Ursachen ihres Leids war manchmal ausgeprägt – sie wollten sich zum Beispiel nicht an die traumatischen Erfahrungen heranwagen, die ihrer Depression zugrunde lagen, oder sich der Tatsache stellen, dass sie ihr Leben ändern mussten. Es braucht Mut, damit anzufangen, an diesen schwierigen Themen zu arbeiten. Zweitens hatten sie tendenziell Probleme damit, in sich unterstützende, freundliche, verständnisvolle und anerkennende *Emotionen* herzurufen, auch wenn sie diese Gedanken tatsächlich denken konnten (mitfühlendes Handeln).

CFT begann also mit dem Versuch, darüber nachzudenken, wie man Klienten helfen kann, eine *mitfühlende Motivation* und auf Fürsorge gerichtete Emotionen zu erzeugen, und auch in dieser Motivation bestimmte Arten emotionaler Balance in der Psyche zu bewirken. Wie Russell sagt, verwenden wir eine Standarddefinition von Mitgefühl – eine, die den von Herzen empfundenen Wunsch erfasst, dass Leiden aufhört, eine Bereitschaft, „Sensibilität für das eigene Leid und das Leid anderer in Verbindung mit einer inneren Entschlossenheit zu entwickeln und zu versuchen, es zu erleichtern oder ihm vorzubeugen". Dass Vorbeugung erwähnt wird, ist wichtig, denn das Training, das wir durchführen, zielt darauf, Leid sowohl in der Gegenwart als auch in der Zukunft zu erleichtern. Die erste Ebene des Zugangs zu Mitgefühl dreht sich also darum, wie wir anfangen können, unser Leid anzugehen und wirklich zu beginnen, es zu verstehen. Wie Russell hier beschreibt, gibt es viele Kompetenzen, die man brauchen wird, wie zum Beispiel, wie man aufmerksam ist, wie man es erlebt, wenn man mit Leid in Kontakt ist, wie man sein eigenes Leid toleriert und wie man es empathisch versteht, ohne zu bewerten oder zu kritisieren.

Bei der Annäherung an die zweite Ebene von Mitgefühl geht es wirklich darum, die Weisheit zu entwickeln, die darin besteht zu wissen, wie man auf eine authentische Weise hilfreich sein kann. Wahre Hilfsbereitschaft verlangt die Entwicklung von Weisheit – man muss das Wesen von Leid verstehen, bevor man gut gerüstet ist, mit Leid zu arbeiten. Die Psyche ist sehr kompliziert und voller Motive und Emotionen, die miteinander in Konflikt stehen. Obwohl Wärme und Sanftheit Anteile von Mitgefühl sein können, verlangt Mitgefühl auch eine gewisse Härte, Durchsetzungsvermögen und ebenso eine Menge Mut. Eltern sind bereit, mit ihren Kindern über deren Ernährung oder über die Uhrzeit zu streiten, zu der sie abends zuhause sein sollen, weil sie sie schützen möchten, auch wenn das zu Konflikten führen kann. In manchen Konflikten im Verlauf eines therapeutischen Prozesses haben Klienten Angst vor ihrer Wut oder Angst vor ihrem Kummer. Therapeuten müssen diese Klienten dann vielleicht ermutigen, solche Emotionen zuzulassen, auch wenn es einem Klienten widerstrebt, das zu tun, und sogar dann, wenn es in dem Moment vielleicht nicht angenehm ist. Denn das ist nötig, um diesem Klienten dabei zu helfen, dass er lernt, diese schwierigen Gefühle zu fühlen und mit ihnen zu arbeiten. Es stellt eine therapeutische Qualität und Weisheit dar, die dem Therapeuten ermöglicht zu wissen, wie und wann dies zu tun ist. Vor einigen Jahren haben Studien tatsächlich gezeigt, dass einige der wärmsten Therapeuten Behavioristen waren. Das macht Sinn, denn Verhaltenstherapie muss Klienten häufig Mut machen, sich auf Dinge einzulassen, mit denen sie lieber nicht in Berührung kämen.

CFT verwendet auch die evolutionäre funktionale Analyse, um uns verstehen zu helfen, wie unsere Emotionen funktionieren. Russell beschreibt sehr klar, dass wir Emotionen drei funktional verschiedenen Arten von Affektregulationssystemen zuordnen: Es gibt Emotionen, die Handlungen angesichts von Gefahren und Bedrohungen und den Versuch, uns zu schützen, begleiten. Es gibt Emotionen, die uns stimulieren, in die Welt zu gehen und etwas zu leisten und Ressourcen zu beschaffen, und es gibt Emotionen, die Gefühle von Zufriedenheit, Sicherheit und Verlangsamung entstehen lassen – die manchmal mit den parasympathischen Funktionen der Beruhigung und Verdauung in Verbindung gebracht werden. Viele unserer Klienten sind in Bezug auf diese Emotionen sehr aus dem Gleichgewicht, und es kann für sie fast unmöglich sein, Zugang zu der Fähigkeit zu bekommen, Zufriedenheit und friedliche Gefühle zu empfinden. Studien des Parasympathikus haben gezeigt, dass dieses System bei vielen Menschen, die an psychischen Problemen leiden, aus dem Gleichgewicht ist, weil die Hauptsysteme für das Ausbalancieren und Regulieren der Emotionen nicht richtig funktionieren. In solchen Fällen müssen wir ihnen helfen, damit sie Zugang zu diesen Gefühlen der Sicherheit bekommen. Daher sind Aufbau und Kultivierung der Fähigkeit, langsamer werden zu können und sich zu erden und sich sicher, verbunden und zugehörig zu fühlen, für die CFT zentrale Therapieziele. Dadurch können Kompetenzen und Stärken wachsen, die es den Klienten dann ermöglichen, sich auf angstbesetztes Material einzulassen – unabhängig davon, ob das Dinge sind, die sie in der Außenwelt oder in der inneren Welt tun müssen.

Vor dem Hintergrund der Tatsache, dass CFT eine Therapieform ist, zu deren Hintergrund die evolutionäre Psychologie gehört, wird es nicht überraschen, wenn man hört, dass sie auf die Bindungstheorie und ihre extensiv erforschten Grundlagen zurückgreift. Die Bindungstheorie sagt uns, dass Beziehungen mit Bezugspersonen für eine sichere Basis sorgen können (und damit für einen Ausgangspunkt, von dem aus man befähigt ist, in die Welt hinauszugehen und Dinge auszuprobieren und Risiken einzugehen). Sie können für einen sicheren Hafen, für eine sichere Basis sorgen, wo man Trost, Hilfe und Unterstützung finden kann, wenn man in Schwierigkeiten ist. CFT hilft Klienten zu beginnen, diese internalisierte sichere Basis und diesen sicheren Hafen zu erleben und zu entwickeln.

Wenn man einmal das Wesen dieser drei verschiedenen Arten von Emotionen versteht, die wir weiter oben angeschaut haben, fügen sich viele Dinge zusammen. Wenn zum Beispiel Soldaten ausgebildet werden, kann es sein, dass sich ihre sichere Basis von ihren Familie zu ihren Kameraden verschiebt, weil das dann die Quelle ihrer Sicherheit im Kampf ist. Wenn sie im Einsatz sind, befinden sie sich in einem Zustand hoher Erregung, und wenn sie zurückkommen, werden sie sich beruhigen und diesen sicheren Hafen im Zusammensein mit ihren Kameraden finden. Ihr Beruhigungssystem ist also neu verschaltet und reagiert dann in Verbindung mit diesen Kameraden. Wenn sie dann nach Hause kommen, kann es sein, dass sie ihre sichere Basis und den sicheren Hafen verlieren, auf den ihr Gehirn eingestellt ist, und es wird weniger zu einem intensiven „Dopamin-Rausch" kommen. Auch wenn sie jetzt zuhause bei ihren Familien in einer äußerlich sicheren Umgebung sind, kann es sehr schwierig und auch mit Stress verbunden sein, weil diese Familien jetzt nicht die Quelle der sicheren Basis und des sicheren Hafens sind.

CFT beschreibt diese verschiedenen Prozesse deutlich, weil sie ein Modell der Emotionen enthält, das diesen Grad an Komplexität erfassen kann. Dieses Beispiel reflektiert einen grundlegenden Aspekt der CFT: Der CFT-Therapeut ist sehr daran interessiert, wie Patienten fähig sind, sich selbst zu beruhigen und zu erden, sich mit einer sicheren Basis und einem sicheren Hafen verbunden zu fühlen und dann den Mut zu entwickeln, den man braucht, um sich auf gefürchtete und vermiedene Erfahrungen einzulassen. Entscheidend ist auch, dass der Patient eine innere Beziehung der Zugehörigkeit entwickelt, das heißt, dass er lernt, sich sich selbst gegenüber freundlich und unterstützend und nicht kritisch-wertend zu verhalten, wodurch sein Bedrohungssystem weiter stimuliert würde.

Gute Therapeuten wollen wissen, wie die Therapieformen, die sie anwenden, zu begründen sind. Vor dem Hintergrund der Zielsetzung dieses Buches hat Russell es nicht mit Belegmaterial überladen. Aber er macht klar, dass sich ein großer Teil dessen, womit sich CFT begründen lässt, auf den *Prozess* bezieht. Das heißt, wir haben nicht viele theoretische Begriffe, sondern wir versuchen, das zu verstehen, was uns die Wissenschaft über Dinge wie Motivation und Emotion sagt, und greifen darauf zurück – zum Beispiel darauf, was wir über die Bedeutung des frontalen Cortex wissen, und wie er sich in der Kindheit entwickelt oder von traumatischen Erfahrungen beeinflusst werden kann. Wir wissen, dass die Motive und die Emotionen, die mit Zugehörigkeit (wie Bindung oder Gruppenzugehörigkeit) zu tun haben, in der Entwicklung der Säugetiere und besonders in der Evolution der menschlichen Intelligenz eine sehr große Rolle gespielt haben. Wir wissen auch, dass Beziehungen, die von Zugehörigkeit getragen sind, sehr starke Regulatoren von Motiven und Emotionen sind. Aus dem Grund sind sie Ziel der therapeutischen Interventionen.

Das Rückgrat der CFT besteht in dem detaillierten Wissen, wie unser Gehirn so geworden ist, wie es ist. Es besteht ferner in dem Verständnis der evolutionären Funktion der Emotionen, in dem Verständnis der wesentlichen regulierenden Prozesse von Motiven und wie Motive mit Selbst-Identität verknüpft sind, und in dem Verständnis, wie Selbst-Identität im therapeutischen Prozess kultiviert werden kann. Überall in der Welt fängt man jetzt an zu erkennen, dass der menschliche Geist teilweise aufgrund seines in der Evolution entstandenen Aufbaus voller komplexer Emotionen und Konflikte ist. Es ist ein Bewusstsein, dass sich zunehmend auch in der populären Kultur wie zum Beispiel dem Disney-Film *Inside Out* (Dt.: Alles steht Kopf, 2015) spiegelt. Das menschliche Gehirn ist sehr kompliziert und wird leicht dazu bewegt, anderen schlimme Dinge anzutun und uns selbst zu schaden. Mitfühlende Motive können jedoch helfen, Harmonie näher zu kommen und die Risiken in beiden Richtungen zu reduzieren.

CFT ist eine integrative Therapie, die viele evidenzbasierte Interventionsstrategien verwendet. Dazu gehören der Sokratische Dialog, geführtes Entdecken, das Erkennen sicherer Verhaltensweisen, der Fokus auf Vermeidungsverhalten und Exposition, Ketten von Schlussfolgerungen, Neubewertung, Verhaltensexperimente, Achtsamkeit, bewusste Wahrnehmung von Körper/Emotionen sowie Atemtraining, Übungen mit inneren Bildern, Unterstützung von Reifung – und mehr. Die CFT hat aber auch eine Reihe von Zügen, die nur ihr eigen sind:

- Psychoedukation in Bezug auf unser im Laufe der Evolution entstandenes „kompliziertes" Gehirn

- Modelle der Affektregulierung mit besonderem Fokus auf Zugehörigkeit und dem parasympathischen Nervensystem

- Ein besonderer Fokus bei den komplexen Funktionen und Formen entwertender Selbstkritik und gehemmter Emotionen, wobei Unterschiede zwischen verschiedenen Arten von Scham und Schuld hervorgehoben werden

- Aufbau auf Mitgefühl gerichteter Motive, Kompetenzen und Identitäten als innere organisierende Systeme

- Verwenden von Selbst-Identität als Mittel zum Regulieren und Entwickeln mitfühlender Motive und Kompetenzen

- Arbeit mit Ängsten, Blockierungen und Widerständen gegen Mitgefühl, gegen positive Gefühle und besonders gegen Emotionen der Zugehörigkeit

Einer der Schlüsselaspekte der CFT ist die Vorstellung, dass Motive Hauptorganisatoren unseres Geistes sind. Sie sind auf komplexe Weise mit Phänotypen verknüpft, die den Rahmen der hier möglichen Diskussion sprengen. Stellen Sie sich aber einmal vor, dass Sie zu einer Party eingeladen und dass Sie von *Konkurrenz um sozialen Rang* motiviert sind. Sie wollen die Anwesenden beeindrucken und vermeiden, Fehler zu machen oder abgelehnt zu werden. Sie wollen jede mögliche Gelegenheit nutzen, die eher dominanten Mitglieder der Gruppe zu erkennen und ihnen zu imponieren. Jetzt verändern wir diese Motivation einmal und stellen uns vor, Sie haben eine Motivation, die auf *Zuwendung oder Freundschaft* ausgerichtet ist. Ihre Aufmerksamkeit richtet sich jetzt nicht darauf, wer dominant ist oder wen Sie beeindrucken können (oder wie Sie sie beeindrucken können), sondern darauf, mehr über sie herauszufinden. Sie sind daran interessiert, Werte gemeinsam zu haben und vielleicht Freundschaften zu entwickeln. Sie werden Menschen daraufhin anschauen, ob Sie sie mögen und ob Sie Zeit mit ihnen verbringen möchten oder nicht. Wie wir denken, worauf wir die Aufmerksamkeit richten und wie wir handeln, ist von *Motivationen* geleitet. Natürlich sind auch Überzeugungen, Glaubensvorstellungen und Dinge wie organisierende Schemata beteiligt – diese sind sogar mit Motiven verknüpft –, aber das entscheidende Thema ist Motivation. Wenn wir sehen, wie machtvoll diese Motive dabei sein können, unseren Geist auszurichten, wird klar, warum Mitgefühl und prosoziale Motivationen bei der CFT im Mittelpunkt stehen.

Die Forschung hat gezeigt, dass viele Menschen, die psychische Probleme haben, vor allem durch Systeme der *Konkurrenz um sozialen Rang* motiviert sind. Sie treten in Form harter Selbstbewertung, entwertender Selbstkritik und Sorgen in Erscheinung, in irgendeiner Weise als unterlegen oder inkompetent gesehen und abgelehnt zu werden. Häufig ist das mit intensiven Gefühlen von Einsamkeit verbunden. Diese Menschen haben häufig das Gefühl, in niedrigem Rang, niedrigem Status oder unerwünschten Positionen blockiert zu sein. Natürlich gibt es andere, die übermäßig darauf fokussiert sind, eine dominante Position zu erlangen, voranzukommen und unabhängig von der Wirkung, die das auf andere hat, Kontrolle auszuüben. Für solche Klienten kann es eine Offenbarung sein, zu Motivationen zu wechseln, die auf Zuneigung, Anteilnahme oder Mitgefühl gerichtet sind, aber es kann auch sehr Angst machen. Verschiedene Typen von Klienten können Widerstand dagegen empfinden, mitfühlende und prosoziale Motive anstelle solcher zu kultivieren, bei denen es um Konkurrenz um sozialen Rang geht. CFT lehrt Menschen, wie man über verschiedene motivationale und emotionale Zustände nachdenken und üben kann, zwischen ihnen zu wechseln. Wenn man lernt, wie man eine weise, starke, mitfühlende Motivation in sich herstellen und diese Motivation dann im Zentrum seines Selbstgefühls verankern kann, entdeckt man, dass das Weisheit mit sich bringt: Weisheit, wie man mit Lebenskrisen umgehen kann, indem man sich auf ganz andere Weise auf sein eigenes Leid und das Leid anderer hin ausrichtet. Man entdeckt, dass es eine Weise der Selbstbefreiung von Leid und ein Lernen ist, wie man das, was man nicht ändern kann, tolerieren kann. Eine sehr einfache Abbildung der Essenz dessen, warum es wichtig ist, ein an Mitgefühl orientiertes Selbstgefühl zu entwickeln, kann man in „Compassion for Voices" (Mitgefühl mit Stimmen) sehen, einem sehr kurzen Film darüber, wie Menschen, die auf ihre inneren Stimmen hören, ein mitfühlendes Selbst entwickeln können: http://www.youtube.com/watch?v=VRql4lxuXAw.

Russell begleitet die Leser durch die Prozesse, durch die man auf seinen Körper achten muss und durch die man erkennen lernt, welche emotionalen Motivationssysteme durch einen wirken (es sind Motive, die ziemlich automatisch aktiviert werden können und beträchtliche Kontrolle über Gedanken und Verhaltensweisen ausüben, wenn man nicht mehr achtsames Gewahrsein entwickelt) und auf Fürsorge gerichtete Motive, Emotionen und Selbst-Identität kultiviert, wobei eine Reihe von Techniken verwendet wird, die Standardtherapien, kontemplativen Traditionen und Schauspieltraditionen entnommen sind. Russell macht klar, dass die Details der CFT wirklich komplex sein können. Aber der Ansatz in Stufen, der hier vorgestellt wird, hilft uns, diese Vielschichtigkeit auf ein direkte Weise zu aufzugliedern. Ich freue mich, dass Russell das Buch auf eine so klare, leicht verständliche Weise und so strukturiert geschrieben hat. Ich hoffe, es wird Sie anregen, mehr zu erfahren – und sich vielleicht weiter auszubilden –, und Sie vielleicht sogar motivieren, eine mitfühlende Motivation in sich selbst zu entwickeln, die sich stetig vertieft. Russel zeigt, dass es nichts gibt, was sich mit persönlicher Praxis und Einsicht vergleichen lässt, wenn es darum geht zu sehen, wie und auf welche Weise diese Prozesse wirken.

Alles, was ich jetzt tun kann, ist, Sie den talentierten und fähigen Händen Ihres Autors zu überlassen und zu hoffen, dass dies Sie anregt, mehr über das Wesen von Mitgefühl und darüber zu erfahren, wie man es in die Therapie und natürlich in alle Aspekte unseres Lebens einbringen kann.

PAUL GILBERT

Einleitung

Und eine Frau sagte: Sprich uns vom Schmerz.

*Und er antwortete: Euer Schmerz ist das Zerbrechen der
Schale, die euer Verstehen umschließt.*

*Wie der Kern der Frucht zerbrechen muss, damit sein Herz die
Sonne erblicken kann, so müsst auch ihr den Schmerz erleben.*

*Und könntet ihr in eurem Herzen das Staunen über die
täglichen Dinge des Lebens bewahren, würde euch der Schmerz
nicht weniger wundersam scheinen als die Freude;*

*Und ihr würdet die Jahreszeiten eures Herzens hinnehmen,
wie ihr stets die Jahreszeiten hingenommen habt, die über
eure Felder streifen.*

*Und ihr würdet die Winter eures Kummers mit Heiterkeit
überstehen.*

aus: Khalil Gibran, *Der Prophet*. Aus dem Englischen übersetzt von Karin Graf
© Patmos Verlag der Schwabenverlag AG, Ostfildern 2014. www.verlagsgruppe-patmos.de

Mitgefühl besteht darin, dass man zulässt, von Leid bewegt zu werden, und die Motivation empfindet, es zu lindern und es zu verhindern. Mitgefühl entsteht aus der Einsicht, dass wir ganz im Inneren alle nur glücklich sein und nicht leiden wollen. In diesem Buch lernen Sie etwas über Compassion Focused Therapy (CFT), eine Therapieform, bei der es um die bewusste Kultivierung von Mitgefühl, um die Fertigkeiten und Stärken, die aus ihm hervorgehen, und darum geht, wie man sie nutzen kann, um mit menschlichem Leid wirksam zu arbeiten. Wenn wir sehen, womit wir es zu tun haben – mit der Situation, in der wir uns alle allein deshalb befinden, weil wir ein menschliches Leben leben –, dann kann sich eine tiefe Einsicht einstellen: *Bei all dem potenziellen Leid und bei aller Mühsal, denen wir und alle Menschen ausgesetzt sind, ist Mitgefühl die einzige Reaktion und Antwort, die Sinn macht.*

Warum brauchen wir Mitgefühl? Wir brauchen Mitgefühl, weil das Leben hart ist. Auch wenn wir in eine relativ privilegierte Existenz hineingeboren wurden, mit leichtem Zugang zu Nahrung, einem bequemem Platz zum Leben, Menschen, die uns lieben, Bildung und Möglichkeiten, unsere Ziele zu verfolgen – auch wenn wir all dies haben –, werden wir in unserm Leben alle mit gewaltigem Leid konfrontiert sein. Wir alle werden krank, werden alt und sterben. Wir alle werden Menschen verlieren, die wir lieben. Wir alle werden manchmal unser Bestes tun, um unsere leidenschaftlich angestrebten Ziele zu erreichen, und scheitern. Den meisten von uns wird ihr Herz brechen, und wenn nicht nur einmal, dann mehrmals. Ein menschliches Leben zu leben, bedeutet, dass wir Schmerz ausgesetzt sind. Er ist der Eintrittspreis. Das Leben ist hart, für alle.

Aber es kann sein, dass wir das vergessen. Wir können vergessen, dass wir alle Schmerz empfinden und dass diese Gefühle universell sind – dass sie ein Teil dessen sind, was uns als Menschen verbindet. Viele von uns und viele von denen, denen wir helfen möchten, erleben diese Kämpfe und Emotionen vielmehr möglicherweise als etwas, was sie isoliert, als Anzeichen dafür, dass *etwas mit ihnen nicht stimmt.* Statt sich Hilfe zu suchen, ziehen sie sich vielleicht von anderen zurück. Statt sich selbst zu unterstützen, zu ermutigen und zu beruhigen, begegnen sie ihren Kämpfen vielleicht mit Selbstentwertung, mit Angriffen und mit Scham. Und auch wenn sie es besser wissen, kann es für sie schwer sein, sich bestätigt zu *fühlen*. Diese Sache des Menschseins kann wirklich sehr kompliziert sein. Und für manche Menschen – wie für die Klienten, denen wir psychotherapeutisch zu helfen versuchen – sind die Dinge um ein Mehrfaches schwieriger.

Compassion Focused Therapy

Beobachtungen wie diese waren es, die meinen lieben Freund und Kollegen Paul Gilbert dazu inspirierten, die Compassion Focused Therapy zu entwickeln. Die CFT sollte Therapeuten dabei unterstützen, Klienten zu helfen, ihr inneres Leid auf eine Weise zu verstehen, die sie nicht beschämte, und ihnen wirksame Möglichkeiten zur Verfügung stellen, mit diesem Leid zu arbeiten. In den letzten Jahren wurde CFT zunehmend von Angehörigen von Berufen angewendet, die auf dem Gebiet psychischer Gesundheit arbeiten, – zuerst in Großbritannien, wo sie entwickelt wurde, und dann immer mehr auch in anderen Teilen der Welt. Sie wurde auch immer mehr zum Gegenstand empirischer Arbeit.

Was ist CFT und inwiefern ist sie nützlich?

CFT stellt die Integration verschiedener wissenschaftlich fundierter Ansätze dar, um die Conditio Humana mit Hilfe von Techniken zur Schulung des Geistes zu verstehen, die buchstäblich Tausende von Jahren alt sind. Ihr wissenschaftliches Fundament findet sie in der Evolutionären Psychologie, in der Affektiven Neurowissenschaft (besonders dem neurowissenschaftlichen Verständnis von Zugehörigkeit), in der wissenschaftlichen Bindungstheorie, im Behaviorismus und in der Kognitiven Verhaltenstherapie (KVT), und außerdem in der anwachsenden

Literatur, die die Wirksamkeit von Achtsamkeitsübungen und Übungen zu Mitgefühl belegt. Auf dieser Basis geht es in der CFT darum, Klienten zu helfen, sich ihren Problemen gegenüber mit Mitgefühl zu verhalten, und ihnen effektive Methoden an die Hand zu geben, wie sie mit schwierigen Emotionen und Situationen arbeiten können.

Die CFT wurde ursprünglich für die Anwendung bei Patienten entwickelt, die eine Neigung zu Scham und Selbstentwertung haben und die möglicherweise auch bei einer Behandlung Probleme haben, die mit einem evidenzbasierten therapeutischen Verfahren wie KVT arbeitet (Gilbert, 2011; Rector et al., 2000). Solche Patienten können zum Beispiel durchaus in der Lage sein, Gedanken wie diesen zu denken: *Ich weiß, dass das, was passiert ist, nicht meine Schuld ist.* Es fällt ihnen aber schwer, sich von solchen Gedanken beruhigt zu fühlen. Ein Fokus der CFT besteht darin, zwischen dem, was Klienten denken (zum Beispiel hilfreiche Gedanken), und dem, was sie fühlen (zum Beispiel Beruhigung) eine emotionale Kongruenz herzustellen. CFT hilft Patienten zu lernen, sich ihren eigenen Problemen und denen anderer auf eine warme, annehmende und ermutigende Weise zuzuwenden, um sich selbst zu helfen, sich bei der Arbeit mit schwierigen Affekten und Problemen des Lebens sicher und zuversichtlich zu fühlen. CFT hat man auf eine wachsende Reihe von Problemen angewendet, wie Depression (Gilbert, 2011; Gilbert, 1999), Psychosen (Brähler et al., 2013), Binge-Eating-Störung (Kelly & Carter, 2014; Goss, 2011), Angst (Tirch, 2012), Ärger und Wut (Kolts, 2012), Trauma (Lee & James, 2011), soziale Angst (Henderson, 2010) und Persönlichkeitsstörungen (Lucre & Corten, 2013).

Der Ansatz der CFT

Immer mehr Ergebnisse empirischer Forschung bestätigen den potenziellen Nutzen von psychotherapeutischen Interventionen, die auf dem Ansatz mit Mitgefühl beruhen (Hofmann, Grossman & Hinton, 2011). Eines, was CFT von anderen Therapieformen unterscheidet, die Mitgefühl einbeziehen, ist unser Fokus darauf, Klienten zu helfen, ihre Probleme im Kontext der Evolution zu verstehen (wie sich unser Gehirn so entwickelt hat, dass es bestimmte Grundmotive und -emotionen hervorrufen kann). Ferner helfen wir Klienten, die Dynamik, mit der sich Emotionen im Gehirn abspielen, und die sozialen Faktoren zu verstehen, die das Selbst formen, besonders in der Kindheit. Keiner dieser Faktoren wurde von unseren Klienten gewählt oder bestimmt, aber bei ihren Problemen spielen sie eine gewaltige Rolle. In diesem Buch lernen Sie, wie Sie Klienten helfen können, dieses Verständnis auf ihre Probleme anzuwenden, sodass sie aufhören können, sich für Dinge zu schämen und zu attackieren, die nicht ihr Fehler sind. Die Klienten können sich dann darauf konzentrieren, Verantwortung dafür zu übernehmen, ihr Leben besser zu gestalten. Während Scham mit Vermeidung verknüpft ist, die zu den Problemen der Klienten beitragen kann (Carvalho, Dinis, Pinto-Gouveia & Estanqueiro, 2013), kann Mitgefühl ihnen eine Möglichkeit vermitteln, wie sie sich ihren Schwierigkeiten mit Akzeptanz und Wärme zuwenden, sich ihnen stellen und mit ihnen arbeiten können.

Mit der CFT lernen Klienten, wie sich verschiedene Emotionen und Grundmotive entwickelt haben, um bestimmten Funktionen zu dienen. Dabei erforschen sie, wie diese Emotionen in Formen in Erscheinung treten, die zu interessanten Herausforderungen und Problemen führen können, wenn sie in einer modernen Umwelt und in Verbindung mit Eigenschaften des neuen Gehirns auftreten: Dieses kann innere Bilder erzeugen, Sinn finden und symbolisch denken. Zum Beispiel lernen Klienten, wie die verwirrende Dynamik von Bedrohungsgefühlen wie Angst und Wut vollkommen sinnvoll ist, wenn man sie aus der Sicht der Evolution betrachtet. So ein Verständnis kann erklären, warum es so leicht ist, in solchen Emotionen „steckenzubleiben". Das kann dazu beitragen, die Tendenzen von Klienten abzuschwächen, sich für ihre Gefühle zu schämen. Die CFT untersucht auch, wie soziale Kontexte und Bindungsbeziehungen die Wirkung haben können, das genetische Potenzial zu problematischen Verhaltensweisen und Emotionen umzubilden.

Diese Betrachtungsweise stellt einen Kontext dafür her, dass Klienten in dem Maß Mitgefühl mit sich empfinden können, wie sie erkennen, dass sie sich viele der Faktoren, die ihre Probleme verursachen und aufrechterhalten, nicht ausgesucht oder nicht so gestaltet haben, wie sie sind, und diese daher nicht ihre Schuld sind. Gleichzeitig mit diesem Prozess der Auflösung von Scham werden bei der CFT durch die Kultivierung von Mitgefühl Verantwortungsgefühl und emotionaler Mut aufgebaut. Klienten lernen, mit Affektregulationssystemen, die im Laufe der Evolution entstanden sind, zu arbeiten, und helfen sich damit, sich sicher und zuversichtlich zu fühlen, wenn sie sich Lebensproblemen stellen und aktiv auf sie einlassen. Sie werden angeleitet, anpassungsfähige, mitfühlende Strategien zu entwickeln, wie sie mit Emotionen, Beziehungen und schwierigen Lebenssituationen arbeiten können. Bei der CFT liegt die Betonung darauf, dass Klienten lernen aufzuhören, sich für Dinge die Schuld zu geben, die sie nicht gewählt haben oder so gestalten konnten, wie sie sind. Sie lernen, geschickt mit den Faktoren zu arbeiten, die sie wirklich beeinflussen können, und sich ein Repertoire an Fertigkeiten anzueignen, mit denen sie an den Problemen des Lebens arbeiten und ein erfülltes, sinnvolles Leben gestalten können. Wie wir sehen werden, wird das sowohl durch implizite Aspekte der Therapie erreicht wie die therapeutische Beziehung und den therapeutischen Schwerpunkt auf angeleiteter Entdeckung als auch durch spezifische Techniken wie die Imaginationsarbeit, Übungen zur Kultivierung von Mitgefühl und die Entwicklung einer mitfühlenden Denkweise.

CFT ist evidenzbasiert

Eine der wichtigsten Entwicklungen auf dem Gebiet psychischer Gesundheit der letzten hundert Jahre ist die Betonung dessen, dass therapeutische Behandlung in solider Wissenschaft gegründet sein sollte. Das Belegmaterial, auf das sich die CFT stützt, ist von zweierlei Art: Zum einen bestätigen immer mehr Forschungsergebnisse die Wirksamkeit der Interventionen der CFT. Zum anderen gibt es Literatur mehrerer Richtungen, die die wissenschaftliche Grundlage für die Theorie liefert, die der CFT sowie den Komponenten der Therapie auf Prozessebene zugrunde liegt. Obwohl der Fokus dieses Buches auf dem Erlernen dieser Therapieform liegt, möchte ich einen Moment innehalten, um Sie mit den wissenschaftlichen Grundlagen der CFT bekannt zu machen.

Belegmaterial für die Interventionen der CFT

Natürlich lautet die erste Frage, die man sich stellen muss: *Funktioniert CFT?* Es gibt bisher eine relativ geringe, aber schnell anwachsende Anzahl von Veröffentlichungen von Forschungsergebnissen, die die Wirksamkeit von Interventionen der CFT dokumentiert. Die Ergebnisse belegen, dass CFT helfen kann, entwertende Selbstkritik, Scham, Stress, Depression und Angst zu reduzieren (Gilbert & Proctor, 2006; Judge, Cleghorn, McEwan & Gilbert, 2012). Andere Studien haben positive Ergebnisse dokumentiert, wenn CFT bei Menschen angewendet wurde, die an psychotischen Störungen (Brähler et al., 2013; Laithwaite et al., 2009), Essstörungen (Kelly & Carter, 2014; Gale, Gilbert, Read und Goss, 2014), Persönlichkeitsstörungen (Lucre & Corten, 2013), problematischer Wut (Kolts, 2013) und an traumatischen Hirnverletzungen (Ashworth, Gracey & Gilbert, 2011) litten. Ferner belegen Studien gute Ergebnisse in Verbindung mit *Eye Movement Desensitization and Reprocessing* (EMDR) bei der Behandlung von Traumata (Beaumont & Hollins Martin, 2013).

Die primäre Einschränkung der gegenwärtig existierenden Literatur, die die Wirksamkeit von CFT bestätigt, ist der relative Mangel an randomisierten kontrollierten Studien (RCTs), die ihre Wirksamkeit dokumentieren. Zum Zeitpunkt der Abfassung dieses Buches gab es zwei solche Studien, die veröffentlicht waren. Eine von ihnen (Kelly & Carter, 2014) belegt signifikante Wirkungen von CFT bei der Reduzierung von Essanfällen, von allgemeiner Pathologie bei Essstörungen, Problemen mit Essen und Körpergewicht sowie zunehmendes Selbstmitgefühl bei

Patienten, die an einer Binge-Eating-Störung litten. Die zweite Studie (Brähler et al., 2013) dokumentiert im Vergleich mit einer Kontrollgruppe die Wirkung der CFT bei der therapeutischen Verbesserung des Zustandes bei Patienten, die an einer Psychose litten. Daneben gab es bei ihnen einem Zuwachs an Mitgefühl, der mit einer Reduktion von Depression und wahrgenommener sozialer Marginalisierung verbunden war. Eine neuere systematische Besprechung der Literatur zur CFT (Leaviss & Uttley, 2014) kam zu dem Schluss, dass die CFT bei der Behandlung von psychischen Problemen besonders bei Menschen sehr erfolgversprechend ist, die sich stark selbstentwerten. In diesem Literaturbericht wird aber auch angemerkt, dass noch mehr hochwertige klinische Tests nötig sind, bevor gültige Aussagen über CFT als einen evidenzbasierten psychotherapeutischen Ansatz gemacht werden können. Wir Angehörige der CFT-Gemeinde stimmen dieser Einschätzung zu, denn wir glauben, dass ein Therapie-Modell nur so gut ist wie seine wissenschaftliche Grundlage. Wir befürworten entschieden, dass die Wirksamkeit der CFT zunehmend und gründlich erforscht wird.

Die wissenschaftlichen Grundlagen des CFT-Modells

Eine zweite Frage, die man stellen muss, wenn man die wissenschaftlichen Grundlagen der CFT betrachtet, lautet: Woher kommt CFT? Als Paul Gilbert die CFT entwickelte, war sein Ziel nicht, ein ganz neues Modell der Psychotherapie in Konkurrenz zu anderen psychotherapeutischen Ansätzen zu entwerfen. Er wollte integrieren, was die existierende Wissenschaft uns darüber sagt, wie Menschen so werden, wie sie sind, und wie wir ihnen am besten helfen können, mit Leid umzugehen, wenn Dinge schief laufen, und auf dieser Basis aufbauen (persönliche Mitteilung, 2009). Die CFT als solche wurzelt in umfassender und vielfältiger wissenschaftlicher Forschung, darunter die Neurowissenschaft von Emotionen und Zugehörigkeit (z. B. Depue & Morrone-Strupinsky, 2005; Cozolino, 2010), die Erkenntnisse zur Existenz und Dynamik der grundlegenden Systeme zur Regulierung von Emotionen (z. B. Panksepp, 1998; Panksepp & Biven, 2012) und zur sozialen Prägung des Selbst durch Bindungsbeziehungen (z. B. Schore, 2007; Siegel, 2006).

Bei ihrem Ansatz, die Dynamik von Emotionen zu verstehen, greift die CFT auch stark auf den Behaviorismus (z. B. Ramnerö & Törneke, 2008) und im Hinblick auf die Funktion unseres impliziten und expliziten Gedächtnisses und unserer Emotions-Systeme (z. B. Teasdale & Barnard, 1993) auf die Kognitionswissenschaft zurück. In ähnlicher Weise bezieht sich die CFT bei der Strukturierung ihres Behandlungsansatzes auf wissenschaftliche Arbeiten, die die soziale Regulierung von Emotionen belegen (z. B. Cozolino, 2010; Porges, 2011). Ferner stützt sie sich auf Forschungsergebnisse, die zunehmend die Anwendung von Praktiken mit Mitgefühl (Hofmann, Grossman & Hinton, 2011) und verwandter therapeutischer Strategien bei der Behandlung psychischer Störungen unterstützen – Strategien wie Achtsamkeit, Mentalisierung und andere Interventionen, die wir in diesem Buch untersuchen werden. Wir werden hier nicht allzu viel tiefer auf die wissenschaftlichen Grundlagen der Therapie eingehen, da der Fokus dieses Buches auf der *Anwendung* der CFT liegt und da Quellen zur Verfügung stehen, die eine detaillierte Darstellung sowohl der theoretischen Grundlagen der CFT als auch der wissenschaftlichen Erkenntnisse liefern, die ihr zugrunde liegen (siehe Gilbert, 2011, 2013, 2014).

Die Praxis der CFT

Als ich dieses Buch schrieb, war mein Ziel, Ihnen eine zugängliche Anleitung an die Hand zu geben, wie man CFT lernen und anwenden kann. *CFT leicht gemacht* soll vor allem einen Einstieg für Angehörige von Berufen bieten, die auf dem Gebiet psychischer Gesundheit arbeiten und das CFT-Modell erlernen und anfangen möchten, es in ihrer therapeutischen Praxis anzuwenden. Es kann auch für Klienten und für alle von Nutzen sein, die sich für CFT interessieren und mehr über diesen Ansatz und darüber erfahren möchten, wie er in der Therapie angewendet wird.

Stufen der Prozesse und Praktiken

Ich hoffe, dass Sie, wenn Sie dieses Buch gelesen haben, die CFT nicht als eine Sammlung von Techniken sondern als eine Reihe von *Prozessen und Praktiken in Stufen* verstehen, die miteinander interagieren und einander verstärken. Diese Prozesse und Praktiken in Stufen zielen darauf, Klienten zu helfen, zwei übergreifende Themen in den Vordergrund zu stellen und zu bearbeiten: die Entwicklung von Mitgefühl mit sich selbst und mit anderen und die Kultivierung eines Repertoires mitfühlender Fähigkeiten, mutig mit Leid umgehen zu können. Der Aufbau dieses Buches soll diesen stufenweisen Ansatz der CFT spiegeln. Viele Klienten beginnen die Therapie mit tief sitzender Scham und Selbstentwertung oder mit einer Biographie, die von Erfahrungen von Gefahr und Bedrohung und von emotionaler Distanz, Unbeständigkeit und Ambivalenz gekennzeichnet ist. Zu Beginn können solche Klienten möglicherweise noch nicht davon profitieren, wenn sie in traditionelle Übungen von Selbstmitgefühl einsteigen. So wie es auch Meistergärtner machen, sind die ersten Stufen der CFT angelegt, den Boden zu bereiten, damit die Samen des Mitgefühls aufgehen können, wenn sie ausgesät werden. Schauen wir uns diese Stufenstruktur näher an:

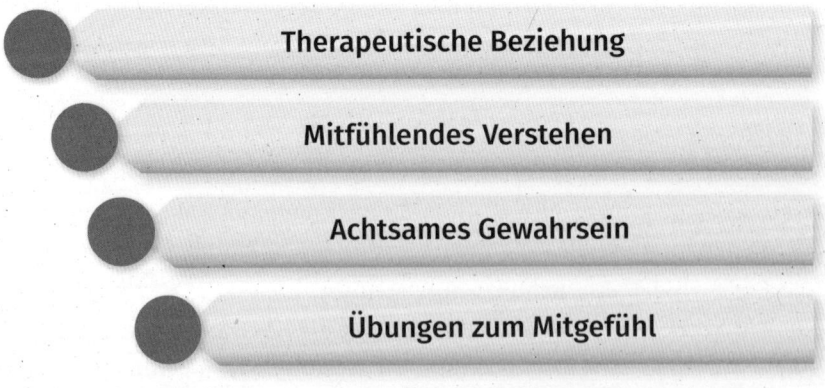

Therapeutische Beziehung

Mitfühlendes Verstehen

Achtsames Gewahrsein

Übungen zum Mitgefühl

Abb. 1:   Stufen der Prozesse und Praktiken der CFT

Nach einer kurzen Orientierung über die Ursprünge und Grundbegriffe der CFT in Kapitel 1 wird in Kapitel 2 in das Thema Mitgefühl eingeführt und wie es in der CFT operationalisiert wird. Das bildet den Kontext für alles Weitere. In Kapitel 3 fokussieren wir auf die erste Stufe unseres Ansatzes: die therapeutische Beziehung. Im Kontext einer bedingungslos warmen therapeutischen Beziehung, in der der Klient lernen kann, sich *sicher* zu fühlen, orientieren wir uns auf den therapeutischen Prozess hin. Wir untersuchen die Präsenz und die Rollen, die der CFT-Therapeut einnimmt, und den allgemeinen therapeutischen Ansatz, der bei der CFT angewendet wird – einen Ansatz der geführten Entdeckung. Diese Beziehung bildet bei der CFT die erste Stufe von Mitgefühl, da Klienten schrittweise lernen, sich in der Beziehung mit dem Therapeuten sicher zu fühlen und zu erleben, dass ihnen diese Person, die ihrem Wohlbefinden verpflichtet ist, *Mitgefühl entgegenbringt*.

In den Kapiteln 4 bis 6 beginnen wir, die zweite Stufe von Mitgefühl zu untersuchen: mitfühlendes Verstehen. Wir erfahren, wie CFT Klienten hilft, ihre Emotionen und Lebenserfahrungen zu verstehen, ohne sich selbst zu beschuldigen und auf mitfühlende Art. Dies wird dadurch geleistet, dass ein *Verständnis* entwickelt wird, wie ihr Denken und ihr Leben von Kräften geformt wurden, die sie weder gewählt noch so gestaltet haben, wie sie sind – von der Evolution und durch soziale Prägung und die Formen, in denen diese interagieren. Wir werden später noch einmal auf dieses Thema zurückkommen und in Kapitel 13 ein Modell einer Fallkonzepterstellung vorstellen, das auf der CFT beruht.

In Kapitel 7 steht mitfühlendes achtsames Gewahrsein im Mittelpunkt, das bei CFT die dritte Stufe von Mitgefühl bildet. Wir untersuchen Strategien, wie man Klienten schnell helfen kann, ihre Emotionen, Gedanken und Motive bewusster wahrzunehmen. Wir betrachten auch Möglichkeiten, wie wir Klienten dabei unterstützen können, sich nicht in den üblichen Hindernissen zu verfangen, die Anfänger häufig bei ihren Bemühungen behindern, Achtsamkeit zu lernen.

In den Kapiteln 8 bis 15 richten wir formal den Fokus auf die vierte Stufe: mitfühlende Übungen für den Umgang mit Leid. In Kapitel 8 untersuchen wir, wie man Klienten bei der Entwicklung einer Motivation helfen kann, von einer selbstentwertenden zu einer mitfühlenden Sicht überzugehen, wenn sie mit ihren Schwierigkeiten arbeiten. In Kapitel 9 betrachten wir, wie wir Klienten helfen können, ein *mitfühlendes Selbst* zu entwickeln – eine weise, freundliche, mutige, anpassungsfähige Version von sich, die ihnen als Bezugspunkt dient, von dem aus sie den Mut entwickeln können, mit den Dingen umzugehen, die sie erschrecken, und die mitfühlenden Stärken, die sie dabei nutzen können. Wir werden dann Möglichkeiten beleuchten, wie man Klienten helfen kann, mitfühlendes Denken und Argumentieren (Kapitel 10) und die Fähigkeit zu kultivieren, innere Bilder, die Mitgefühl ausdrücken und vermitteln, zu nutzen, um sich selbst zu trösten und zu beruhigen und Mitgefühl für sich selbst und andere (Kapitel 11) zu vertiefen. Wir stellen Stuhlarbeit und Übungen mit Perspektivwechsel vor, die man verwenden kann, um Klienten zu helfen, ihr mitfühlendes Selbst zu stärken und ihm eine zentrale Rolle in ihrem Leben zu geben (Kapitel 12). In Kapitel 14 untersuchen wir die Übung mit mehreren Versionen des Selbst – eine sehr wirksame Methode, wie man schwierigen Emotionen und Situationen Mitgefühl entgegenbringen kann – und in Kapitel 15 schauen wir an, wie die mitfühlende Sicht, die ein Ansatz mit der CFT anbietet, zu den vertrauten Hilfsmitteln passen (und sie verbessern oder ergänzen) kann, die Sie bisher in Ihrer therapeutischen Praxis verwenden.

Zusammengenommen bilden diese Stufen einen Rahmen, mit dessen Hilfe man CFT erlernen kann, und dafür, wie CFT in Verbindung mit empirisch gestützten Techniken der Veränderung wie Verhaltensaktivierung oder Exposition verwendet werden kann. Ich hoffe, dass Sie anfangen zu sehen, dass CFT nicht nur eine verbesserte Form der Kognitiven Verhaltenstherapie ist, die um ein paar Mitgefühlsübungen, die dem Buddhismus entnommen sind, ergänzt ist. Wir arbeiten daran, eine interaktive Reihe von Prozessen – fürsorgliche Beziehungen, wirkungsvolle Einsichten und Erkenntnisse, zunehmendes Gewahrsein und die bewusste Kultivierung mitfühlender Stärken – stufenweise zu strukturieren. Damit wollen wir Klienten helfen, sich von einer Weise, in der Welt zu existieren, die an Bedrohung orientiert ist, weg und hin zu einer Perspektive zu bewegen, die freundlich, weise und zuversichtlich ist. Diese neue Perspektive bedient sich eines Repertoires wirksamer Fertigkeiten, mit denen Klienten direkt und mutig mit den Herausforderungen des Lebens arbeiten können.

Und wenn der Klient nicht an die Evolution glaubt?

Ein Faktor, der CFT von anderen therapeutischen Ansätzen unterscheidet, ist, dass wir menschliche Emotionen, Motive und Verhaltensweisen im Zusammenhang mit der Evolution betrachten. Dieses Verständnis hilft, Mitgefühl mit uns selbst und mit anderen Menschen wachsen zu lassen, denn vor dem Hintergrund unserer evolutionären Geschichte macht es *eine Menge Sinn* zu wissen, wie sich diese Erfahrungen zum großen Teil in uns abspielen. Vor dem Hintergrund der gegenwärtigen kulturellen Umgebung im Westen dachte ich mir, es könnte nützlich sein zu überlegen, was zu tun ist, wenn man merkt, dass man mit jemandem arbeitet, der die Theorie der Evolution ablehnt. Zeitungsartikeln kann man entnehmen, dass etwa ein Drittel der Amerikaner nicht an die Evolutionstheorie glaubt, sondern die Ursprünge des Menschen dem Handeln oder der Wirkung eines Höchsten Wesens zuschreibt. Es gibt sogar Hinweise darauf, dass der Anteil derer, die an die Evolution glauben, in manchen Gruppen möglicherweise abnimmt (Kaleem, 2013). Es ist also wahrscheinlich, dass wir irgendwann Klienten begegnen, die die Theorie der Evolution nicht einfach akzeptieren. Mir ist es jedenfalls so gegangen.

Ist dies für die CFT ein Problem? Ja und Nein. Sicher ist es kein Ziel von CFT-Therapeuten, spirituelle Überzeugungen oder die Religion von Klienten infrage zu stellen, und es gibt eine Menge CFT-Therapeuten, die eigene religiöse Glaubensvorstellungen haben. Der Versuch, jemanden zum Umdenken zu bringen, der aus Überzeugung die Vorstellung der Evolution ablehnt, wird wahrscheinlich nicht hilfreich sein und kann die therapeutische Beziehung aktiv untergraben. Es gibt aber ein paar Möglichkeiten, wie man mit diesem Thema arbeiten könnte. Man könnte solche Klienten an Therapeuten überweisen, die Ansätze anwenden, die nicht die Auffassung von einer Evolution voraussetzen – was recht leicht möglich ist, da es viele Therapieformen gibt, die sie überhaupt nicht erwähnen. Alternativ könnte man die Arbeit mit CFT fortsetzen und die Elemente weglassen, die mit Evolution zu tun haben. Ich finde keine dieser Lösungen optimal. Es gibt viele Menschen, die vielleicht nicht an die Evolution glauben, die aber dennoch von CFT profitieren könnten. Andererseits ist Evolution keine *kleine* Facette der Therapie – sie spielt eine bedeutende Rolle dabei, wie wir das Gehirn, den Geist und die Probleme verstehen, die die Klienten mitbringen.

Ich schlage einen Mittelweg vor, der sogar als Modell dafür dienen könnte, wie man mit schwierigen Themen arbeiten kann, die in der Therapie zur Sprache kommen: Man kann das Thema aufrichtig und so ansprechen, dass die Situation benannt wird, und den Klienten an der Überlegung beteiligen, wie man mit ihr arbeiten kann. Man kann auch die Formulierungen in Bezug auf die Evolution der Arten abschwächen oder ganz weglassen und stattdessen die Anpassung *innerhalb* der menschlichen Spezies betonen. Man kann sich darauf beziehen, inwiefern unsere schwierigen Eigenschaften für unsere menschlichen Vorfahren (die mit ganz anderen Gefahren und Anforderungen konfrontiert waren als wir heute) recht nützlich gewesen sein könnten, auch wenn sich diese Eigenschaften in einer Weise auswirken, die nicht besonders gut zu einem modernen Leben passt. Hier ein Beispiel dafür, wie so ein Gespräch verlaufen könnte:

THERAPEUT: Evan, da wir weiter unsere Emotionen und wie sie funktionieren, untersuchen, möchte ich erwähnen, dass ich über die Evolution sprechen werde – besonders darüber, inwiefern unsere Emotionen Sinn machen, wenn wir sie in einem Kontext der Evolution betrachten. Ich weiß, dass manche Menschen die Theorie der Evolution nicht akzeptieren, und ich möchte diesen Punkt ansprechen.

EVAN: *(richtet sich ein bisschen auf)* Ich glaube nicht an Evolution. Ich glaube, Gott hat Menschen erschaffen, so wie wir sind.

THERAPEUT: Gut – das ist es, was ich klären wollte. Ich möchte zu Beginn sagen, dass ich nicht vorhabe, jemandes Religion oder Glauben infrage zu stellen oder zu verändern. Menschen haben verschiedene Glaubensvorstellungen, und es gibt verschiedene Sichtweisen, wie man verstehen kann, wie wir hierher gekommen sind und wie wir so geworden sind, wie wir sind. Ich werde also nicht versuchen, Ihnen irgendwelche Glaubensvorstellungen aufzudrängen.

EVAN: *(entspannt sich sichtlich)* Gut. Weil das nicht gut gegangen wäre.

THERAPEUT: *(lächelt warm)* Ich kann mir das auch nicht vorstellen! Ich möchte also, dass Sie wissen, dass ich respektiere, was Sie glauben, aber zugleich beruht die Therapie, die wir machen werden, auf Wissenschaft. Manchmal werde ich daher über Dinge aus einer wissenschaftlichen Sicht sprechen – weil es uns helfen kann zu verstehen, wie unsere Emotionen funktionieren. Sie brauchen die Theorie der Evolution nicht zu akzeptieren, damit wir weitergehen können. Alles, was Sie akzeptieren müssen, ist, dass wir ein Gehirn und einen Verstand haben, die manchmal auf eine komplizierte Weise funktionieren und Emotionen hervorrufen, mit denen wir manchmal schwer umgehen können. Wie hört sich das an?

EVAN: Das ist nicht schwer zu akzeptieren. Ich habe ganz sicher ein paar Emotionen, mit denen schwer umzugehen ist.

THERAPEUT: Die meisten von uns haben solche Emotionen. Ich werde wahrscheinlich trotzdem ab und zu von Evolution sprechen, weil ich aus einer wissenschaftlichen Sichtweise komme und weil das die Weise ist, wie ich die Dinge verstehe. Wie ist das für Sie, wenn ich, sobald ich das tue, davon als „aus wissenschaftlicher Sicht" spreche, der Sie zustimmen können oder nicht? Sie können nehmen, was nützlich ist und den Rest ignorieren. Was meinen Sie?

EVAN: Klingt so, als wäre es einen Versuch wert.

THERAPEUT: Wir können auch darauf fokussieren, wie sich die Dinge für uns Menschen über die Jahre, während sich die Gesellschaften verändert haben, abgespielt haben. Die Idee ist, dass unser Gehirn auf eine Weise funktioniert, die unseren Vorfahren geholfen hat – zum Beispiel Menschen, die in entlegenen Dörfern in einer abweisenden Welt lebten, in der es viele sehr reale physische Gefahren gab –, aber die in der modernen Welt vielleicht weniger nützlich sind, in der die meisten Gefahren, mit denen wir konfrontiert sind, ganz anders sind. Was denken Sie?

EVAN: Ich habe kein Problem damit. Ich weiß, dass Menschen im Laufe der Zeit auf verschiedene Weise gelebt haben. Es ist die Sache mit „von Affen abstammen", die ich nicht glaube.

THERAPEUT: Es klingt so, als hätten wir dann eine Menge Raum, mit dem wir arbeiten können. Ich fände es auch gut, wenn es *doch* einmal so aussehen sollte, als käme dieses Thema unserer Therapie in die Quere, wenn Sie mich das dann wissen lassen würden. Wenn das passieren sollte, können wir es zusammen anschauen und nach einer Möglichkeit suchen, wie wir damit arbeiten können. Was ich *nicht* möchte ist, dass Sie sich unwohl fühlen und es Ihnen mit der Therapie nicht gut geht, und dass ich keine Ahnung davon habe.

EVAN: Klingt gut.

Ich habe die Erfahrung gemacht, dass die evolutionäre Sicht viel weniger zu einem Thema wird, wenn Klienten einmal verstehen, dass ich ihr Recht respektiere, andere Glaubensvorstellungen zu haben, und nicht versuche, sie zu ändern. Ich habe weiterhin die Erfahrung gemacht, dass mir die Wendung „aus wissenschaftlicher Sicht…" ermöglicht, weiter über Dinge so zu reden, wie wir das in diesem Buch untersuchen, und dass Klienten es oft akzeptieren können – weil wir anerkennen, dass es auch andere gültige Sichtweisen gibt. Ich hatte sogar Klienten, die alternative Erklärungen vorbrachten wie: „Dieses komplizierte Gehirn ist ein Rätsel, das Gott mir gegeben hat, damit ich es löse." Manchmal können sich Klienten auch auf die evolutionäre Sichtweise einlassen (ohne ihre religiösen Vorstellungen aufzugeben), wenn sie sehen, wie die Informationen, die ich gebe, zu ihrer gelebten Erfahrung passen und ihnen verstehen helfen, wie ihre Emotionen funktionieren.

Sogar Klienten, die das Konzept der Evolution im Allgemeinen ablehnen, sind oft bereit, Anpassungen für möglich zu halten, die bei der menschlichen Rasse auftreten und die in manche Zeiten unserer Geschichte besser passen als in andere, und das ist eine gute Sache. Bei dem evolutionären Teil geht es nicht nur darum, Emotionen von Scham zu befreien, indem wir bedenken, warum wir Emotionen haben. Die Evolution im Hintergrund hilft uns auch zu klären und zu verstehen, wie verschiedene Emotionen in uns in Erscheinung treten. Wenn wir sehen, dass sich Bedrohungsgefühle wie Wut und Angst als eine Hilfe entwickelt haben, Gefahren zu erkennen und schnell zu tun, was nötig ist, um mit ihnen umzugehen, macht es vollkommen Sinn, dass unsere Aufmerksamkeit, Gedanken und inneren Bilder alle um die Gefahr kreisen, bis die Situation bewältigt ist. In der harten Welt, mit der unsere

Vorfahren konfrontiert waren, konnte ein Ignorieren der Quellen von Gefahr Verletzung oder Tod bedeuten. Das Problem ist, dass diese Reaktionen auf Gefahr besser zu den Savannen und Wäldern unserer Ahnen als zu den Sitzungssälen und Beziehungen passen, die die Schauplätze der meisten Gefahren heutiger Zeit darstellen. Angesichts der Fülle von Gefahren und Bedrohungen, die ausschließlich mittels der Funktionsmöglichkeiten unseres „neuen Gehirns" – Herstellen von Gedanken und inneren Bildern und Fantasien – herbeigeträumt werden, sind sie völlig nutzlos.

CFT und andere Therapieformen

Eines der Dinge, die mir an der CFT am besten gefallen, ist, dass sie im Allgemeinen mit anderen Therapiemodellen recht kompatibel ist. Wir werden diese Kompatibilität im letzten Kapitel dieses Buches anschauen und sie im Verlauf des Buches gelegentlich unterstreichen. Unabhängig davon, ob Sie ein „CFT-Therapeut" werden wollen oder einfach einen Fokus auf Mitgefühl legen wollen, um Ihre Arbeit mit ihrer gegenwärtigen therapeutischen Methode zu verbessern und zu vertiefen, hoffe ich, dass Sie hier viel finden, was sie verwenden können.

CFT soll kein ganz neues Modell für Therapie sein, sondern eher eine Basis für mitfühlendes Verstehen und mitfühlendes Arbeiten mit psychischen Schwierigkeiten. Im Vergleich mit anderen Therapieformen sehen Sie vielleicht, dass sich CFT durch ihre Betonung von Mitgefühl und durch das Verständnis menschlicher Probleme im Kontext der Evolution unterscheidet. Ferner unterscheidet sie sich durch ihre Sicht, wie sich Emotionen und Grundmotive in unserem Gehirn oder Denken abspielen und durch die Möglichkeiten, wie man lernen kann, sich selbst zu helfen, sich sicher zu fühlen, während man sich den am stärksten angstauslösenden Dingen stellt und mit ihnen arbeitet. Auf der technischen Ebene begegnen Sie hier wahrscheinlich einer Reihe neuer therapeutischer Hilfsmittel, aber es wird auch Dinge geben, die Sie von anderen therapeutischen Ansätzen her kennen.

Ich glaube, es ist fair zu sagen, dass CFT gut in die „dritte Welle" von Verhaltenstherapien und Kognitiven Verhaltenstherapien passt, neben der Akzeptanz- and Commitmenttherapie (ACT), der Dialektisch-Behavioralen Therapie (DBT), der Funktional Analytischen Psychotherapie (FAP), der Achtsamkeitsbasierten Kognitiven Therapie (*Mindfulness Based Cognitive Therapy*, MBCT) und der Emotionsfokussierten Therapie (*Emotion-Focused Therapy;* EFT). Wie diese Therapieformen gehen auch wir von Prinzipien der Verhaltenstherapie aus und versuchen nicht so sehr, den Inhalt problematischer Kognitionen und Emotionen, als vielmehr *unsere Beziehung* zu diesen mentalen Erfahrungen zu verändern (während wir nützlichere Formen der Aufmerksamkeit und des Denkens kultivieren). Wie bei vielen dieser anderen Ansätze spielt Achtsamkeit bei der CFT eine wichtige Rolle. Ich glaube, dass die Betonung von Erfahrung und Übungen im Perspektivwechsel, die bei der CFT verwendet werden, bei Therapeuten, die mit ACT arbeiten, Anklang finden werden. Und wie die DBT berücksichtigen wir besonders Dinge wie die Toleranz von Leid und die Bereitschaft und Fähigkeit zu lernen, mit äußerst schwierigen emotionalen Erfahrungen zu arbeiten.

Kognitive Therapeuten mit langer Erfahrung finden vielleicht neue Herangehensweisen an die Arbeit mit Gedanken, die helfen können, bei ihren Klienten affektive Kongruenz zu fördern – damit sich neue, beruhigende Gedanken für sie beruhigend *anfühlen*. Sie finden vielleicht auch, dass die Weise, wie Mitgefühl in die Therapie mit CFT eingebracht wird, das Potenzial besitzt, altbewährteAnsätze wie die Expositionstherapie „aufzuwärmen", um sie für Klienten zugänglicher und für Therapeuten leichter zu machen. Ich glaube, dass Therapeuten auch Aspekte der CFT entdecken werden, die ihre gegenwärtige therapeutische Praxis verbessern und vertiefen können. Ich denke an Dinge wie die Betrachtung von Emotionen und Motiven in einem evolutionären Kontext,

Hilfe für Klienten, mit den im Laufe der Evolution entstandenen affektiven Systemen zu arbeiten, um Gefühle der Sicherheit hervorzurufen, und die Anwendung der bewussten Kultivierung von Mitgefühl, um die eigene Bereitschaft und Fähigkeit zu fördern, direkt mit Leid umzugehen.

Unser gegenwärtiger Ansatz

Besonders in der Psychotherapie ist es, glaube ich, schön, wenn ein Lernprozess für den zu lernenden Inhalt ein Modell ist und ihn formt und verstärkt. Das ist es, was wir hier anstreben. Der *Prozess* der CFT – unabhängig davon, woran man mit Klienten zur Zeit gerade arbeitet – ist ein Prozess, der von Wärme, geführtem Entdecken, Mut und Hingabe geprägt ist.

Sie werden sehen, dass dieses Buch eine recht große Zahl von erfahrungsbasierten Übungen enthält. Gelegentlich werde ich Sie anregen, selbst ein paar Dinge zu tun, zu denen CFT-Therapeuten ihre Klienten auffordern, und ich möchte Sie ausdrücklich ermutigen, alle Übungen selbst zu machen, bevor Sie sie mit Klienten ausprobieren. Man kann etwas über Dinge wie Mitgefühl, Achtsamkeit und Sicherheit lernen, aber wenn man sie wirklich verstehen will, muss man sie *erleben*. Persönliches Üben kann eine Tiefe des Verständnisses dieser Praktiken vermitteln – die Nuancen, potenziellen Hindernisse, und wie man sie überwinden kann –, die man nur sehr schwer auf eine andere Weise bekommen kann.

In diesem Sinn möchte ich dieses Buch mit einer Übung zu Motivation und Zielsetzung beginnen, die auf meinen Erfahrungen beim Lernen mit buddhistischen Lehrern beruht. Diese Lehrer glaubten, dass unsere Motivation oder Intention, der *Grund*, weshalb wir uns in einer bestimmten Aktivität engagieren, in hohem Maß mit dem Ergebnis der Aktivität in Beziehung steht. Wie ich schon erwähnt habe, ist Motivation auch ein Kernbestandteil von Mitgefühl, und sie ist ein Bestandteil, an dessen Kultivierung wir mit Klienten arbeiten werden. Das wollen wir jetzt tun.

Arbeiten mit Motivation und Intention

Während wir unser Leben leben, machen wir aus vielen verschiedenen Gründen eine Menge verschiedener Dinge. Manchmal werden unsere Aktivitäten von Gefühlen einer Verpflichtung, manchmal von Begeisterung oder von Ehrgeiz getrieben. Wir gehen durch den Tag und haken bildlich gesprochen (und manchmal buchstäblich) Punkte auf unserer Liste ab. Wir tun Dinge einfach, damit wir zum nächsten übergehen können, was getan werden muss. Aber Motivation und Intention sind Aspekte des Lebens, mit denen man *arbeiten* kann.

Ich möchte jetzt, dass Sie Ihre Motivation dafür betrachten, dass Sie dieses hier tun. Warum lesen Sie dieses Buch? Haben Sie vielleicht von CFT gehört und waren neugierig und wollten mehr erfahren? Haben Sie vielleicht nach Möglichkeiten gesucht, wie Sie Ihre gegenwärtige therapeutische Praxis vertiefen oder beleben können? Vielleicht sind Sie ein Klient, der sich einer Psychotherapie unterzieht und dessen Therapeut CFT anwendet, und Sie möchten mehr über diese Methode erfahren? Vielleicht hat etwas auf dem Umschlag Ihre Aufmerksamkeit erregt, und Sie sind einem Impuls gefolgt und haben das Buch gekauft, um zu sehen, worum es geht, so wie ich es oft mache.

Mitfühlende Motivation ist etwas, was man bewusst kultivieren kann. Jetzt, da wir uns hier zusammengefunden haben, wollen wir sehen, ob wir auf eine freundliche, entschlossene Art Motivation aufbringen können, wenn wir darangehen, die Compassion Focused Therapy näher zu betrachten.

• Schauen Sie sich die therapeutische Situation an: Die Klienten kommen in einem äußerst verletzlichen Zustand zu uns, sprechen über ihre Probleme und über ihr Leid und fragen: „Werden Sie mir helfen?" Könnte jemand uns eine größere Ehre erweisen als so? Öffnen Sie sich für das Gefühl, ihnen helfen zu wollen, mit diesem Leid zu arbeiten.

- Ist es möglich, dass wir dies tun können – ich, indem ich denke, organisiere, schreibe; Sie, indem Sie lesen, überlegen und üben – aufgrund einer tiefen Entschlossenheit, bei den Klienten, bei uns selbst und in der Welt Leid lindern zu helfen?

- Wie wäre es, wenn wir diese innere Entschlossenheit, Leid zu lindern, wirklich *fühlen* würden – einen tiefen Wunsch fühlen würden, denen zu helfen, die Probleme haben, unter denen sie leiden?

- Machen Sie sich keine Sorgen darum, ob Sie diese innere Entschlossenheit in diesem Moment fühlen oder nicht. Versuchen Sie stattdessen einfach sich *vorzustellen*, wie es wäre, wenn Sie diese Entschlossenheit wirklich fühlen würden – dieses tiefe Verlangen, Ihre Fähigkeit zu vertiefen, denen zu helfen, die am meisten leiden.

- Wie wäre es, wenn das unsere Motivation wäre? Wie könnte diese Motivation die Weise formen, wie wir uns daran machen, etwas über die CFT zu erfahren und CFT zu praktizieren?

Schauen wir, ob wir diese mitfühlende Motivation mit uns mitnehmen können, wenn wir weitergehen.

Ursprünge und Grundthemen

In diesem Kapitel werden wir kurz die Ursprünge der Compassion Focused Therapy (CFT) betrachten, und wie sie sich aus dem Wunsch entwickelt hat, Menschen, die an Scham und Selbstentwertung leiden, wirksamer zu helfen. Wir werden auch einige der Grundvorstellungen untersuchen, die dem Ansatz der CFT zugrundeliegen. Dabei liegt die Betonung darauf, wie die theoretischen Wurzeln der CFT – sie finden sich in der Evolutionären Psychologie, der Affektiven Neurowissenschaft, der Bindungstheorie, dem Behaviorismus und der Wirksamkeit der Kultivierung von Mitgefühl – in das umgesetzt werden, was wir in der therapeutischen Praxis tun.

Die Ursprünge der CFT

Die Anfänge der CFT reichen bis in die 80er Jahre zu den Beobachtungen des britischen Psychologen Paul Gilbert zurück. Paul praktizierte

Psychotherapie von einem Hintergrund aus, in den verschiedene Ausbildungen eingegangen waren: die Kognitive Verhaltenstherapie, die Analyse C. G. Jungs, die Evolutionäre Psychologie, Neurophysiologie und Bindungstheorie (Gilbert, 2011). Bei seiner therapeutischen Arbeit fiel Paul auf, dass viele seiner Klienten an einer tiefsitzenden Selbstentwertung, Scham und Selbstablehnung zu leiden schienen. Er sah auch, dass besonders bei diesen Klienten die Übungen der traditionellen Kognitiven Therapie wie die Kognitive Umstrukturierung häufig nicht sehr wirksam waren. Diese Klienten konnten zwar zum Beispiel ihre fehlangepassten Gedanken erkennen und sie als irrational sehen und sie vielleicht sogar im Hinblick auf die Denkfehler einordnen, die sie enthielten. Sie konnten die Realität ihres Lebens anschauen und rationalere, evidenzbasierte alternative Gedanken entwickeln. Aber es gab ein Problem: Trotz all dieser Arbeit *ging es ihnen nicht besser* (Gilbert, 2013). Bei diesen Klienten beobachtete Paul einen Mangel an Kongruenz von dem, was sie dachten, und dem, was sie fühlten – eine Diskrepanz von Kognition und Emotion –, die ihre Therapie behinderte. Er sah, dass beruhigende Gedanken nur dann hilfreich waren, wenn sie dazu führten, dass sich die Klienten beruhigt *fühlten*. Und bei Klienten, die sich massiv selbstentwerteten, hatten sie häufig nicht diese Wirkung.

Als Folge dieser Beobachtungen begann Paul nach Möglichkeiten zu suchen, seine Arbeit mit der Kognitiven Verhaltenstherapie *aufzuwärmen*. Er begann die Dynamik wahrzunehmen, die zwar in seinem KVT-Training nicht oft angesprochen wurde, die aber auf die Erfahrung seiner Klienten eine sehr starke Wirkung hatte. Wenn er zum Beispiel die Erfahrungen der Klienten näher betrachtete, sah er, dass viele von ihnen zwar neue, evidenzbasierte Gedanken entwickeln konnten, die eigentlich hätten hilfreich sein sollen. Der mentale „Tonfall" dieser Gedanken war aber häufig hart und kritisch.

Als ein Ergebnis von Beobachtungen wie diesen entwickelte Paul schrittweise das, was die Compassion Focused Therapy werden sollte. Er wollte damit Therapeuten unterstützen, existierende Techniken der

Veränderung zu verwenden. Zugleich wollte er Klienten helfen, sich gegenüber ihren Erfahrungen auf eine wärmere, mitfühlendere Weise zu verhalten. Der Ansatz, der sich so entwickelte, fokussierte darauf, Klienten anzuleiten, ihre Emotionen zu verstehen und mit ihnen zu arbeiten, um sich selbst zu helfen, sich sicher zu fühlen. Dieser Ansatz betonte die Kultivierung mitfühlender Stärken, die sie unterstützen könnten, an ihre Schwierigkeiten heranzugehen und wirksam mit ihnen zu arbeiten.

CFT: *Kernthemen*

Es gibt ein paar Grundideen, die den Kern der CFT bilden. Einige dieser Ideen stellen wir jetzt vor.

Scham und entwertende Selbstkritik können sehr lähmend sein

Wie schon erwähnt wurde die CFT ursprünglich entwickelt, um Menschen beizustehen, die mit Scham und entwertender Selbstkritik kämpfen (Gilbert, 2013). Man kann Scham als einen akut schmerzhaften Gefühlszustand definieren, der auf negative Bewertungen des Selbst als schlecht, unerwünscht, mangelhaft und wertlos zurückgeht (Tangney, Wagner & Gramzow, 1992; Gilbert 1998). Man kann zwischen internalisierter Scham – bei der man sich selbst negativ bewertet – und äußerer Scham unterscheiden, der die Wahrnehmung zugrunde liegt, dass man von anderen als schwächer, mangelhaft und unattraktiv gesehen wird (Gilbert, 2002).

Eine wachsende Anzahl von Veröffentlichungen hat gezeigt, dass Scham und Selbstentwertung uns nicht gut bekommen. Forschungsergebnisse belegen, dass Erinnerungen an Erfahrungen von Beschämung ähnlich wie traumatische Erinnerungen wirken können. Sie können für die Identität eines Menschen auf eine Weise zentral werden, die mit Depression, Angst, Stress und posttraumatischen Stressreaktionen verbunden ist (Pinto-Gouveia & Matos, 2011). Man hat Scham und entwertende Selbstkritik mit einer Vielzahl psychischer Probleme in Verbindung gebracht (Kim, Thibodeau & Jorgenson, 2011; Kannan & Levitt, 2013). Dazu gehören Depression (Andrews & Hunter, 1997; Andrews, Quian & Valentine, 2002), Angst (Gilbert & Irons, 2005), soziale Angst (Gilbert, 2000), Essstörungen (Goss & Allan, 2009), die Posttraumatische Belastungsstörung (PTBS; Andrews, Brewin, Rose & Kirk, 2000), die Borderline Persönlichkeitsstörung (Rüsch et al., 2007) und allgemeine psychische Anpassungsstörungen (Tangney, Wagner & Gramzow, 1992). Hinsichtlich psychischer Prozesse hat man Scham mit Vermeidung von Erfahrung verknüpft – der Weigerung, mit den eigenen Erfahrungen wie zum Beispiel mit Emotionen in Kontakt zu sein –, was seinerseits mit verschiedenen emotionalen Problemen in Verbindung gebracht worden ist (Carvalho, Dinis, Pinto-Gouveia & Estanqueiro, 2013).

Diese negativen Selbstbewertungen scheinen sich auch auf den Verlauf der Behandlung auszuwirken. Selbststigmatisierung ist eine mit Scham verwandte Erfahrung, bei der Menschen negative Bewertungen auf sich selbst anwenden, die auf internalisierte negative Gruppenklischees zurückgehen (Luoma, Kulesza, Hayes, Kohlenberg & Latimer, 2014). Selbststigmatisierung wurde mit einer größeren Intensität und Häufigkeit stationärer Behandlung bei Menschen in Verbindung gebracht, die an einer schweren psychischen Störung leiden (Rüsch et al., 2009). Beobachtet hat man sie ferner in Verbindung mit geringerer Behandlungsbereitschaft bei Patienten, bei denen Schizophrenie diagnostiziert wurde (Fung, Tsang & Corrigan, 2008), mit schlechter Medikamentencompliance (Sirey et al., 2001) und in Verbindung mit längeren Aufenthalten zur stationären Behandlung einer Sucht (Luoma, Kulesza, Hayes, Kohlenberg & Latimer, 2014). Diese Ergebnisse sind besonders relevant, da die von den Menschen erlebte Selbststigmatisierung diesen Studien zufolge in der Identifikation mit

Gruppenklischees in Bezug auf eine psychische Störung oder Sucht verankert war. Dies belegt den starken Einfluss von Scham, Probleme psychischer Gesundheit bei Klienten verstärken und verschärfen zu können, die sich selbst möglicherweise entwerten, beschämen und stigmatisieren, wenn sie ihre eigenen psychischen Probleme beobachten. Ein grundlegendes Ziel der CFT besteht darin, Klienten zu helfen, die Sicht, die sie auf ihre schwierigen Gedanken und Emotionen haben, von Verurteilung und Bewertung hin zu mitfühlendem Verständnis und Entschlossenheit zu hilfreichem Handeln zu verändern. So können Selbstattacken und Vermeidungsverhalten Wärme und Übernahme von Verantwortung weichen.

Schauen wir uns ein Beispiel dafür an, wie Scham die Arbeit mit schwierigen Emotionen behindern kann. Stellen wir uns einen Vater vor, der sich dabei beobachtet, wie er seine Kinder anschreit (vielleicht weil er sich von den angsterfüllten Gesichtern seiner Kinder provoziert fühlt) und Scham empfindet: akuten emotionalen Schmerz, ausgelöst von dem Gedanken *Ich bin ein schrecklicher Vater*. Das ist ein schmerzhafter Gedanke und einer, der ihn anfällig für mehr Schwierigkeiten macht. Erstens sind aus der Sicht der CFT harte Selbstkritik oder beschämende Zuschreibungen an sich starke Auslöser des Gefühls, bedroht zu sen. Sie halten einen in dem Gefühl, in Gefahr zu sein, wodurch das Denken auf eine Weise geregelt wird (wir sprechen darüber in späteren Kapiteln), die nicht dazu führt, dass man sich positiv verändert, zum Beispiel ein besser Vater oder eine bessere Mutter wird. Statt Anstrengungen darauf zu richten zu lernen, wie er mit schwierigen Situationen effektiver umgehen könnte, damit er seine Kinder nicht mehr anschreit, ist dieser Vater mit seiner Unzulänglichkeit beschäftigt.

Der emotionale Schmerz, der Scham begleitet, kann auch ein Vermeidungsverhalten fördern – das heißt, die Gefühle, die im Gefolge beschämender Gedanken wie *Ich bin ein schrecklicher Vater* aufsteigen, können so schmerzhaft sein, dass der Vater schnell dazu übergehen könnte, sie zu vermeiden, indem er sich ablenkt, sein Verhalten rationalisiert, seinen Kindern Schuld an seiner Reaktion gibt oder einfach irgendetwas anderes macht, um seinen Gefühlen zu entkommen. Der CFT geht es sehr darum, Klienten zu helfen, so ein Vermeidungsverhalten zu überwinden, und zwar dadurch, dass sie von einer beschämenden Sicht zu einer mitfühlenden Sicht übergehen, die ihnen hilft, sich ihren Schwierigkeiten zu stellen und mit ihnen zu arbeiten.

Es ist auch wichtig, dass wir die *Erfahrung* von Scham und entwertender Selbstkritik anerkennen – wir wollen nicht, dass Klienten sich für ihre Scham schämen. Es macht viel Sinn, dass sie vielleicht gelernt haben, so mit schwierigen Situationen wie der oben beschriebenen umzugehen. Die meisten von uns sind nicht darauf aus, sich durch Attacken auf sich selbst Probleme zu schaffen. Wir leben aber in einer Kultur, die voller Botschaften ist, die idealisierte Bilder davon präsentieren, wie Leute aussehen, was sie fühlen und was sie leisten sollten. Es sind Bilder, die man leicht internalisieren kann, jedoch ohne Hoffnung zu haben, ihnen jemals entsprechen zu können. Diese verurteilenden Vergleiche können durch unsere Fähigkeit verstärkt werden, unsere eigenen inneren Erfahrungen im Gegensatz zu denen anderer wahrzunehmen. Wir haben einen fast *unbegrenzten Zugang* zu unseren eigenen Kämpfen – zu schwierigen Emotionen, zu Problemen mit Aufgaben oder mit Motivation oder mit Gedanken und Verhaltensweisen, die nicht unseren Werten entsprechen. Zugleich haben wir nur *sehr begrenzten Zugang* zu den inneren Erfahrungen anderer Menschen – wir sehen zum großen Teil nur das, was sie uns bewusst sehen lassen möchten. Und wie wir selbst, möchten sie kompetent, intelligent und attraktiv erscheinen. Wir alle neigen dazu, ein neutrales, entschlossenes Gesicht aufzusetzen. Wenn sie all dies Durcheinander und die Probleme in sich selbst sehen und von Menschen umgeben sind, die *so aussehen*, als hätten sie alles unter Kontrolle, ist es für Klienten leicht, Scham zu empfinden und sich isoliert zu fühlen und den Schluss zu ziehen, *dass mit ihnen etwas nicht stimmt.* Und das, bevor man die vielen besonderen Faktoren auch nur in Betracht zieht, die noch hinzukommen und dazu beitragen können, dass Klienten Scham empfinden. Das können zum Beispiel Erfahrungen von Trauma oder Mobbing, harte Bedingungen in der Kindheit, eine bestimmte Lerngeschichte oder auch die Zugehörigkeit zu einer stigmatisierten Gruppe sein. Vor diesem Hintergrund macht es sehr viel Sinn, dass Klienten gelernt haben können, sich selbst zu beschämen und zu attackieren.

Die Sicht der CFT von Scham und entwertender Selbstkritik bedeutet nicht, dass es keinen Raum für nützliche Selbsteinschätzung gibt. Diesen Raum gibt es sicherlich – manchmal tun Klienten Dinge, die problematisch sind, und sie sollten oder müssen Dinge anders machen. Es ist nur einfach so, dass Selbsteinschätzung ein gutes Stück besser funktioniert, wenn sie in einer warmen Art und Weise zum Ausdruck gebracht wird, die nicht die Schwelle zur Auslösung einer Bedrohungsreaktion übersteigt. Zum Beispiel gehört zu einer mitfühlenden Selbstkorrektur, dass man wahrnimmt, wenn man etwas Schädliches oder etwas, was nicht hilfreich ist, tut, dabei zulässt, dass man sich dafür schuldig fühlt. Man richtet den Fokus darauf, es in Zukunft besser zu machen. Statt von sich zu sagen *Ich bin ein schrecklicher Vater*, würde eine mitfühlende Korrektur eher so aussehen: *Aufgrund meiner eigenen Erfahrung macht es Sinn, dass ich schreie, aber so ein Vater möchte ich nicht sein. Es ist Zeit, dass ich mich dafür entscheide, mit meinen Kindern so umzugehen, dass ich damit für sie ein Vorbild bin. Was könnte mir dabei helfen?*

Mitgefühl: Die Stärke, sich auf den Schmerz zuzubewegen

Da Scham Menschen dazu bringen kann, zuzumachen und sich von ihren Problemen und ihrem Leid abzuwenden, brauchen wir Möglichkeiten, wie wir Klienten helfen können, sich auf ihren Schmerz *zu*zubewegen und auf eine hilfreiche Weise mit ihm zu arbeiten. Bei der CFT erreicht man das dadurch, dass Achtsamkeit und besonders Mitgefühl kultiviert werden. Man kann sich fragen: *Warum Mitgefühl?* Es gibt eine Menge hilfreicher und nützlicher Tugenden. Warum entscheidet man sich für Mitgefühl und macht es zum zentralen Fokus der Therapie?

Bei der CFT haben wir lange daran gearbeitet, Mitgefühl zu definieren, zu operationalisieren und in der Arbeit mit Klienten anzuwenden. Eine allgemein akzeptierte Definition von Mitgefühl lautet etwa so: Mitgefühl ist die Sensibilität für Leid in Verbindung mit der Motivation, es zu erleichtern (und Leid vorzubeugen) (Gilbert, 2013). Diese Definition enthält zwei getrennte, aber wichtige Bestandteile: *Sensibilität* und *Motivation*. Die CFT betont Mitgefühl so sehr, weil wir denken, dass dies angesichts von Schmerz, Problemen und Leid eine besonders praktikable Orientierung ist.

In dieser einfachen Definition ist eine Menge enthalten. Zum einen liefert sie uns eine Ausrichtung des *Ansatzes* hin zu Leid. Sie besteht sowohl in der *Sensibilität* für Leid, wenn es da ist, als auch in der Betonung darauf, *auf Leid zu*zugehen, um zu helfen. Dies unterscheidet sich sehr von der Vermeidungshaltung, die hinter so vielen Problemen der Klienten stecken kann. Mitgefühl enthält auch Wärme – man nähert sich Leid mit der Motivation zu *helfen*. Diese warme Motivation und der warme affektive Ton können uns helfen (und denen, denen wir helfen), uns sicher zu fühlen, wenn wir mit Schwierigkeiten konfrontiert sind. Sie helfen uns von einer Perspektive, die auf Gefahr und Bedrohung fokussiert ist, zu einem inneren Zustand überzugehen, der offen, reflektierend und flexibel ist.

Wenn man sich die Definition von Mitgefühl noch genauer anschaut, findet man, dass sie auch noch andere nützliche Fähigkeiten enthält. Wenn man diese Orientierung des Ansatzes, auf Leid mit Wärme zuzugehen, aufrechterhalten will, muss man in der Lage sein, es zu ertragen. Daher unterstreicht die CFT, ähnlich wie die Dialektisch-Behaviorale Therapie (DBT; Linehan, 1996) Toleranz für Leid und die Regulierung der Emotionen. Wenn mitfühlendes Handeln wirklich hilfreich sein soll, muss es *behutsam* sein. Deshalb arbeitet die CFT daran, Klienten zu helfen, Fähigkeiten wie Empathie, Mentalisierung und Perspektivenwechsel zu kultivieren.

Schließlich haben viele Klienten, besonders die, die mit viel Scham und entwertender Selbstkritik in die Therapie kommen, häufig eine sehr negative Erfahrung von sich selbst. Bei der CFT versuchen wir, Klienten einen vereinheitlichenden Rahmen für die verschiedenen Aspekte von Mitgefühl zu vermitteln, bei deren Kultivierung wir ihnen helfen. Dieser Rahmen ist das *mitfühlende Selbst*. Das mitfühlende Selbst ist eine anpassungsfähige Version des Selbst, das die verschiedenen Aspekte von Mitgefühl manifestiert, die wir in der Therapie kultivieren möchten. Zu Beginn hat dies die Form von Übungen eines imaginierten Perspektivenwechsels, die dem *Method Acting* ähneln: Der Klient stellt sich vor, wie er in seiner Bestform ist – so freundlich, mitfühlend, weise und zuversichtlich, wie er nur sein kann –, und überlegt, wie es wäre, wenn er diese Stärken in vollem Maß besäße. Dann versucht er sich vorzustellen, wie diese mitfühlende Version seiner selbst fühlen, aufmerksam sein, argumentieren, motiviert sein und sich verhalten würde.

Wenn die Therapie voranschreitet, wird das mitfühlende Selbst zu einer Perspektive, die der Klient immer wieder einzunehmen lernt: Er überlegt, wie er aus dieser Sicht seine Schwierigkeiten verstehen und wie er mit ihnen arbeiten würde. Währenddessen arbeitet er daran, mitfühlende Stärken zu kultivieren und sie zur Gewohnheit zu machen. Ziel ist dabei, dass sich der Abstand zwischen der Vorstellung, die der Klient von *sich* hat, und dem *mitfühlenden Selbst* mit der Zeit allmählich verringert, wenn diese Fähigkeiten immer mehr zu einem natürlichen Teil seines täglichen Lebens werden. Insofern haben CFT und ACT und die Bewegung der Positiven Psychologie einen gemeinsamen Boden. Der Fokus der Therapie liegt nicht einfach auf der Erleichterung der Symptome, sondern auf der zielgerichteten Entwicklung von Stärken. Es soll eine anpassungsfähige Lebensweise entwickelt werden, die praktikabel ist und die die positivsten Hoffnungen und Werte des Klienten widerspiegelt.

Bausteine von Mitgefühl:
der Übergang von Bewerten zu Verstehen

Wie wir gesehen haben, attackieren Klienten, die sich stark selbstentwerten und die zu Scham neigen, sich selbst, wenn sie Aspekte ihrer Erfahrung beobachten – ihre Gefühle und Gedanken, ihre Reaktionen und ihre Beziehungsprobleme. Obwohl Selbstmitgefühl und Mitgefühl mit anderen das primäre Ziel der CFT ist, sprechen wir mit Klienten anfangs weniger ausführlich über Mitgefühl, sondern verwenden mehr Zeit damit, Bedingungen dafür zu schaffen, dass es entstehen kann. Wir tun dies, indem wir ihnen helfen, die Faktoren zu verstehen, die zu ihren schwierigen Emotionen, Motiven und Verhaltensweisen führen. Statt zu versuchen, Klienten zu *überzeugen*, weshalb sie Mitgefühl mit sich und mit anderen Menschen haben sollten, gehen wir von der Idee aus, dass Mitgefühl für sie Sinn machen wird, wenn sie die Schwierigkeiten, die mit einem menschlichen Leben verbunden sind, wirklich verstehen. Dann *entsteht* es wahrscheinlich von alleine, ohne dass man sie noch überzeugen müsste. Natürlich sprechen wir auch darüber, was Mitgefühl ist, was es nicht ist und warum es hilfreich und nützlich ist. Wir möchten aber die Bedingungen für das Mitgefühl schaffen, indem wir einen Kontext des Verstehens herstellen.

Bei der CFT halten wir es für wichtig, dass man anerkennt, dass viele unserer Probleme ihre Wurzeln in Dingen haben können, die wir nicht gewählt und auch nicht so gestaltet haben, wie sie sind. Dies ist ein Teil einer größeren Umorientierung, bei der wir Klienten helfen wollen. Es ist ein Umdenken, bei dem sie von einer Perspektive, die zu Vorwurf und Beschämung führt und die auf der Wahrnehmung von Gefahr und Bedrohung beruht, zu einer mitfühlenden Haltung übergehen. Diese Haltung besteht darin, dass sie zu verstehen und herauszufinden versuchen, was hilfreich sein würde. Wenn man die menschliche Geschichte genau betrachtet, stößt man auf viele Faktoren, die wir nicht frei gewählt haben und die formen und prägen, was wir erleben und was für Menschen wir werden.

Die Herausforderungen unseres
im Laufe der Evolution entstandenen Gehirns

Bei der CFT werden menschliche Emotionen und andere kognitive Funktionen im Kontext der Evolution verstanden. Wir fassen die Emotionen so zusammen, dass sich ihrer evolutionären Funktion entsprechend drei Typen ergeben: Emotionen und Motive, bei denen es um Erkennen von Gefahren und Reagieren auf Gefahren geht, Emotionen, die auf das Verfolgen von Zielen und die zu erreichende Belohnung fokussieren, und emotionale Erfahrungen von Sicherheit, Zufriedenheit und Frieden, die miteinander gemeinsam haben, dass sie mit dem Gefühl verknüpft sind, mit anderen Menschen verbunden zu sein. Emotionen, Motive und Verhaltensweisen, die anfangs verwirrend wirken, können viel mehr Sinn machen, wenn wir sie im Hinblick auf ihre Funktion im Zusammenhang mit der Evolution und dem Arterhaltungswert betrachten, den sie für unsere Vorfahren hatten. Ein Beispiel ist die Tendenz zu einem ausgeprägten Verlangen nach süßen, salzigen und fetthaltigen Nahrungsmitteln und danach, sich mit solcher Nahrung zu trösten. Viele Menschen kämpfen mit emotional motiviertem Essen, und wie viele von uns haben sich nicht gewünscht, sie könnten so ein Verlangen nach Brokkoli wie auf Pizza oder Süßigkeiten haben? Aber in der Umwelt, mit der unsere Ahnen konfrontiert waren – einer Umwelt, in der Kalorien und Nährstoffe relativ knapp waren –, garantierten Zucker, Salz und Fette das Überleben. Sie machten es wahrscheinlicher, dass die, die sie leicht konsumieren konnten, wenn sie zur Verfügung standen, überleben konnten, um ihre Gene an künftige Generationen weiterzugeben. Aus dieser Sicht der Evolution macht so ein Verlangen (wie so viele Emotionen, mit denen wir uns herumschlagen) vollkommen Sinn. Jetzt, in unserer heutigen Umwelt, in der salzige, süße und fetthaltige Nahrungsmittel überall leicht zu bekommen sind, sind sie schrecklich unpassend.

Die Weise, wie sich unser Gehirn und unser Denken entwickelt haben, kann für uns zu Schwierigkeiten führen. Von dem problematischen

Zusammenspiel der Emotionen des alten Gehirns und den Fähigkeiten des neuen Gehirns für symbolisches Denken bis hin zu der Mühelosigkeit, mit der wir automatisch Verbindungen zwischen schwierigen Dingen lernen, gibt es viel daran, wie unser Geist funktioniert, was wir nicht gewählt und nicht so gestaltet haben, wie es ist, was aber schwer zu handhaben sein kann. Wenn man sich dessen bewusst ist, kann es helfen, einen Kontext für Selbstmitgefühl herzustellen, in dem Emotionen und Erfahrungen entpathologisiert werden, die für sich genommen sich wie etwas anfühlen können, *was mit mir nicht stimmt*, die aber in Wirklichkeit zu dem gehören, was es heute bedeutet, Mensch zu sein.

Die soziale Prägung des Selbst

Wie haben gesehen, dass zu einem menschlichen Leben gehört, dass man intensive Emotionen und Motivationen erlebt. Manchmal sind sie schwer handzuhaben, besonders wenn man mit Trauma oder anderen Schwierigkeiten konfrontiert ist. Frühe soziale Erfahrungen prägen auf nachhaltige Weise unsere Fähigkeit, uns selbst zu helfen, uns sicher zu fühlen und Emotionen zu regulieren, neben vielen anderen Aspekten dessen, der wir sind. Zum Beispiel beeinflussen frühe und anhaltende Bindungserfahrungen erheblich die Fähigkeit, sich im Kontakt mit anderen sicher (im Gegensatz zu bedroht) zu fühlen. Diese Erfahrungen haben Einfluss darauf, ob man von anderen Unterstützung und Fürsorge (im Gegensatz zu Verletzung oder Vernachlässigung) erwartet und ob man sich selbst liebenswert und achtenswert (im Gegensatz zu nicht liebenswert und einsam) findet (Wallin, 2016).

Diese Umwelten, von denen wir viele nicht wählen oder so gestalten, wie sie sind, interagieren stark damit, wie unser Gehirn lernt, manchmal mit verheerender Wirkung. Durch Prozesse wie die klassische Konditionierung, die operante Konditionierung und soziales Lernen sowie durch Prozesse, die mit moderneren Fassungen der Lerntheorie wie die Bezugsrahmentheorie (*Relational Frame Theory;* Hayes, Barnes-Holmes

& Roche, 2001; Törneke, 2010) beschrieben werden, können uns unsere Umwelten lehren, gerade die zwischenmenschlichen Kontakte zu fürchten, die uns eigentlich helfen sollten, uns sicher zu fühlen. Diese Umwelten können die Verhaltensweisen prägen, die uns später im Leben behindern.

Mit CFT möchten wir Menschen verstehen helfen, dass sie sich viel von dem, was sie fühlen, und auch wie sie zu reagieren gelernt haben, nicht ausgesucht und nicht so gemacht haben, wie es ist – dass diese Dinge *nicht ihre Schuld* sind. Dieses Element, dass es „nicht ihre Schuld" ist, bedeutet nicht, dass wir Leute von ihrer Verantwortung für ihr Verhalten freisprechen. Es geht darum, sich selbst gegenüber aufrichtig im Hinblick darauf zu sein, über welche Faktoren man in seinem Leben Kontrolle hat und über welche nicht. Wir müssen gerade *wegen* all dieser Faktoren, die wir nicht kontrollieren können, unseren Geist verstehen lernen und üben, mit den Dingen zu arbeiten, die wir beeinflussen *können*. Unsere Klienten haben sich zwar nicht ausgesucht, ein Gehirn zu haben, das durch Lernerfahrungen so geprägt werden kann, dass sie Angst und Furcht empfinden, wenn sie mit bestimmten Situationen konfrontiert sind. Wir können ihnen aber helfen, die Fähigkeit zu kultivieren, effektiv mit diesen Situationen und Affekten zu arbeiten und sich anzuerkennen und zu unterstützen, wenn sie das tun.

In dem Film *Good Will Hunting* gibt es eine beeindruckende Szene, in der Robin Williams, der einen Psychologen spielt, die dicke Akte seines Klienten Will (dargestellt von Matt Damon) hochhält, die die Dokumentation von Jahren an Missbrauch enthält, die Will in seiner Kindheit erlebt hat. Der Dialog geht etwa so: „Ich weiß nicht viel, Will, aber dies weiß ich." Er hält die Akte hoch: „Du kennst all diesen Mist? Es ist nicht Deine Schuld. *Es ist nicht Deine Schuld.*"

In der Szene spricht er in einem warmen Ton und wiederholt diesen Satz immer wieder. Will reagiert auf diese Idee erst widerwillig und wehrt sich ein bisschen dagegen, so wie es uns mit unseren Klienten vielleicht manchmal geht. Es ist nicht immer leicht sich einzugestehen, dass es im Leben (und dabei, wie die Psyche funktioniert) eine Menge gibt, über das wir keine Kontrolle haben. Und wenn das Leben der Klienten wie bei Will voll von Traumata, Problemen und Leid war, dann kann diese Einsicht so herzzerreißend wie erhellend sein. Aber wir können Klienten helfen, die Dinge in ihrem Leben ehrlich anzuerkennen, die nicht ihre Schuld sind – die Erfahrungen, die sie nicht frei gewählt haben, die machtvollen Emotionen, die ungebeten auftauchen, die spontanen Gedanken, die möglicherweise ihren Werten widersprechen, die Gewohnheiten, die sie vergeblich zu verändern versucht haben. Und wir können ihnen helfen aufzuhören, sich wegen dieser Erfahrungen zu attackieren und die Schuld zu geben, und es kann ein Kontext hergestellt werden, der Veränderung möglich macht.

Bei der CFT möchten wir Klienten helfen, Einsichten wie die zu gewinnen, die ich oben beschrieben habe. Langatmige komplizierte Erklärungen sind aber im Allgemeinen nicht hilfreich, und anders als in dem Beispiel aus *Good Will Hunting* bedrängen wir Klienten normalerweise nicht und wiederholen nicht immer wieder „Es ist nicht deine Schuld". Wie wir sehen werden, versucht die CFT, ein Prozess angeleiteter Entdeckung zu sein, indem ausführlich von Sokratischem Dialog und erfahrungsorientierten Übungen Gebrauch gemacht wird: Gedankenexperimente, Perspektivwechsel und Stuhlarbeit sollen Klienten helfen, Verständnis für ihre Erfahrungen und wie sie mit ihnen arbeiten können zu entwickeln.

Es ist wichtig zu lernen, sich sicher zu fühlen

Wie erwähnt ist die CFT stark von Forschungsergebnissen der Affektiven Neurowissenschaft beeinflusst. Es gibt eine Fülle wissenschaftlicher Literatur, die die Existenz von Systemen zur Regulierung der Emotionen dokumentiert, die im Verlauf der Evolution entstanden sind und die wir mit unseren Vorfahren gemeinsam haben. Diese Literatur beschreibt auch, wie sich diese Grundemotionen und Motive in unserem Gehirn und in unserem Denken abspielen (Panksepp & Biven, 2012). Dies ist nicht nur ein Teil der Theorie, die der CFT zugrunde liegt, sondern es wird direkt in die Therapiesitzungen eingebracht. Klienten lernen die verschiedenen Affektregulationssysteme kennen und ebenso, wie Grundmotive und Emotionen Denken und Körper dadurch beeinflussen können, dass sie Muster der Aufmerksamkeit, des Argumentierens und physischer Reaktionen usw. formen. Dabei liegt ein besonderer Fokus darauf, dass sie lernen, mit diesen Systemen zu arbeiten. Das kann Klienten helfen, Emotionen in ein Gleichgewicht zu bringen und die inneren Zustände zu kultivieren, die sie haben möchten. Dieses Wissen und Können hilft, die Grundlage für Selbstmitgefühl zu legen, denn wenn sie das „Wie und Warum" ihrer schwierigen emotionalen Erfahrungen verstehen, können sie ihren *Sinn* erkennen.

In Kapitel 5 werden wir diese basalen Systeme zur Regulierung von Emotionen im Detail untersuchen. Es ist aber sinnvoll, zu Beginn zu erwähnen, dass ein großer Teil der CFT darin besteht, Klienten zu helfen, ein Gleichgewicht zwischen Emotionen, die Bedrohungsreaktionen sind, den Emotionen, die in Verbindung mit dem Verfolgen von Zielen stehen, und denen zu finden, die mit Gefühlen von Sicherheit und Frieden verbunden sind. Diese Emotionen formen unsere innere Erfahrung in vielfältiger und nachhaltiger Weise. Zum Beispiel sind die Emotionen wie Angst, Wut und Furcht, mit denen man auf die Wahrnehmung einer Gefahr oder Bedrohung reagiert, und die so viele Erfahrungen der Klienten beherrschen, mit einer Verengung der Aufmerksamkeit, verringerter kognitiver Flexibilität und Tendenzen verbunden, sich Strategien wie Grübeln zu überlassen, die den Zustand, sich bedroht zu fühlen, eher nähren statt ihn zu beruhigen (Gilbert, 2011). Im Gegensatz dazu wird der Geist, wenn man sich sicher fühlt, auf eine ganz andere Weise ausgerichtet. Der Horizont unserer Aufmerksamkeit und unseres Denkens weitet sich, und man tendiert dazu, ruhig, friedlich und prosozial zu werden und zu reflektieren. Die CFT würde hinzufügen, dass man damit besser in der Lage ist, mit schwierigen Emotionen zu arbeiten (Gilbert, 2011). Leider leben viele unserer Klienten in einer Welt, die fast ausschließlich von Erfahrungen der Gefahr bestimmt sein kann. Ein wichtiges therapeutisches Ziel der CFT ist daher, Klienten zu helfen, Gefühle der Sicherheit und die mentalen Veränderungen wahrzunehmen, die sie mit sich bringen.

Dies kann eine schwierige therapeutische Aufgabe sein. Menschen haben sich so entwickelt, dass sie sich vor allem dann sicher fühlen, wenn sie sich zugehörig fühlen – im Kontakt mit anderen Menschen (Gilbert, 2011). Frühe soziale Beziehungen und Erfahrungen von fürsorglichen Beziehungen mit anderen Menschen tragen dazu bei, sowohl kognitive Vorlagen (Bowlby, 2006; Wallin, 2016) als auch die grundlegende neurologische Architektur (Siegel, 2006; Cozolino, 2010) zu formen, die uns helfen, uns sicher zu fühlen und unsere Emotionen erfolgreich zu regulieren. Menschen, die Missbrauch, Vernachlässigung oder andere Formen unsicherer Bindungsumgebungen erlebt haben (wie zum Beispiel in den entwertenden Umgebungen *(invalidating environments)*, wie die DBT sie nennt; Linehan, 1996) können implizit gelernt haben, zwischenmenschliche Beziehungen nicht mit Beruhigung und Sicherheit, sondern mit Gefahr oder Enttäuschung zu verbinden. Diese implizite Assoziation kann für Therapeuten ein primäres Problem darstellen – wie bringt man Klienten bei, sich sicher zu fühlen, wenn ihre Erfahrung sie gelehrt hat, dass das, was ihnen helfen *sollte*, sich sicher zu fühlen (nahe Beziehungen), nicht funktioniert?

Bei der CFT sollten sowohl der Inhalt als auch der Prozess der Therapie ein Gefühl der Sicherheit vermitteln. Diese Vorstellung wird in späteren Kapiteln ausführlich untersucht werden. Einer der Gründe, weshalb wir Mitgefühl – einen warmen, sensiblen und hilfreichen Ansatz, mit Leid umzugehen – in das Zentrum der CFT gestellt haben, ist, dass wir Klienten helfen wollen, Formen von Beziehung zu sich selbst und zu anderen zu Gewohnheiten zu machen, die helfen können, gefühlte Erfahrungen von Sicherheit zu fördern. Zugleich wollen wir Klienten dabei begleiten, wenn sie die grundlegenden neurologischen Systeme entwickeln, die in der Zukunft innere Erfahrungen von Sicherheit unterstützen.

Auf der inhaltlichen Ebene werden die Klienten zahlreiche Strategien lernen, wie sie sich gegenüber ihren Problemen mit Mitgefühl verhalten und Erfahrungen herbeiführen können, sich sicher zu fühlen. Auf der Prozessebene werden bei der CFT die therapeutische Beziehung und das therapeutische Umfeld so gestaltet, dass sie in dem Klienten Gefühle von Sicherheit und emotionaler Ausgeglichenheit bewirken helfen. Der Therapeut verhält sich ihm gegenüber mitfühlend, kooperativ und warm, achtet darauf, ihn nicht zu beschämen, und macht ihm Mut. Wir werden sehen, wie dies funktioniert, wenn wir in Kapitel 3 die Rollen anschauen, die der CFT-Therapeut einnimmt.

In diesem Kapitel haben wir eine Reihe von Themen betrachtet, die zum Kern der Praxis der CFT gehören. Schauen wir uns jetzt am Beispiel eines Falles an, wie diese Themen in eine Therapiesitzung eingebracht werden könnten:

THERAPEUT: Jenny, wir haben eine Weile über die Ängste gesprochen, die Sie davor haben, dass Sie vor anderen etwas tun könnten, was Ihnen peinlich ist, und wie sich diese Ängste auf ihr soziales Leben auswirken. Es klingt so, als würden Sie deshalb ziemlich viel Scham empfinden. Habe ich das richtig verstanden?

JENNY: Das stimmt. Ich bin einfach so ein Idiot. Ich habe solche Angst, dass ich etwas Dummes mache, dass ich überhaupt nichts mehr tue. Meine Freunde laden mich zum Ausgehen ein, aber im letzten Moment drücke ich mich immer davor. Ich bin so eine schreckliche Freundin. Es ist erstaunlich, dass ich überhaupt noch Freunde habe.

THERAPEUT: Sie haben also vor auszugehen und sagen dann in letzter Minute ab?

JENNY: Ja. Ich mache Pläne, weil ich denke, dass es Spaß macht. Aber dann sitze ich da und denke darüber nach, wie es ist, wenn ich ausgehe und mich dann falsch anziehe oder etwas Dummes sage, das alle abstößt. Ich bekomme solche Angst, dass ich den Gedanken nicht ertragen kann auszugehen, und deshalb sage ich ab und bleibe einfach zuhause. Ich habe einfach nur Angst und bin schwach. Andere Leute haben vor diesen Sachen keine Angst. Sie gehen einfach aus und haben Spaß.

THERAPEUT: Jenny, ich möchte Sie etwas fragen. Wenn diese Angst davor, dass Sie etwas Peinliches oder Abstoßendes tun, bei Ihnen auftaucht, *entscheiden* Sie sich dann dafür, Angst zu haben? *Beschließen* Sie für sich, so zu fühlen?

JENNY: Ich bin nicht sicher, dass ich verstehe, was Sie meinen.

THERAPEUT: Also, nehmen wir an, Sie haben den Gedanken: *Ich werde etwas Peinliches tun und alle werden denken, dass ich ein Idiot bin.* Denken Sie nach diesem Gedanken: *Ich glaube, ich bekomme besser wirklich Angst davor, dass das passiert!* oder taucht die Angst einfach in Ihnen auf?

JENNY: Ich bekomme bei solchen Dingen Angst, aber es ist nicht so, als *wollte* ich so fühlen. Wer würde das wollen?

THERAPEUT: Genau. Es klingt so, als wäre dieser Gedanke *Ich werde etwas Peinliches tun* ein sehr starker Auslöser des Gefühls von Gefahr für Sie – wenn Sie Gedanken wie diesen haben, ist das, was das Gehirn wahrnimmt: *Oh, hier kommt eine Gefahr!* – und dann kommt die Angst. Macht das Sinn?

JENNY: Ich glaube ja.

THERAPEUT: Wenn Sie also nicht *entscheiden*, diese ganze Angst zu fühlen, für die Sie sich so schämen, ist die Angst dann Ihr Fehler?

JENNY: Ich denke nicht. Aber ich bin die Einzige, die da sitzt und all dieses Zeug denkt, das mir Angst macht. Das ist mein Fehler.

THERAPEUT: *(lächelt warm)* Ist das so? Sie sitzen also da und beschließen: *Gut, ich könnte ausgehen und einen schönen Abend mit meinen*

Freunden haben, aber stattdessen denke ich, ich sitze lieber da und denke intensiv an die unvermeidliche Demütigung, der ich ausgesetzt sein könnte, wenn ich das täte...

JENNY: *(lacht ein bisschen)* Ich glaube, ich verstehe, was Sie meinen. Ich glaube, ich suche mir dieses Zeug auch nicht aus. Aber ich mache es trotzdem.

THERAPEUT: Wie wir gesehen haben, hat die Evolution unser Gehirn so geformt, dass es sehr empfindlich für Dinge ist, die wir als für uns bedrohlich empfinden. Und wenn das passiert, kann es wirklich starke Emotionen hervorrufen – um zu versuchen, uns zu schützen. Dies ist es, was unsere Vorfahren am Leben gehalten hat – sie waren alle *wirklich gut* im Erkennen von Gefahr und im Reagieren auf Gefahren. Ich meine, wenn Ihre Freunde Sie auffordern würden, mit ihnen auszugehen und etwas wirklich Gefährliches zu tun wie Schwimmen in einem Becken voller Krokodile oder sich Heroin spritzen, würde es dann für Sie Sinn machen, Angst zu haben?

JENNY: Klar würde es das!

THERAPEUT: Es klingt so, als hätten Sie irgendwie gelernt, dass es *wirklich gefährlich* ist, in der Öffentlichkeit befangen zu sein. Also sogar eingeladen zu werden auszugehen, löst bei Ihnen Gedanken aus, dass Sie etwas tun könnten, was Ihnen peinlich ist, und das ist schrecklich.

JENNY: Als ich jung war – etwa in der 6. Klasse –, ist meine Familie umgezogen. An meiner neuen Schule gab es eine Gruppe Mädchen, die mich hassten. Ich weiß immer noch nicht warum. Sie haben mich ständig gehänselt. Sie haben Gerüchte über mich verbreitet, mich beschimpft, haben mir immer wieder gesagt, dass mich niemand mochte. *Wochenlang* ging das so. Jeden Tag habe ich viele Stunden geweint, und ich habe angefangen, vor der Schule erbrechen zu müssen, wenn ich einfach daran dachte, was mir bevorstand, wenn ich wieder in die Schule kommen würde. *(Hält inne, schluchzt.)* Ich konnte nicht herausfinden, was ich falsch gemacht hatte. Ich wusste nicht, was mit mir nicht stimmte, dass sie mich so sehr hassten.

THERAPEUT: *(hält inne, spricht dann freundlich)* Das klingt schrecklich, Jenny. Es tut mir so leid, dass Ihnen das passiert ist.

JENNY: *(unter Tränen)* Es war *wirklich* schrecklich. Es war die schlimmste Erfahrung meines Lebens.

THERAPEUT: Es hat also *einen Sinn*, dass Sie gelernt haben, dass soziale Situationen sehr gefährlich sein können? Macht es Sinn, dass Sie sich sogar jetzt vorstellen könnten, dass diese Ablehnung wieder passiert – und dass diese Vorstellung schrecklich sein könnte?

JENNY: *(schaut auf, wobei sich ihr Gesichtsausdruck ein wenig aufhellt)* Das tut es.

THERAPEUT: Ist das Ihr Fehler?

JENNY: Nein. Nein, das ist nicht mein Fehler.

In diesem Beispiel können wir sehen, wie verschiedene Themen, die wir besprochen haben, in der Praxis in Erscheinung treten. Wir sehen, dass Jenny sowohl von innerer Scham *(etwas stimmt mit mir nicht)* als auch von äußerer Scham *(andere mögen mich nicht oder werden mich nicht mögen)* beeinträchtigt wird. Sie bringt das mit ihrer Erfahrung sozialer Ablehnung in Verbindung, die sie vor vielen Jahren erlebt hat. Diese Scham und die damit verbundene Angst führen dazu, dass Jenny soziale Aktivitäten vermeidet, die wahrscheinlich sehr heilsam für sie wären.

In dem Beispiel geht der Therapeut schnell dazu über, Jennys Emotionen und die Gedanken, die sie auslösen, zu untersuchen und zu entpathologisieren, und zwar auf zweierlei Weise. Als erstes hilft der Therapeut ihr, die Dynamik rund um die Entstehung ihrer Emotionen zu erkennen (dass es nicht ihre Entscheidung ist, Angst zu haben). Das evolutionäre Modell wird auch erwähnt und es hilft Jenny, das Verständnis ihrer Emotionen nicht mit persönlichen Schwächen, sondern mit den sinnvollen Reaktionen Gehirns, das sich in der Evolution so entwickelt hat, wie es ist, auf eine wahrgenommene Gefahr zu verknüpfen. Zweitens regt der Therapeut Jenny an zu untersuchen, wie ihre Ängste vor dem Hintergrund ihrer Geschichte sozialer Ablehnung einen Sinn haben – dass es *Sinn macht*, dass sie gelernt hat, viel Angst davor zu haben, soziale Fehler zu machen und damit zu rechnen, dass andere schnell über sie herfallen. Damit beginnt er das Konzept einzuführen, dass die soziale Prägung Gedanken und Gefühle sehr stark beeinflussen kann.

Obwohl das Wort „Mitgefühl" nie erwähnt wird, sehen wir während des ganzen Gesprächs Beispiele für Mitgefühl – sowohl implizit im Verlauf des Prozesses als auch explizit im Inhalt. Man kann es in der freundlichen Weise der Anerkennung dafür bemerken, wie schrecklich für Jenny ihre Erfahrung gewesen ist. Man spürt es in der Bereitschaft, die Ängste, die sie erlebt, genau und mutig anzuschauen, und in der Verschiebung des Fokus von einer Sichtweise, die diese Erfahrungen bewertet und etikettiert, zu einer, die sie zu verstehen sucht. Und es kommt darin zum Ausdruck, wie untersucht wird, inwiefern Jennys emotionale Reaktionen Sinn machen, wenn wir sie im Kontext verstehen. Schließlich sehen wir, dass dieser Prozess, der sich entfaltet, dazu beizutragen scheint, dass Gefühle der Sicherheit wie auch des Mutes in Jenny hervorgerufen werden, die sich spontan an eine traumatische sozial beschämende Erfahrung erinnert und diese erforscht, was sie sonst vielleicht vermieden hätte.

ZUSAMMENFASSUNG

In diesem Kapitel haben wir die Ursprünge der CFT sowie einige der Kernthemen angeschaut, die die Therapie leiten. Diese Themen sind sowohl mit dem Inhalt als auch mit dem Prozess der CFT tief verwoben: die Bedeutung der Auflösung der Scham, mit der die Erfahrung des Klienten besetzt ist, und die Entpathologisierung der Erfahrung, das Vorleben von Mitgefühl und des Mutes, auf Leid zuzugehen und mit ihm zu arbeiten, die Anregung oder Aufforderung von Seiten des Therapeuten, vom Bewerten zum Verstehen überzugehen, und die Ermöglichung von Erfahrungen von Sicherheit. In Kapitel 2 werden wir ausführlicher auf das Thema Mitgefühl und wie es in der Therapiesitzung belebt werden kann, eingehen.

Eine Einführung in Mitgefühl

Bei der CFT beginnen wir mit einer Definition von Mitgefühl, die sowohl mit dem Wörterbuch als auch mit dem im Einklang ist, was der Dalai Lama dazu sagt: *Sensibilität* für Leid mit einer begleitenden *Motivation*, Leid zu lindern oder Leid vorzubeugen. Im Kontext der CFT ist Mitgefühl nicht einfach einer von einer Reihe von Werten, die unsere Klienten zu verwirklichen suchen könnten – auch wenn Mitgefühl sicher als ein Wert gewählt werden kann, an dem man sein Streben im Leben orientiert (eine Entscheidung, die wir natürlich ermutigen würden). In erster Linie ist Mitgefühl für die CFT eine Hinwendung *zum Leid*. Es ist eine Ausrichtung, die uns dazu befähigt, mit der hilfreichen Motivation *auf Leid zuzugehen*, mit ihm zu arbeiten und es zu lindern. Nehmen wir uns einen Moment Zeit, um diese Definition zu erklären.

Im Kontext von Mitgefühl kann man Sensibilität so verstehen, dass damit die *Fähigkeit* gemeint ist, sich des Leids *bewusst zu werden*, sowie die *Bereitschaft*, sich von ihm *berühren zu lassen*. Wenn man innerlich unausgeglichen ist und stark unter dem Einfluss von Bedrohungs- oder

Erregungserfahrungen steht, kann es passieren, dass man Leid einfach vergisst. Das heißt nicht notwendigerweise, dass es einem gleichgültig ist. Vielmehr ist es so, dass man so sehr auf eine wahrgenommene Gefahr oder Bedrohung fokussiert oder so damit beschäftigt sein kann, bestimmte Ziele zu verfolgen, dass man das Leid anderer (oder sogar das eigene Leid) einfach nicht mehr wahrnimmt.

Außerdem kann es für unsere Klienten, wenn sie sich in der Welt bewegen und dabei in Kopf und Körper von Bedrohungserfahrungen beherrscht sind, überwältigend sein, sich für Leid öffnen. Man kann verstehen, warum sie in so einer Situation auf Vermeidungsstrategien zurückgreifen, um intensiv gefühlte Not oder Leid zu mildern. Auf der anderen Seite können Klienten lernen, ihr Leid wahrzunehmen und von ihm mit Wärme berührt zu sein, ohne überwältigt zu werden. Dazu kann es kommen, wenn die Dinge im Gleichgewicht sind, da Emotionen, die durch die Bedrohungs- oder Erregungswahrnehmung hervorgerufen werden, mit Hilfe der Fähigkeit, Sicherheit zu empfinden und Emotionen achtsam zu beobachten, ohne sie wegzudrücken, abgeschwächt werden. Vermeidungsverhalten kann einer offenen, achtsamen, mitfühlenden, bewussten Wachheit Platz machen: *In diesem Moment fühle ich großen Schmerz. Dieser Streit mit meinem Mann hat wirklich meine Angst aktiviert, dass ich verlassen werde. Dies ist wirklich schwer für mich.* Wenn man diese Möglichkeit in Betracht zieht, kann man sehen, dass ein primärer Aspekt von Mitgefühl, bei dessen Entwicklung wir Klienten helfen, *emotionaler Mut* ist – die Bereitschaft, auf sehr schwierige Gefühle zuzugehen und mit ihnen in Berührung zu kommen. Ziel dabei ist es, dass die Klienten lernen, sich selbst zu helfen, mit diesen Erfahrungen zu arbeiten.

Die zweite Komponente von Mitgefühl ist die freundliche Motivation zu helfen, Leid zu lindern und Leid vorzubeugen. Obwohl es ganz natürlich zu sein scheint, dass man es lindern möchte, wenn man mit Leid konfrontiert ist, ist das nicht immer der Fall, besonders bei Klienten mit einer ausgeprägten Geschichte von Scham und Selbstentwertung. Wenn solche Klienten ihre Probleme und ihren Schmerz wahrnehmen, kann es sein, dass ihre Beobachtungen nicht der erste Schritt in Richtung Helfen sind, sondern zu Attacken auf sich selbst führen. Sie interpretieren diese Erfahrungen nämlich häufig als weitere Beweise dafür, dass mit ihnen *etwas nicht stimmt* – dass sie in Wirklichkeit schlecht, mangelhaft und unwert sind. Bei anderen Klienten kann es passieren, dass sie mit solchen Erfahrungen verschmelzen, das heißt, dass sie sich so sehr in Grübeln und einem Kreisen in Gedanken und Emotionen, die von Gefahr und Bedrohung beeinflusst sind, verlieren, dass sie sich von dieser Erfahrung nicht lösen und nicht überlegen können, was sie *tun* könnten, um ihrem Schmerz abzuhelfen.

Wir sehen hier wieder, wie wichtig es ist, Klienten zu helfen, sich gegenüber ihren Erfahrungen auf eine Weise zu verhalten, die sie nicht beschämt, und achtsam wahrzunehmen, wenn Reaktionen auf Gefahr oder Bedrohung sie mitzureißen drohen, sowie mit Gefühlen von Sicherheit Kontakt zu suchen. Wenn dies geschieht, wird der Weg dahin gebahnt, dass mitfühlende Überlegungen in den Vordergrund kommen können. Gedanken, die das Grübeln beherrschen, wie zum Beispiel *Ich kann das nicht aushalten*, können dann mitfühlenden Fragen weichen, wie zum Beispiel: *Was würde mir helfen, wenn ich mit dieser schwierigen Erfahrung arbeite?* Wenn man Klienten helfen will, diese hilfreiche Motivation aufrechtzuerhalten, auf Leid zuzugehen und mit ihm zu arbeiten, muss man ihnen auch helfen, das Selbstvertrauen zu entwickeln, dass sie zu einem Handeln fähig sind, das ihnen hilft. Dieses Zutrauen beruht auf einem Repertoire nützlicher Fertigkeiten, mit dem Leid, das zum Leben gehört, zu arbeiten. Wir müssen ihnen Werkzeug, Strategien und Techniken an die Hand geben, die *funktionieren.*

Attribute von Mitgefühl

Da wir eine Arbeitsdefinition von Mitgefühl angeschaut haben, wollen wir jetzt ein wenig länger dabeibleiben, wie Mitgefühl bei der CFT operationalisiert wird. Diese Operationalisierung wird grafisch als *Mitgefühlkreis* veranschaulicht (s. Diagramm 2.1). Mitgefühl wird als eine Reihe von *Attributen* dargestellt, die über das Einüben verschiedener mitfühlender *Fähigkeiten* kultiviert werden. All das spielt sich in einem therapeutischen Kontext ab, der von *Wärme* gekennzeichnet ist.

Zu Mitgefühl gehört bei der CFT die Kultivierung verschiedener Attribute, die eine achtsame Ausrichtung auf und Hinwendung zu Schmerz, Kampf und Leid fördern. Gemeinsam ist diesen Attributen ein Fokus darauf, Klienten zu helfen, mitfühlenden *Mut* zu entwickeln. So können sie sich dem zuwenden, was wirklich schwierig ist, und damit arbeiten. Das sind besonders die schwierigen Emotionen, zu deren Vermeidung sie vielleicht neigen. Diese Attribute wollen wir kurz anschauen.

Sensibilität

Wie oben erwähnt ist Sensibilität ein Kernbestandteil unserer Definition von Mitgefühl. In diesem Zusammenhang bezieht sich Sensibilität darauf, dass man Klienten hilft, dass sie ihr Bewusstsein für die Erfahrung von Schmerz, Leid, Problemen und Schwierigkeiten öffnen. Diese Offenheit kann in krassem Gegensatz zu dem Vermeidungsverhalten stehen, das möglicherweise ihre normalen Bewältigungsstrategien charakterisiert. Sensibilität besteht darin, diese Erfahrungen wahrzunehmen, damit sie sich auf dem inneren Radarschirm zeigen. Wir helfen Klienten zu lernen, ihre Aufmerksamkeit aktiv und bewusst auf die schwierigen Dinge in ihrem Leben zu richten, statt sie zu vermeiden. Dadurch wird es möglich, dass sie sich von ihnen *berühren* lassen.

Wärme   **Wärme**

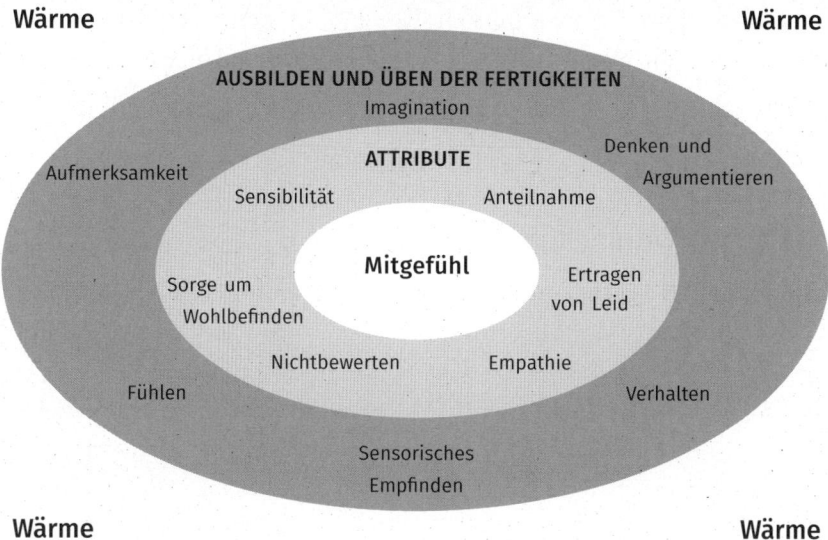

Wärme   **Wärme**

Abb. 2: **Der Kreis des Mitgefühls – Mitgefühlsorientierte Attribute und Fertigkeiten.**
(Aus Gilbert, P. (2011). *Mitgefühl: Wie wir Mitgefühl nutzen können, um Glück und Selbstakzeptanz zu entwickeln und es uns wohl sein zu lassen.* Freiburg i.Br.: Arbor)

Anteilnahme

Diese Sensibilität des Mitgefühls ist kein kaltes Bewusstsein, dass Dinge nicht so sind, wie wir sie lieber hätten. Sie ist voll Wärme und enthält eine gefühlte Verbindung mit dem Wesen, das leidet, unabhängig davon, ob wir selbst dieses Wesen sind oder jemand anders. Zu Anteilnahme gehört, dass man ein wenig Herzschmerz für das Wesen empfindet, das leidet – man ist von dem Leid dieses Wesens *berührt*. Diese Anteilnahme ist wichtig und steht in starkem Gegensatz zu der Selbstentwertung und der Scham, die Klienten oft in die Therapie mitbringen. Zu Anteilnahme gehört, dass die Beziehung zu sich selbst und zu dem anderen weich wird. Wenn Klienten aufhören können, sich selbst zu attackieren, und sich von ihrem eigenen Leid oder von dem Leid anderer berühren lassen, hilft ihnen das, motiviert zu sein, sich diesem Leid zu stellen und mit ihm zu arbeiten, auch wenn sie wissen, dass das nicht leicht sein wird. Mit Mitgefühl *sind wir bewegt und möchten helfen* – was uns zu dem nächsten Attribut führt.

Sorge um Wohlbefinden

Zu Mitgefühl gehört eine aufrichtige Motivation, Leid vorzubeugen oder zu lindern. Mit Mitgefühl akzeptieren wir Leid und lassen uns bereitwillig auf Leid ein, aber wir überlassen uns ihm nicht. Wenn wir Klienten dabei helfen, eine mitfühlende Motivation zu entwickeln, unterstützen wir sie, die Motivation und den Mut zu entwickeln, mit einer bestimmten Absicht auf Leid zuzugehen – d. h., das Leid sowie die auslösenden Ursachen und Umstände zu verstehen, damit sie konstruktiv daran arbeiten können, Leid zu erleichtern oder zu verhindern. Wir versuchen Klienten zu helfen, stärker zu werden und zu lernen, eine fürsorgliche soziale Mentalität anzunehmen (wir werden soziale Mentalitäten weiter unten besprechen). Ihre Aufmerksamkeit, ihr Denken, ihre Motivation und ihr Verhalten sind dann darauf fokussiert, sich und anderen zu helfen, statt von Gefühlen der Gefahr und Bedrohung verzehrt zu werden. Diese Motivation kann dazu führen, dass die Klienten den Mut entwickeln, Schwierigkeiten direkt zu konfrontieren. Die fürsorgliche Motivation ist nicht etwas, was man erst von Grund auf herstellen muss. Wir arbeiten vielmehr daran, die natürlichen Fähigkeiten der Klienten zu Fürsorge und Nähren zu *erwecken*, die sich mit unseren Säugetier-Vorfahren entwickelt haben und die sie befähigen, sich sehr schwierigen Situationen und Gefahren zu stellen, um für das Leben ihrer Jungen zu sorgen.

Ertragen von Leid

Wie wir bei anderen Therapieansätzen, zum Beispiel bei der Dialektischen Verhaltenstherapie (Linehan, 1996) sehen, ist auch für die CFT Toleranz von Leid eine Fähigkeit, die kultiviert werden soll. Um direkt und aktiv mit Leid und den Faktoren, die zu Leid führen, arbeiten zu können, müssen sowohl die Klienten als auch die Therapeuten in der Lage sein, unangenehme Empfindungen zu tolerieren, die damit verbunden sind. Toleranz von Leid bedeutet für die CFT sowohl die Bereitschaft, unangenehme Empfindungen auszuhalten, als auch die Fähigkeit, sich selbst zu beruhigen. Diese Fähigkeit besteht darin, sich selbst helfen zu können, sich sicher zu fühlen und das Leben ein wenig leichter zu machen, wenn Schmerz da ist, der ausgehalten werden muss, wenn man sich Leid zuwendet und mit ihm umgeht.

Nichtbewerten

Wie wir sehen werden, gehört zu der CFT auch, dass man Klienten hilft, achtsames Gewahrsein zu entwickeln. Außer der Sensibilität – dem *Wahrnehmen* –, die oben beschrieben wurde, gehört zu Mitgefühl die Fähigkeit, gegenüber der eigenen Erfahrung eine annehmende, nicht-wertende Haltung einzunehmen. Wenn Klienten Mitgefühl kultivieren, lernen sie, das Bewerten, Etikettieren und Selbstvorwürfe, die schwierige Erfahrungen begleiten können, durch mitfühlendes Gewahrsein zu ersetzen, mit der sie diese Erfahrungen zu verstehen suchen. Dies bringt uns zu dem letzten Attribut von Mitgefühl: Empathie.

Empathie

Während Anteilnahme darin besteht, dass man von Leid berührt ist, gehört zu Empathie, dass man sich bemüht, das Leid so zu verstehen, wie es sich aus der Perspektive des Wesens anfühlt, das leidet. Wir möchten Klienten helfen, die verschiedenen Emotionen aus der Nähe zu betrachten, die in ihnen selbst und in anderen entstehen. *Was fühle ich wirklich? Inwiefern macht es Sinn, dass ich mich so fühle?* Mitgefühl verzichtet darauf zu bewerten und sucht die emotionale Landschaft zu verstehen, durch die es sich bewegt – in der Therapie und im Leben.

Zusammengenommen bilden diese Attribute von Mitgefühl eine wirksame Orientierung hin zu Leid, die sich von Bewusstheit hin zu Handeln entfaltet. Mit Mitgefühl *nehmen wir Leid wahr, sind wir von ihm berührt und möchten helfen.* Um dies tun zu können, müssen wir daran arbeiten, *Stress zu tolerieren und ohne zu werten und empathisch die Ursachen und Bedingungen zu verstehen, die zu dem Leid und dem Problem beitragen.* Ausgerüstet mit dieser Motivation und diesem Verstehen, sind Klienten und Therapeuten gut gerüstet, eine Vielfalt wirksamer Techniken zu nutzen, um sich psychischem Leid zuzuwenden. Daher kann die CFT potenziell ein nützliches Hilfsmittel auch für die sein, deren therapeutische Arbeit vor allem in anderen Methoden wurzelt.

Das Training mitfühlenden Denkens

Indem sie Klienten hilft, die oben beschriebenen Attribute des Mitgefühls zu kultivieren, geht es bei der CFT darum, sie bei der Entwicklung einer Reihe mitfühlender Fertigkeiten zu begleiten. Schauen wir uns die Bereiche des Trainings von Fertigkeiten an, die wir anpeilen, wenn wir Klienten helfen, die oben beschriebenen Attribute von Mitgefühl zu kultivieren.

Mitfühlendes Denken und Argumentieren

Die Arbeit an mitfühlendem Denken ist bei der CFT eine zweifache. Zum einen besteht sie darin, dass man Klienten hilft, ihren Gedanken gegenüber achtsam zu sein, das heißt, sie ohne zu werten als mentale Aktivität wahrzunehmen und zu akzeptieren und sie weder festhalten noch wegdrängen zu wollen. Zum anderen besteht diese Arbeit darin, dass man bewusst mitfühlende Formen zu denken, zu argumentieren und zu verstehen kultiviert. Das ist ein Denken, das bestätigend, beruhigend, ermutigend und geschickt darauf fokussiert ist, mit Leid zu arbeiten. Bei der CFT sind mitfühlende Formen des Denkens durch *Hilfsbereitschaft* definiert. Diese Denkweisen werden in mehreren Bereichen des stufenweisen Ansatzes in dargestellt, dem wir in diesem Buch folgen. Als erstes helfen wir Klienten, ein mitfühlendes Verständnis ihres Denkens, ihrer Emotionen und ihrer Geschichte zu entwickeln, das heißt, wie sie so geworden sind, wie sie sind. Etwas später geht es darum, Klienten zu helfen, speziell mitfühlende Denkweisen zu entwickeln.

Fokussieren der Aufmerksamkeit und der Sinne

Ein primäres Ziel der CFT besteht darin, Klienten zu helfen, bewusst und behutsam mit ihrer Aufmerksamkeit zu arbeiten. Als erstes unterstützen wir sie, durch die Kultivierung von Achtsamkeit, die in Kapitel 7 vorgestellt wird, ein mitfühlendes Gewahrsein zu entwickeln. Achtsamkeit nimmt bei der CFT eine zentrale Rolle ein, und zwar dadurch, dass beim Klienten das Bewusstsein dafür gesteigert wird, wie sich Gedanken und Emotionen einstellen und sich in ihrem Geist auswirken. Ferner ist sie insofern zentral, als den Klienten Bewusstheit hilft, sich diesen mentalen Aktivitäten gegenüber auf eine akzeptierende, nichtwertende Weise zu verhalten und mit ihnen zu arbeiten.

CFT-Therapeuten verwenden auch spezifische Übungen mit Fokus auf sinnlicher Wahrnehmung, wenn sie Klienten zeigen und mit ihnen üben, wie sie ihre Aufmerksamkeit auf eine Weise ausrichten können, die ihnen hilft, die Trägheit der Bedrohungsgefühle abzuschwächen, den Körper zu beruhigen und mitfühlenden inneren Zuständen den Weg zu bereiten. Eine der bekanntesten Übungen ist der besänftigende Atemrhythmus, der in Kapitel 4 vorgestellt wird.

Imaginationsübungen

Die CFT arbeitet ausgiebig mit Imaginationsübungen, sowohl wenn sie Klienten hilft, mit schwierigen affektiven Zuständen zu arbeiten, als auch wenn es darum geht, Mitgefühl in ihrem Leben zu entwickeln und anzuwenden. Ein gutes Beispiel für Letzteres ist die Übung des mitfühlenden Selbst, die in Kapitel 9 eingeführt wird. Diese Praxis ist eine Form von Method Acting auf der Grundlage von Imaginationen. Deren Ziel ist es, eine mitfühlende anpassungsfähige Version des Selbst zu kultivieren, die einen strukturierten Rahmen für die Entwicklung eines Repertoires mitfühlender Stärken darstellt. Wir nutzen auch Imaginationsübungen, mit denen Klienten lernen können, sich selbst zu beruhigen und Gefühle von Sicherheit in sich hervorzurufen.

Gefühl und Emotion

Ein Faktor, der die CFT vielleicht von anderen kognitiven verhaltenstherapeutischen Ansätze unterscheidet, ist die große Bedeutung, die wir der Arbeit mit dem Affekt beimessen. Wie andere Therapieformen verwendet die CFT viel therapeutische Anstrengung darauf, den Klienten zu helfen, mit schwierigen Emotionen umzugehen. Dennoch gehört zur CFT auch ein sehr bewusster Fokus auf der gezielten *Kultivierung* mitfühlender Gefühle – Wärme, Freundlichkeit, Mut, Zugehörigkeit (zu sich selbst und zu anderen) und Sicherheit. Beide Seiten dieser Arbeit überschneiden sich mit vielen Stufen der Therapie, die oben erwähnt wurden – die therapeutische *Beziehung* als Basis für die Entwicklung eines Gefühls von Sicherheit in Beziehung, mitfühlendes *Verstehen* und achtsames Gewahrsein der Affekte und wie sie in Erscheinung treten. Eine weitere Stufe ist die Kultivierung *mitfühlender Fertigkeiten* zur emotionalen Beruhigung und für den Umgang mit schwierigen Emotionen und Erfahrungen mittels Stuhlarbeit mit den Stühlen, mit Imaginations- und mit Expositionsübungen.

Verhalten

Die zweite Komponente von Mitgefühl – die Motivation zu helfen, Leid anzugehen und vorzubeugen – ist unvollständig ohne *mitfühlendes Handeln*. Bei der CFT gibt es einen starken Akzent darauf, Klienten zu helfen, ein Repertoire mitfühlender Verhaltensweisen zu entwickeln. Bei der Arbeit am Verhalten im Rahmen der CFT geht es sowohl darum, Klienten zu helfen, Quellen von Leid zu verstehen und kundig mit ihnen zu umzugehen, als auch darum, ein Leben zu gestalten, das von Sinn getragen, erfüllt und reich an guten Beziehungen ist. Bei dieser Arbeit greifen CFT-Therapeuten auf verhaltenstherapeutische Lerntheorien zurück, um die biographischen Wurzeln und Lebensumstände zu verstehen, die die Schwierigkeiten der Klienten aufrechterhalten. Damit soll ihnen geholfen werden, mitfühlend mit diesen Problemen umzugehen, denn als *gelernte Reaktionen* und Bewältigungsstrategien wurden sie von sozialen Kräften geformt, die die Klienten nicht wählen oder kontrollieren konnten. Außerdem nutzen CFT-Therapeuten eine breite Palette empirisch gestützter Verhaltensinterventionen, darunter Verhaltensaktivierung, Expositionsarbeit und Training sozialer Fähigkeiten – je nach den Bedürfnissen des Klienten.

Bei der CFT werden alle diese Strategien in einem strukturierenden Rahmen von mitfühlender Motivation und mitfühlendem Verstehen formuliert. Die Vorstellung ist, dass wir den Techniken *Wärme* verleihen mit dem Ziel, ihre bedrohlichen Aspekte zu mildern und die Klienten vielleicht noch mehr zu motivieren, sie anzuwenden. Wir möchten, dass die Klienten diese Verhaltensweisen und Strategien nicht als etwas erleben, *was sie tun müssen (und was sie in Wirklichkeit eher nicht tun möchten)*, sondern als Bemühungen aus Mitgefühl, für sich zu sorgen und im Interesse eines guten Lebens Stärken und Kompetenzen zu entwickeln.

ZUSAMMENFASSUNG

In diesem Kapitel haben wir eine Arbeitsdefinition von Mitgefühl eingeführt und angeschaut, wie die CFT Mitgefühl in Form von Attributen,
die wir Klienten kultivieren helfen, und von bestimmten Fertigkeiten
operationalisiert, an deren Entwicklung wir in der Therapie arbeiten.
Wie wir in der Einleitung gesehen haben, folgt *CFT leicht gemacht* einem
Ansatz, der durch Stufen der Behandlung definiert ist: die therapeutische
Beziehung, die Entwicklung mitfühlenden Verstehens, die Kultivierung
achtsamen Gewahrseins und die spezifische Entwicklung und Anwendung von Mitgefühl. Mit jeder dieser Stufen sollen die Grundlagen dafür
geschaffen werden, dass Klienten in ihrem Leben Mitgefühl zur Wirkung
bringen können: eine therapeutische Umgebung, die durch das Gefühl
von *Sicherheit in der Beziehung* definiert ist; das *Verständnis* der nicht
von ihnen gewählten biologischen und sozialen Kräfte, die ihre Erfahrung auf eine Weise geformt haben, für die sie nicht verantwortlich sind;
ein annehmendes, nicht-wertendes Gewahrsein ihrer Erfahrungen; und
bewusste Arbeit daran, ein Repertoire mitfühlender Stärken zu entwik-
keln. Im nächsten Kapitel werden wir die erste dieser Stufen anschauen:
die therapeutische Beziehung bei der CFT.

Mitfühlende Beziehung:

Die Rollen des Therapeuten in der CFT

Es gilt als gesicherte Erkenntnis, dass einer der wichtigsten Faktoren zur Einschätzung des Erfolgs einer Therapie die Beziehung zwischen dem Therapeuten und dem Klienten ist (Martin, Garske & Davis, 2000). Der therapeutische Prozess ist für viele Klienten mit Angst verbunden und schwierig, da sie die Teile ihres Lebens konfrontieren, untersuchen und angehen, die am problematischsten sind und die sie am wenigsten an sich mögen. Eine gute therapeutische Beziehung kann Klienten helfen, den Mut aufzubringen, schwierige Emotionen und traumatische Erinnerungen anzuschauen und mit ihnen zu arbeiten. Sie kann ihnen helfen, die Selbstakzeptanz und die Zuversicht aufzubringen, die sie brauchen, um sich selbst zu konfrontieren, wenn ihre Verhaltensweisen nicht zu ihrem idealen Selbstbild passen. Und sie kann für sie ein gutes Modell sein, wie sie gute Beziehungen (mit anderen Menschen) haben und aufrechterhalten können, auch wenn die Wellen einmal hoch gehen (Kohlenberg & Tsai, 1991; Tsai et al., 2009; Holman, Kanter, Kohlenberg & Tsai, 2016).

Viele Klienten werden noch nie so eine vertrauensvolle, sichere Beziehung mit jemandem gehabt haben, und sie haben vielleicht auch gelernt, sich in Beziehungen unsicher zu fühlen. Außerdem gibt es bei der CFT eine Reihe therapeutischer Aufgaben, die verlangen, dass der Therapeut im Kontext der therapeutischen Beziehung eine Anzahl verschiedener, aber verwandter Rollen dient. In diesem Kapitel werden wir die verschiedenen Rollen des CFT-Therapeuten untersuchen und wie er sie erfüllen kann.

Verschiedene Rollen für verschiedene Aufgaben

In einem typischen Therapieverlauf versucht der CFT-Therapeut eine Reihe von Prozessen zu fördern. Der Gesamtprozess der CFT ist eine geführte Entdeckung, bei der Klienten etwas darüber erfahren, wie und warum ihre Emotionen so funktionieren und sich auswirken, wie sie es tun. Sie lernen, wie sie sich diesen Erfahrungen gegenüber verhalten und wie sie mit ihnen mitfühlend umgehen können. Im Kontext einer sicheren therapeutischen Beziehung werden Mitgefühl und Achtsamkeit sowohl vermittelt als auch vorgelebt. Mitgefühl wie Achtsamkeit machen es möglich, dass die Klienten Emotionen und Lebenssituationen, die ihnen Angst machen, erforschen und an ihnen arbeiten. In diesem Sinn sind Prozess und Inhalt der CFT konsistent und können einander vertiefen und bestärken. Bei der CFT fungieren Therapeuten als Lehrer des evolutionären Modells, als Begleiter eines Prozesses angeleiteter Entdeckung, als sichere Basis für Selbsterforschung und als Modelle für ein mitfühlendes Selbst. Schauen wir uns diese Rollen näher an.

Lehrer des CFT-Modells

Wenn Klienten den Prozess der CFT durchmachen, lernen sie eine Menge. Etwas, was den Ansatz der CFT von anderen therapeutischen Ansätzen unterscheidet, ist seine Verwurzelung im evolutionären Modell. Wie wir in den Kapiteln 4 und 5 sehen werden, besteht ein anfängliches Ziel der Therapie darin, dass man Klienten hilft, ihre Grundmotive und -emotionen im Kontext der Evolution zu verstehen. Wenn Klienten ihre verwirrenden Emotionen und Motive vor dem Hintergrund der Evolution betrachten, können sie sie viel besser verstehen. Statt sie als persönliche Schwächen zu sehen, können sie sehen, dass diese Emotionen für unsere Vorfahren einen großen Arterhaltungswert hatten, weil sie ihnen ermöglichten, ihre Gene an uns weiterzugeben. Die Klienten lernen etwas über die evolutionären Funktionen, denen verschiedene Emotionen dienen, und auch darüber, wie sich diese Emotionen auf unsere Aufmerksamkeit, unser Denken und Argumentieren, auf die bildliche Vorstellungskraft, auf körperliche Erfahrung, auf die Motivation und auf das Verhalten auswirken. Die Klienten erfahren auch etwas über die komplizierte Weise, wie Emotionen und Motivationen unseres „alten Gehirns" mit den Funktionen des „neuen Gehirns" wie bildliche Vorstellungskraft, symbolisches Denken und Grübeln interagieren können. Ferner lernen sie, wie diese Dynamik von den sozialen Kräften in unserem Leben geformt wird. Diese Erkenntnisse bilden bei der CFT die Voraussetzungen für Mitgefühl mit sich selbst und mit anderen, wenn den Klienten immer mehr bewusst wird, dass viele Faktoren, die unsere innere Erfahrung und Entwicklung stark prägen, nicht von unserer Entscheidung oder von unserer Gestaltung abhängen (Gilbert, 2011; 2013; 2014).

Wenn wir den Klienten helfen, sich selbst und ihr Denken besser zu verstehen, berühren wir auch andere Aspekte. Dazu kann gehören, dass wir die Lerngeschichte des Klienten, seine Bindungsgeschichte und andere Faktoren und Erfahrungen untersuchen, die bei der sozialen Formung des Selbst mitwirken können. Auf jeder Stufe wird voraussichtlich etwas theoretisches Wissen zu vermitteln sein, da wir darauf hinarbeiten, dass die

Klienten mehr Einsicht in die Ursachen und Bedingungen bekommen, die dazu beigetragen haben, wer sie sind und wie ihr Denken funktioniert. Wir vermitteln Klienten auch Wissen über Mitgefühl – was es ist, was es nicht ist und wie man es anwenden kann, wenn man mit schwierigen Emotionen und Lebenssituationen arbeitet.

Besonders zu Beginn kann man das Gefühl haben, dass die CFT im Vergleich mit anderen Therapiemodellen viel Gewicht auf den Inhalt legt, wenn der CFT-Therapeut als Lehrer fungiert, der Klienten hilft, die oben beschriebenen Einsichten zu gewinnen. Wie Sie sich vielleicht vorstellen können, kann diese Vermittlung von Wissen, wenn sie nicht geschickt durchgeführt wird, auf die Klienten ziemlich entwertend wirken. Stellen Sie sich vor, dass jemand zaghaft den mutigen Schritt unternimmt, eine Therapie zu beginnen, weil er schließlich bereit ist, einem Therapeuten die schwierigsten Aspekte seines Lebens mitzuteilen, und dann einen Vortrag über die Evolution zu hören bekommt. Es ist also wichtig, dass man Wege der Wissensvermittlung findet, mit denen man Klienten nicht nur hilft, etwas über ihr Denken zu erfahren, sondern auch ihre Erfahrung anerkennt und Mitgefühl vermittelt und hilft, die therapeutische Beziehung zu etablieren und zu stärken. Schauen wir uns ein paar Möglichkeiten an, wie man dies machen kann.

Das Modell und die gelebte Erfahrung des Klienten

Wie man bei anderen Modellen wie zum Beispiel der Funktional Analytischen Psychotherapie (FAP) sieht, ist vielleicht die beste Weise, das CFT-Modell zu lehren, ein interaktiver Prozess, bei dem man Klienten hilft, eine Beziehung zum Erleben ihrer Emotionen, Motivationen und ihrer sozialen Geschichte zu bekommen (Kohlenberg & Tsai, 1991; Tsai et al., 2009; Holman et al., 2016). Dazu kann gehören, dass man das durchführt, was man eine evolutionäre funktionale Analyse (Gilbert, 2014) nennt. Damit hilft man Klienten, die evolutionären Ursprünge ihrer Emotionen in Bezug darauf zu betrachten, wie diese Emotionen in ihrem gegenwärtigen Leben in Erscheinung treten. Die Vermittlung von Wissen über das evolutionäre Modell kann so in die fundamentalsten Elemente der Therapie miteingehen, wie zum Beispiel in eine sorgfältige, gründliche Beschreibung des Problems des Klienten. Wir werden dies später ausführlicher besprechen, daher hier jetzt nur ein Beispiel: Die Klienten werden angeleitet anzuschauen, wie die Dynamik der Emotionen, mit denen sie Probleme haben (wie zum Beispiel Angst oder Wut) *Sinn macht*, wenn man sie im Kontext der Evolution betrachtet. Zum Beispiel engen Emotionen, die von Bedrohung oder Gefahr ausgelöst werden, Aufmerksamkeit und schlussfolgerndes Denken auf die Quelle einer wahrgenommenen Gefahr ein. Diese Verengung kann frustrierend sein, wenn die Gefahr oder Quelle der Bedrohung eine soziale Interaktion ist, die Tage zurückliegt, und man unaufhörlich über sie grübeln muss. Nun kann man aber sehen, worin bei dieser Verengung der Nutzen für das Überleben unserer Vorfahren bestand, die mit physischen Gefahren konfrontiert waren, auf die sie sofort reagieren mussten, wenn sie überleben sollten, um ihre Gene weiterzugeben.

Dieser Prozess kann sehr großen Einfluss haben. Im Einklang mit der Forschung zur Glaubwürdigkeit von Therapeuten, habe ich die Erfahrung gemacht, dass meine Glaubwürdigkeit als Therapeut schnell ansteigt, was meinen therapeutischen Einfluss steigert (Hoyt, 1996), wenn die von mir an die Klienten vermittelten Informationen deutlich ihre Erfahrung spiegeln, wie Emotionen in ihrem eigenen Denken in Erscheinung treten (und ihr Verständnis der Gründe vertiefen, warum sie das tun). Es ist viel wahrscheinlicher, dass Klienten emotional schwierige Wege mit uns gehen, wenn das, was wir sagen, mit ihrer gelebten Erfahrung übereinstimmt.

Wenn es darum geht, Wissen über Mitgefühl zu vermitteln, können wir, auch wenn zur CFT zahlreiche Praktiken wie die Imaginationsübungen und der Perspektivenwechsel gehören, in der Therapie ebenso die Arbeit mit dem Affekt im gegenwärtigen Moment verwenden. Wenn wir genau darauf achten, können wir manchmal beobachten, wie die Klienten *in der Gegenwart* von Leid berührt sind, das sie selbst oder andere *in der Vergangenheit* erlebt haben. Wenn wir uns entscheiden, eine mitfühlende Sichtweise einzunehmen, können wir diese Emotionen – Traurigkeit, Kummer und auch Wut – als gute Beispiele für den ersten Bestandteil von Mitgefühl sehen, der darin besteht, dass man von Leid berührt ist, und die Klienten darauf aufmerksam machen.

THERAPEUT: Sie wurden emotional, als Sie beschrieben, was für eine schwere Jugend Sie gehabt haben – wie schrecklich es war, als Sie in der Schule gemobbt wurden und zuhause die Wutanfälle Ihres Vaters aushalten mussten.

JOSH: Ja. Es war schlimm. Ich wollte einfach ein Kind sein. Ich wollte einfach spielen und nicht immer Angst haben. Keine Angst haben müssen, wer mich wieder zusammenschlagen wird. *(Macht ein nachdenkliches Gesicht und schüttelt langsam den Kopf.)*

THERAPEUT: Es ist berührend, wenn ich mir vorstelle, wie Sie in ihrer Kindheit waren … den kleinen Jungen, der nur spielen wollte, Freunde haben und sicher sein. Es ist herzzerreißend zu sehen, wie schrecklich das für ihn war – wie schrecklich es für diese jüngere Version von Ihnen war.

JOSH: *(wird still)* So habe ich noch nie daran gedacht. Ich glaube, es war schrecklich. Kein Kind sollte das durchmachen müssen. *(Schüttelt den Kopf, den Tränen nah.)*

THERAPEUT: Ich glaube, ich frage mich, ob es da eine ganze Menge Schmerz und Traurigkeit hinter dieser Wut geben könnte, gegen die Sie angekämpft haben. Traurigkeit über das, was diese jüngere Version von Ihnen durchgemacht hat.

JOSH: Ich glaube, es ist traurig. Warum konnte ich keinen Vater haben, der für mich sorgt, und Freunde, die mit mir spielen, statt solche Tyrannen, die mich zusammenschlagen? Jedes Kind sollte es besser haben als das.

THERAPEUT: Hören Sie das, Josh? Was Sie gerade gesagt haben? *Das* ist Mitgefühl. Genau das ist es. Es öffnet unser Herz für das Leid dieses kleinen Jungen – für *Ihr* Leid –, und wir wünschen, wir könnten etwas tun, um ihm zu helfen. Diese Wut, dieser Schmerz und diese Traurigkeit, die Sie fühlen – wie viel davon wurzelt in dem Wissen, wie schwer es für diesen Jungen einfach war, und darin, dass Sie nie wieder so verletzlich sein wollen?

JOSH: Eine Menge.

THERAPEUT: Wie wäre es also, wenn Sie diesen Schmerz und diesen Kummer – vielleicht sogar die Wut – als eine mitfühlende Empfindsamkeit für diesen Schmerz erleben könnten, den Sie durchgemacht haben? Wie wäre es, wenn Sie sie als Anstoß nutzen könnten, sich wirklich dafür zu entscheiden sich zu helfen, mit diesem Leid zu arbeiten, anstatt sich selbst dafür zu attackieren, dass Sie diese Gefühle haben – sich selbst zu helfen, sich sicher zu fühlen, und daran zu arbeiten, der Mann zu werden, der Sie sein wollen?

JOSH: *(überlegt und nickt)* Das klingt gut.

Wenn man Klienten hilft, den Zusammenhang zwischen ihren gegenwärtigen emotionalen Problemen und ihrem früher erlebten Leid zu sehen, kann das ihr Verständnis vertiefen, was Mitgefühl ist. Es kann ihnen helfen, ihre Emotionen zu entpathologisieren – ihre Scham oder ihre negativen Emotionen mildern, die sie in Beziehung zu diesen Gefühlen haben können. Klienten können dahin gelangen, bisher vermiedene Emotionen als Reaktionen zu verstehen, die nicht nur natürlich, sondern auch potenziell nützliche Anstöße für den zweiten Teil von Mitgefühl sind – für hilfreiche Schlussfolgerungen und für Handeln.

Zusätzliches Material zur Verfügung stellen

Eine Möglichkeit, wie man die zu vermittelnde Wissensmenge aufteilen kann, besteht darin, dass man dem Klienten Material an die Hand gibt, das er außerhalb der Sitzung lesen, hören oder anschauen kann. Beispiele für Handouts für Patienten, Audio-Übungsanleitungen und andere Hilfsmittel für Therapeuten kann man auf der Website des New Harbinger Verlages für dieses Buch (des englischen Originals: *CFT made simple*, der Übersetzer) finden: http://www.newharbinger.com/33094. Auf der Website der internationalen *Compassionate Mind Foundation* (http://www.compassionatemind.co.uk) gibt es Hinweise, wie man in den E-Mail-Verteiler der Foundation aufgenommen werden kann, über den zahlreiche CFT-Therapeuten gern ihr Material zugänglich machen, das sie entwickelt haben. Viele CFT-Therapeuten fangen an, Material zu verwenden, das andere entwickelt haben, und passen es dann an die Bedürfnisse ihrer Klienten an. Ich empfehle Ihnen zu überlegen, es genauso zu machen und dann das, was Sie entwickelt haben, über den CFT-E-Mail-Verteiler zugänglich zu machen. So tragen Sie zu dem wachsenden Vorrat an Hilfsmitteln bei, die wir haben, um Klienten zu helfen. Schließlich passen die Selbsthilfe-Bücher der *Compassionate-Mind*-Reihe das CFT-Modell an die spezifischen Probleme der Klienten wie Angst, soziales Selbstvertrauen, Trauma, Wut und Essstörungen an und können leicht neben der Einzeltherapie genutzt werden. Solche Hilfsmittel können Klienten helfen, ihr Verständnis des Modells zwischen den Sitzungen zu vertiefen.

Letztlich dürfen wir nicht vergessen, dass die „Wissensvermittlung" in der Therapie über einen Prozess geleiteten Entdeckens erfolgt. Das ist ein schöner Übergang zu der nächsten Rolle, die der CFT-Therapeut hat – die eines Vermittlers.

Der Therapeut als Vermittler und die geführte Entdeckung

Der Gesamtprozess der CFT ist einer eines geleiteten Entdeckens, bei dem Klienten lernen, sich zu sich selbst, zu ihren inneren Erfahrungen und zu anderen Menschen aus einer mitfühlenden Perspektive zu verhalten. Wie wir in Kapitel 2 gesehen haben, ist die Entwicklung von Mitgefühl ein facettenreicher Prozess. Der Therapeut fungiert als der Vermittler dieses Prozesses. Er arbeitet daran, Gelegenheiten für Lernen durch Erfahrung zu schaffen, das Klienten hilft, Fähigkeiten wie mitfühlendes Verstehen und schlussfolgerndes Denken, Empathie, Mentalisierung, Toleranz von Leid und Weisheit zu entwickeln (Gilbert 2011; 2013). In dieser Rolle als Vermittler handelt der Therapeut aus einer Perspektive sowohl von Weisheit als auch aus Wissbegierde. Er hat ein Verständnis für den Gesamtprozess, der ermöglicht wird, aber arbeitet zusammen mit seinen Klienten daran, die spezifische Dynamik zu entdecken, die in ihrem Leben in Erscheinung tritt. Diese Rolle wird in den folgenden Formen verbaler Interaktionen und Interventionen, die in der Therapie verwendet werden, hervorgehoben.

Sokratischer Dialog

Wie auch eine Reihe anderer therapeutischer Ansätze verwendet die CFT ausgiebig den Sokratischen Dialog, um Klienten zu helfen, ihre Erfahrungen zu untersuchen. Zu dieser Form der Interaktion gehören Fragen und spiegelnde Aussagen, durch die Klienten angeregt werden, Gefühle, Motive und Verhaltensweisenvon sich selbst und anderen sowie die Ursachen und Bedingungen, die zu diesen Erfahrungen führen und sie aufrechterhalten, aus der Nähe anzuschauen. Es gibt unzählige Anwendungsmöglichkeiten für den Sokratischen Dialog. Man kann ihn verwenden, um bei Klienten das Gewahrsein ihrer eigenen Gedanken und Emotionen zu steigern, um das evolutionäre Modell zu vermitteln, um

Mentalisierung anzuleiten, um die Funktionen von Verhalten zu analysieren und um Wechsel zu einer mitfühlenden Sichtweise anzuregen – wie wir in dem Fallbeispiel mit Jenny in Kapitel 1 gesehen haben. Hier ein paar bekannte Beispiele für Interventionen mit dem Sokratischen Dialog, die ich auch in meiner eigenen Praxis von CFT häufig verwende:

- Wie verstehen Sie vor dem Hintergrund dessen, was wir über Ihre Geschichte wissen, dass Sie so fühlen/so denken/so handeln?

- *(Nach der Wahrnehmung nonverbalen Verhaltens, das auf eine emotionale Veränderung hinweist)*: Was ist da eben passiert? Welche Gefühle sind da gerade bei Ihnen aufgetaucht?

- Wenn Sie ... *(benennen Sie das Verhalten, das der Klient vermieden hat)* tun würden – was wäre daran gefährlich? Wovor hätten Sie Angst, was passieren könnte, wenn Sie das täten?

- Was könnte Ihnen helfen, sich sicher zu fühlen, wenn Sie daraufhin arbeiten, sich diesem Problem bei Ihrer Arbeit zu stellen?

- Angenommen jemand, der Ihnen wirklich nahe steht und dem Sie helfen wollten, würde mit ... *(benennen Sie eine Situation, die der ähnelt, mit der der Klient konfrontiert ist)* Probleme haben – welche Einsicht oder welches Verständnis würde Ihre freundliche, weise, zuversichtliche Version diesem Menschen wünschen? Wie könnten Sie diesen Menschen beruhigen oder ermutigen?

Ziel und Wirkung des Sokratischen Dialoges ist es, den Klienten anzuregen, seine Erfahrung (und die Erfahrung anderer) auf eine aktive Weise zu erforschen, sodass er selbst Erkenntnisse gewinnen und Schlussfolgerungen ziehen kann, statt von dem Therapeuten Interpretationen geliefert zu bekommen.

Erfahrungsbasierte Übungen

Ein großer Teil der zweiten Hälfte des Buches ist der Darstellung von Techniken gewidmet, die von CFT-Therapeuten verwendet werden. Bei vielen von ihnen geht es darum, Gelegenheiten für das Lernen durch Erfahrung und für die Entwicklung mitfühlender Fähigkeiten zu schaffen. Solche Strategien sind zum Beispiel Achtsamkeitsübungen, geführte Imaginationen, Übungen mit Perspektivenwechsel, Stuhlarbeit sowie Gedanken- und Verhaltensexperimente. Wir werden diese im Folgenden ausführlich untersuchen, aber die Rolle des Therapeuten als Vermittler ist bei allen Techniken gleich: Er schafft die Voraussetzungen der Übung, indem er eine vorbereitende Einführung anbietet, er begleitet den Klienten bei der Erfahrung, er begleitet ihn beim Identifizieren und Bearbeiten von Hindernissen, die auftauchen können, und er gibt dem Klienten Anregungen, wenn dieser seine Erfahrungen anschaut, die er in der Übung gemacht hat.

Was zum Beispiel das Achtsamkeitstraining betrifft, beginnt der Therapeut damit, dass er dem Klienten eine grundlegende Einführung in die Übung sowie spezifische Hinweise gibt, die dazu bestimmt sind, üblicherweise auftretende Hindernisse zu vermeiden (wir werden diese in Kapitel 7 behandeln). Er führt den Klienten dann durch die Achtsamkeitsübung, wobei er dabei anfangs eine ausführlichere Beschreibung und Anregungen anbietet, die er dann in den Hintergrund treten lässt, wenn der Klient mit der Praxis vertrauter wird. Nach der Übung besprechen Therapeut und Klient die Erfahrungen, die der Klient bei der Übung gemacht hat – was beobachtet und gelernt wurde – sowie alle Hindernisse, die möglicherweise während der Übung aufgetaucht sind.

Zwischenmenschliche Dynamik

Wie bei anderen therapeutischen Modellen ist es auch für CFT-Therapeuten nicht ungewöhnlich, den Fokus des Gesprächs auf Interaktionsmuster zu richten, die in der therapeutischen Beziehung sichtbar werden.

Häufig zeigen Klienten in der Therapie Beziehungsmuster, die ihre Beziehungen draußen in der Welt spiegeln (Teyber & McClure, 2011). Statt auf Widerstand, Kapitulation oder Passivität des Klienten zu *reagieren*, möchten wir anschauen, *was sein Verhalten bedeutet*. Wenn man das Gespräch auf das lenkt, was in der Therapie *zwischen uns passiert*, kann das diese Dynamik bewusst machen und die Voraussetzung für Überlegungen schaffen, wie man mit problematischen Beziehungsmustern, derer sich der Klient bisher vielleicht gar nicht bewusst war, am besten arbeiten kann. Dies kann in Form einer Zusammenarbeit und ohne den Klienten zu beschämen geschehen: „Mir fällt auf, dass wir anscheinend in ein Muster geraten, wo ich eine Menge Vorschläge mache, die für Sie nicht hilfreich zu sein scheinen. Ich habe das Gefühl, dass ich oft ‚abgeblockt' werde. Könnten Sie mir etwas über Ihre Erfahrung sagen, damit wir herausfinden können, wie wir am besten weitermachen?" oder „Ich nehme _____ wahr, das in unserer Beziehung geschieht. Sind Ihnen Muster wie dieses hier schon in anderen Beziehungen aufgefallen?"

Gemeinsame Arbeit an Hindernissen

Sie werden bemerkt haben, dass in dem oben erwähnten Beispiel, bei dem es um Achtsamkeit ging, potenziellen Hindernissen sowohl bei der Vorbereitung für die Übung als auch bei der Besprechung danach viel Aufmerksamkeit gewidmet war. Dies ist wichtig, da in der Therapie häufig Hindernisse und Blockaden auftreten – so häufig, dass ganze Bücher geschrieben wurden, um Therapeuten zu helfen, sie durchzuarbeiten (z. B. Leahy, 2006; Harris, 2014). Deshalb müssen wir darauf vorbereitet sein, mit ihnen zu arbeiten. Manchmal bestehen Hindernisse vonseiten des Klienten in einem ungenauen Verständnis oder in falschen Vorstellungen von dem, was getan werden soll. Manchmal ist es eine Blockierung der Motivation. In anderen Fällen gibt es praktische Faktoren im Leben des Klienten, die hinderlich sind (wie die Neigung, das Üben zu vergessen). Man kann nie vollkommen vorhersehen, wie jemand eine bestimmte Übung erleben wird, aber man kann sicher sein, dass es häufig weit von dem abweicht, was man sich erhofft, wenn man eine Übung oder Hausaufgabe vorstellt.

Bei der CFT möchten wir immer, dass die therapeutische Beziehung ein gemeinschaftliches Zusammenwirken darstellt, bei dem Klient und Therapeut *zusammenarbeiten*, um Möglichkeiten zu finden, die Probleme im Leben des Klienten anzugehen und mitfühlendes Wachstum zu fördern. Dies gilt besonders, wenn es darum geht, an Hindernissen zu arbeiten. Wenn in der Therapie Probleme auftauchen, kann es leicht sein, dass man in Rollen gerät, bei denen sich Therapeut und Klient ein bisschen bedroht fühlen und sich dann beide verhärten – der Therapeut auf der einen Seite versucht, den Klienten dazu zu bringen, etwas zu tun, und der Klient auf der anderen Seite ist im Widerstand. Wenn man zulässt, dass sich diese Dynamik entfaltet, kann sie leicht zu Brüchen in der therapeutischen Beziehung führen.

Bei der CFT betrachten wir die Dinge aus der Sicht von Systemen zur Regulierung von Emotionen, die in der Evolution entstanden sind, und berücksichtigen auch soziale Mentalitäten – in der Evolution entstandene motivationale Orientierungen, die die Interaktionen mit anderen Menschen regulieren (Gilbert, 2014; 2013). Wenn ein Klient – in der Sprache der CFT – unter dem Einfluss des Systems zur Bewältigung von Gefahr und Bedrohung handelt (sich in Beziehung zum Therapeuten oder zur Therapie bedroht, ängstlich oder wütend fühlt) und dem Therapeuten gegenüber über eine defensive soziale Mentalität zeigt (mit anderen Worten seine Interaktionen mit dem Therapeuten sich darum drehen, sich oder seine Position zu verteidigen) kann man in der Therapie leicht in eine Sackgasse geraten. Therapeut und Klient sollten auf derselben Seite stehen und *zusammen* daran arbeiten, die Hindernisse zu erforschen und anzugehen, die in der Therapie unvermeidlich aufkommen.

Wir beginnen mit der Annahme, dass es für die Reaktionen, Emotionen und Verhaltensweisen des Klienten gute Gründe gibt. Wenn Hindernisse auftauchen, versuchen wir daher, beispielhaft mit Mitgefühl zu argumentieren. Statt also bewertend festzustellen, dass sich der Klienten im Widerstand befindet (was er möglicherweise ist, und zwar aus sehr guten Gründen) und ihn mit diesem Etikett zu versehen, suchen wir den Widerstand zu *verstehen*. Dabei verwenden wir dasselbe Verfahren geführter Entdeckung, das die Therapie auch sonst kennzeichnet, – und gehen den Weg der Mentalisierung, wenn wir daran arbeiten, die Erfahrung aus der Sicht des Klienten zu verstehen. *Wie macht es Sinn, dass dieser Klient so reagiert? Was könnte hilfreich sein, wenn wir dieses Hindernis anzugehen suchen?* Dies führt uns zu der nächsten Rolle des Therapeuten, die einer sicheren Basis für die Erforschung.

Sichere Basis

Wie erwähnt ist ein grundlegendes Ziel der CFT, dass man lernt, mit in der Evolution entstandenen Emotionen und motivationalen Systemen zu arbeiten. Da die evolutionären Wurzeln emotionaler Sicherheit primär in unseren Beziehungen und im Kontakt mit anderen Menschen (besonders in fürsorglichen Beziehungen mit Pflegepersonen) liegen, gehört John Bowlbys Bindungstheorie zum Kern der Therapie (Gilbert, 2013). Bowlby sah das System des Bindungsverhaltens als etwas, was in der Evolution entstanden ist, um Überleben und erfolgreiche Fortpflanzung zu ermöglichen, indem es Organismen hilft, auf wahrgenommene Gefahren zu reagieren (Bowlby, 2006/1969; Wallin 2016; Mikulincer & Shaver, 2007). Die Bindungstheorie prägt viele Aspekte der CFT, angefangen mit dem Wesen der therapeutischen Beziehung selbst.

In der Bindungstheorie fungiert eine sichere Basis als zwischenmenschlicher Kontext, der Erforschung (Exploration) fördert (Wallin, 2016; Ainsworth, 1963). Solch eine sichere Basis in Form sicherer Bindungsfiguren, die durch Nähe, Erreichbarkeit und Verfügbarkeit charakterisiert sind, ist für Menschen ein nährender Ort, zu dem sie zurückkehren können, wenn die Dinge überwältigend werden. Eine sichere Basis zu haben macht es leichter, Neues, Unbekanntes und Bedrohliches zu erforschen, denn ein Mensch weiß, dass Beistand oder Trost für ihn da sind, sollte er dies brauchen. Ein besonders wichtiger Aspekt ist hier der *felt sense* von Sicherheit: die Wahrnehmung, dass eine Pflegeperson emotional ansprechbar und erreichbar ist, wenn sie gebraucht wird (Bowlby, 2006; Sroufe & Waters, 1977; Wallin, 2016).

Der Bindungstheorie zufolge entwickeln Individuen mit der Zeit auf Bindung beruhende *innere Arbeitsmodelle* – innere Repräsentanzen von Bindungsbeziehungen, die sich darauf auswirken, wie Individuen Gefahren erleben und in der Zukunft auf sie reagieren (Wallin, 2016). Diese Repräsentanzen können in Form von Bindungsstilen in Erscheinung treten, die relativ stabil sind, aber in verschiedenen Beziehungen unterschiedlich sein können (Wallin, 2016; Mikulincer & Shaver, 2007). Diese Bindungsstile wirken sich nicht nur darauf aus, wie Menschen auf Gefahren reagieren, sondern auch darauf, wie sie andere Menschen (als erreichbar und hilfsbereit oder als unerreichbar) und sich selbst (als wert, freundlich und fürsorglich behandelt zu werden, oder als unwert und mangelhaft) erleben.

Viele unserer Klienten haben eine Geschichte mit einer unsicheren Bindung. Sie haben vielleicht gelernt, dass andere Menschen unerreichbar sind, wenn sie sie brauchen, oder dass sie unberechenbar sind oder dass sie auf eine Mitteilung des Klienten, dass er in Not ist, eher mit einer Eskalation als mit Trost reagieren. Manche Klienten wurden von denjenigen, die für sie hätten sorgen sollen, verletzt oder missbraucht und haben gelernt, Beziehung und Zugehörigkeit mit Gefahr und nicht mit Sicherheit zu assoziieren.

Zunehmend lernen wir die Bedeutung des Therapeuten als sichere Basis dafür kennen, dass der Klient schwierige Erfahrungen erforschen und mit ihnen arbeiten kann (Wallin, 2016; Knox, 2010). Diese Funktion ist bei der CFT besonders wichtig. Ein primäres Ziel bei der CFT besteht darin, Klienten zu assistieren, das System zur emotionalen Regulierung von Sicherheit zu aktivieren und wirksam werden zu lassen. Es soll ihnen helfen, auch angesichts bedrohlicher Erfahrungen und Emotionen

Zugang zu Gefühlen von Sicherheit zu bekommen. Menschen haben sich so entwickelt, dass sie sich im Kontext von Zugehörigkeit wie der, die man in warmen, sicheren Bindungsbeziehungen findet, sicher fühlen (Gilbert, 2011, 2013, 2014). Eine sichere Basis fördert nicht nur den Entdeckergeist, sondern auch Zuversicht und Selbstentwicklung (Feeney & Thrush, 2010). Im Einklang mit der Betonung der CFT, Klienten dabei zu begleiten, mitfühlende Charakteristika zu entwickeln, haben Mario Mikulincer, Philip Shaver und ihre Kollegen eine Reihe von Studien durchgeführt, die die Erfahrungen sicherer Bindung mit einem Zuwachs an Mitgefühl, Empathie und altruistischem Verhalten in Verbindung bringen (Mikulincer et al., 2001; Mikulincer & Shaver, 2005; Gillath, Shaver & Mikulincer, 2005).

Als sichere Basis für Klienten sucht der CFT-Therapeut in der Therapiesitzung bestimmte Qualitäten zu verkörpern. Wir möchten, dass der Gesamtkontext der Therapie einer von Wärme ist, in der sich der Klient akzeptiert, gehört, unterstützt und ermutigt fühlt, wenn er mit schwierigem emotionalem Material in Kontakt kommt und es untersucht. Mikulincer und Shaver (2007) charakterisieren die Rolle des Therapeuten als sichere Basis so:

Therapeuten sollten für Sicherheit, Trost und bedingungslose positive Achtung sorgen und dem Klienten helfen, mit dem Leid umzugehen, das damit verbunden ist, dass er schmerzhafte Erinnerungen, Gedanken und Gefühle untersucht und artikuliert. Sie sollten auch die Fähigkeit des Klienten bestätigen, mit Leid und problematischen Lebenssituationen umzugehen. Dabei sollten sie die Untersuchung nicht stören, indem sie unpassende Interpretationen anbieten oder die Bemühungen und Leistungen des Klienten in der Therapie bewundern oder loben. Ein guter Therapeut [versichert] mit anderen Worten wie gute Eltern dem Klienten, dass sich er sich auf den Therapeuten verlassen kann, wenn er Sicherheit und Unterstützung braucht, während der Klient zunehmend fähig wird, mit Leid selbständig umzugehen.

Um diesen Gesamtkontext herzustellen, muss der Therapeut zuverlässig, aufmerksam und empathisch sein. Er muss in der Lage sein, die emotionale Perspektive des Klienten zu verstehen (Bowlby, 1995).

Aus der Sicht der CFT, die bewusst an der Entwicklung von Selbstmitgefühl als einem Ziel der Behandlung arbeitet, ist die Fähigkeit des Therapeuten, die Rolle als sichere Basis einzunehmen und Sicherheit der Bindung zu fördern, besonders wichtig. Die Schwierigkeiten, Selbstmitgefühl zu empfinden, wurden mit einer Geschichte und einem Stil unsicherer Bindung in Verbindung gebracht (Pepping, Davis, O'Donovan & Pal, 2014; Gilbert, McEwan, Catarino, Baiao & Palmeira, 2013). Vielen Klienten fällt es schwer, Mitgefühl von anderen anzunehmen und mit sich selbst zu empfinden. Solche Schwierigkeiten hat man als Angst vor Mitgefühl bezeichnet (Gilbert, McEwan, Matos & Rivas, 2011). Zunehmend finden sich in der Literatur Belege für die Beziehung zwischen solchen Ängsten vor Mitgefühl und Erfahrungen von Depression, Angst und Stress (Gilbert et al., 2013). Die Forschung weist daraufhin, dass es bei Individuen zu einer Steigerung von Selbstmitgefühl kommen kann, wenn bei ihnen Erfahrungen von Sicherheit der Bindung bewirkt werden (Pepping et al., 2014). Daher ist in Bezug auf das Ziel, die Fähigkeit der Klienten zu steigern, sich mutig auf schwierige Lebenserfahrungen einzulassen und Mitgefühl für sich zu kultivieren, die Fähigkeit des Therapeuten wichtig, als sichere Basis zu dienen. Die nächste Rolle, die der Therapeut bei der CFT einnimmt, geht noch weiter in diese Richtung: die Rolle als Modell für das mitfühlende Selbst.

Modell für das mitfühlende Selbst

Bei der CFT ist ein Schwerpunkt, dass Klienten geholfen wird, mitfühlende Qualitäten zu entwickeln, die sie befähigen, ein glückliches, sinnerfülltes Leben zu führen. Wie wir in Kapitel 2 gesehen haben, wird bei der CFT Mitgefühl in Form von Attributen operationalisiert. Diese Attribute sollen durch bestimmte Übungen und Techniken kultiviert werden, die in späteren Kapiteln dieses Buches vorgestellt werden (Gilbert, 2013). Die CFT sucht Klienten auch anzuleiten, andere verwandte mitfühlende Fähigkeiten wie Achtsamkeit und emotionalen Mut zu entwickeln, die wir für die wirksame und geschickte Anwendung von Mitgefühl als notwendig betrachten. Allgemein ist es das Ziel, Klienten beim Kultivieren einer anpassungsfähigen, resilienten, mitfühlenden Version von sich selbst zu begleiten, die als Rahmen für die Integration aller dieser Fähigkeiten dient. Bei der CFT nennen wir diese Version das *mitfühlende Selbst*, und im Idealfall verkörpern es CFT-Therapeuten und können als Modell für dieses mitfühlende Selbst dienen.

Das mag sich wie ein hoher Anspruch anhören, aber ich meine nicht, dass wir als Therapeuten perfekte, mitfühlende, erleuchtete Wesen sein müssen. Wenn wir diesen Eindruck erwecken würden, würden Klienten wahrscheinlich keine gute Beziehung mit uns haben können. Die Psychologin Kristin Neff (2012, 2003) nennt das Gefühl der gemeinsamen Menschlichkeit als einen Kernbestandteil von Selbstmitgefühl; wir möchten, dass Klienten uns *sowohl* als kompetente Helfer *als auch* als reale Menschen erleben, die manchmal mit denselben Dingen Probleme gehabt haben wie sie. Diese gemeinsame Menschlichkeit kommt auch in unserer Fähigkeit zum Ausdruck, die Erfahrung der Klienten zu erfassen. Wir können ihr Leid zum Teil deshalb verstehen und mit ihm in Kontakt kommen, weil wir Aspekte ihres Leids in unserem eigenen Leben erlebt haben – Traurigkeit, Angst, Wut, Ungewissheit, Unsicherheit und Ringen mit Problemen. Es geht also nicht darum, dass wir vollkommene Modelle von Mitgefühl sind. Vielmehr sollten wir *üben und leben, was wir lehren*. Wir sollten Vorbilder für genau die Stärken sein und sie in uns kultivieren, bei deren Entwicklung wir unseren Klienten helfen möchten.

So ein Ansatz hat eine Reihe potenzieller Vorteile. Als Erstes vermittelt er Klienten ein lebendiges Beispiel für die Charakteristika von Mitgefühl, die sie in der Therapie zu entwickeln versuchen, und wie solche Charakteristika im Kontext der Arbeit mit Leid *eigentlich aussehen*. Wir arbeiten nicht auf ein Mitgefühl hin, das vage und nur eine abstrakte wohlmeinende Haltung ist. Wir müssen es in der wirklichen Welt in die Tat umsetzen und die charakteristischen Stärken dadurch entwickeln, dass wir sie bei der Arbeit mit wirklichen Problemen und Emotionen anwenden. Zweitens haben die Klienten, weil sie die Empfänger unseres Mitgefühls sind, die Chance, Mitgefühl im Kontext einer sicheren therapeutischen Umgebung zu bekommen. Das kann ihnen helfen, allmählich zu lernen, sich in dem Kontext einer Beziehung mit einer anderen Person, die sich aufrichtig um sie kümmert, sicher zu fühlen. Dies kann für Klienten mit unsicherem Bindungsstil, die große Schwierigkeiten haben, sich in Beziehungen sicher zu fühlen, sowohl tröstlich als auch herausfordernd sein.

Auch bei Menschen, die im Allgemeinen in der Lage sind, sich in Beziehungen mit anderen sicher zu fühlen, gehört zur therapeutischen Arbeit häufig, dass sie lernen, Tendenzen zu überwinden, schwierige Emotionen und Situationen zu vermeiden, und stattdessen auf sie zuzugehen und mit ihnen zu umzugehen. In diesem Sinn gehört zu Mitgefühl, dass *emotionaler Mut* entwickelt wird – die Bereitschaft, sich auf schwierige Erfahrungen unmittelbar einzulassen. Als Therapeuten können wir sowohl Modell für diesen Mut sein als auch die Klienten freundlich unterstützen, wenn sie diesen Mut entwickeln. Der Mut, der mit Mitgefühl einhergeht – die Bereitschaft, sich zuversichtlich auf Verletzungen und angstmachende Themen einzulassen und sie anzuschauen –, braucht einen Beziehungskontext von Wärme und Authentizität. Wärme ist eine besonders wichtige Qualität, für die wir Modell sein sollten, damit Klienten sich sozial sicher fühlen, wenn sie die Dinge, die ihnen Angst machen, erforschen (Gilbert, 2013). So können sie lernen, *sich selbst* Wärme entgegenzubringen, wenn sie beobachten, wie sie mit ihren Problemen ringen. Natürlich werden der Grad und die Art und Weise, wie diese Wärme ausgedrückt wird, je nach individuellen Charakteristika, dem Bindungsstil und der Fähigkeit, Kontakt mit anderen zu tolerieren, beträchtlich variieren.

Als Therapeuten sind wir für die Tatsache sensibel, dass wir die Klienten auffordern, ein sehr unangenehmes Territorium zu erforschen, *und* trotzdem weiter vorangehen und wissen, dass wir das aus sehr guten

Gründen tun. Dieser Prozess ist ein Beispiel für die Bedeutung von Mitgefühl selbst – es ist die Sensibilität für Leid kombiniert mit der Bereitschaft, auf das Leid *zuzugehen* und zu tun, was nötig ist, um es anzugehen. Auf diese Weise stellt Mitgefühl die Verbindung von Stärken dar: von Freundlichkeit *und* Beharrlichkeit, von Wärme *und* Entschlossenheit. Etwas, was ich aus meiner frühen Erfahrung mit der Dialektisch-Behavioralen Therapie (Linehan, 1996) behalten habe, ist die Dialektik, die die therapeutische Beziehung charakterisiert – die Fähigkeit des Therapeuten, *sowohl* warm *als auch* konfrontierend, *sowohl* ein authentischer, realer Mensch *als auch* eine kenntnisreiche Autorität, *sowohl* respektvoll *als auch* spielerisch zu sein. Was diesen letzten Aspekt angeht, habe ich die Erfahrung gemacht, dass Mitgefühl eine viel bessere Wirkung hat, wenn es mit Leichtigkeit verbunden ist.

Bei meiner Arbeit mit CFT in vielen verschiedenen Settings (auch mit wütenden Männern im Gefängnis – nicht gerade die Menschen, von denen man meinen würde, dass sie von der Arbeit mit Mitgefühl begeistert sind) habe ich regelmäßig von Klienten die Rückmeldung bekommen, der ich entnehme, dass die Erfahrung, von mir und anderen Therapeuten Mitgefühl zu *bekommen*, ein wichtiger Teil der Arbeit war. Es hat sie dafür geöffnet, Mitgefühl mit sich selbst zu empfinden. Wenn uns an anderen liegt und wenn wir an sie glauben, können sie nach einer Weile anfangen, an sich selbst Anteil zu nehmen und an sich selbst zu glauben. Wenn sie wissen, dass wir sie nicht verurteilen und attackieren, können sie mehr Risiken eingehen und aufrichtiger uns gegenüber und gegenüber sich selbst sein. Wenn Therapeuten schließlich in dieser Weise als Modell von Mitgefühl dienen, entstehen dadurch in der Therapie Resonanz und Beständigkeit – der *Prozess* der Therapie verstärkt den *Inhalt* und umgekehrt.

Ich möchte also vorschlagen, dass ein Teil unserer Vorbereitung, wenn wir Klienten helfen wollen, in ihrem Leben Mitgefühl zu kultivieren, darin bestehen sollte, daran zu arbeiten, diese Qualitäten bewusst in uns selbst zu kultivieren. Obwohl die empirische Literatur über den Nutzen von

Meditation über Mitgefühl durch Therapeuten noch in den Kinderschuhen steckt, gibt es Forschungsergebnisse, die diese Art von Meditation mit einer gesteigerten empathischen Genauigkeit in Verbindung bringen (Mascaro, Rilling, Negi & Raison, 2013). Ich denke auch, dass CFT-Therapeuten besonders davon profitieren, wenn sie Mitgefühl kultivieren, weil es ihnen eine Innenansicht davon vermittelt, wie die Übungen wirken. Und sie bekommen ein Gefühl für die Hindernisse und Probleme, die auftauchen können. Außerdem verbessert es unsere Fähigkeit, für unsere Klienten ein Modell für mitfühlende Präsenz zu sein.

Wie machen wir dies nun? Wahrscheinlich ist am wichtigsten, dass wir uns entschlossen den verschiedenen Mitgefühlsübungen widmen, die wir mit den Klienten verwenden wollen und von denen viele in diesem Buch noch beschrieben werden. Wenn wir dies tun, werden wir sehen, wie schwierig es ist, uns für die Übungen in unserem Leben Raum zu schaffen. Wir werden mit Widerstand konfrontiert, mit dem wir arbeiten lernen müssen. Und wir werden aus erster Hand die positiven Wirkungen erfahren, die die Kultivierung von Mitgefühl mit sich bringt. Das kann uns ein tieferes Verständnis davon vermitteln, warum sich der Prozess einfach lohnt. Als Führer für die weitere gründliche Erforschung von Praktiken der CFT empfehle ich *Achtsames Mitgefühl: Ein kraftvoller Weg, das Leben zu verwandeln* (Gilbert & Choden, 2014) und *Mitgefühl: Wie wir Mitgefühl nutzen können, um Glück und Selbstakzeptanz zu entwickeln und es uns wohl sein zu lassen* (Gilbert, 2011). Es gibt auch andere Quellen, die eine klare direkte Anleitung für die Kultivierung von Mitgefühl (Kolts & Chodron, 2016) und achtsamem Selbstmitgefühl (Neff, 2012; Germer, 2010) enthalten.

Für diejenigen, die mit ihrer Mitgefühlspraxis sofort anfangen möchten, hier eine kurze Imaginationsübung mit einem Bild, die man verwenden kann, wenn man mit dem Kultivieren verschiedener Qualitäten von Mitgefühl im Alltag beginnen möchte. Verstehen Sie sie als einen Vorausblick auf die Übung zum mitfühlenden Selbst, die weiter unten vorgestellt werden wird. Zu den Feinheiten der Imaginationsübungen kommen wir in Kapitel 11. Für den Moment denken Sie einfach daran, dass wir versuchen, eine innere Erfahrung hervorzurufen – es geht nicht darum, lebendige visuelle Bilder zu erzeugen, sondern innere gefühlte Erfahrungen zu bewirken.

Kontakt mit mitfühlenden Qualitäten

Zu Beginn sitzen wir still und lassen unsere Atmung einen langsamen, besänftigenden Rhythmus annehmen. Nehmen wir uns dreißig Sekunden bis eine Minute Zeit und atmen auf diese Weise. Dabei richten wir unsere Aufmerksamkeit auf die Empfindung, wie wir langsamer werden ... wie wir den Körper langsamer werden lassen, den Geist langsamer werden lassen. Wenn Sie soweit sind, vergegenwärtigen Sie sich eine Qualität von Mitgefühl, die Sie entwickeln möchten. Vielleicht ist es die freundliche Motivation zu helfen. Vielleicht sind es die Zuversicht und der Mut, in schwierigen Situationen zu bleiben und mit ihnen umzugehen, auch wenn es eng wird – das Wissen, dass Sie eine Möglichkeit finden können, mit allem, was auftaucht, zu arbeiten, was immer es ist. Vielleicht ist es die Fähigkeit, Leid zu tolerieren. Es gibt viele andere Qualitäten von Mitgefühl, unter denen Sie wählen und die Sie kultivieren können, wie Geduld, Freundlichkeit, Wärme, Weisheit oder Beharrlichkeit.

Wählen Sie eine dieser Qualitäten und vergegenwärtigen Sie sie sich. Stellen Sie sich vor, wie es wäre, wenn Sie von dieser Qualität erfüllt wären. Versuchen Sie sich vorzustellen, während Sie sich darauf einstellen, wie Sie den Rest des Tages verbringen werden, wie Sie denken, fühlen und sich verhalten würden, wenn Sie diese mitfühlende Qualität verkörpern. Denken Sie an eine bestimmte Aufgabe, an der Sie arbeiten könnten. Wie würde sich diese Qualität darauf auswirken, wie Sie diese Aktivität verstehen und wie Sie an sie herangehen würden? Stellen Sie sich vor, wie Sie bei dieser Aufgabe sind – wie Sie von einem mitfühlenden Ort von Freundlichkeit, Zuversicht, Weisheit, Geduld oder Dankbarkeit aus denken, fühlen und sich verhalten. Bleiben Sie fünf bis zehn Minuten oder solange Sie möchten dabei. Wenn Sie die Übung beenden, versuchen Sie, dieser Qualität gewärtig zu bleiben, während Sie weiter durch den Tag gehen. Schauen Sie, ob Sie diese Qualität in die Gegenwart Ihres wirklichen und realen Lebens bringen können.

Diese Übung ähnelt der weiter oben vorgestellten Übung, bei der es darum ging, einen Vorsatz zu fassen, nur dass wir unseren Vorsatz jetzt mit einer bestimmten Qualität verbinden, die es zu kultivieren gilt. Später, bei der Übung zum mitfühlenden Selbst, erweitern wir den Horizont um mehrere mitfühlende Qualitäten, aber das Ziel ist dasselbe. Wir möchten uns selbst und unseren Klienten helfen, mentale Muster zu aktivieren und zu etablieren, die mit einer mitfühlenden Art von Fühlen, Denken und Verhalten verbunden sind. Mit ein bisschen Training braucht man für diese Übung nicht länger als ein paar Momente. Sie könnten sie sogar als erstes am Morgen zwischen Aufwachen und Aufstehen machen. In CFT-Kreisen nennet man das „Mitgefühl unter der Bettdecke" (Gilbert, 2011).

Die Rollen ins Spiel bringen

In diesem Kapitel habe ich vier Rollen vorgestellt, die der CFT-Therapeut verkörpert: Lehrer, Vermittler, sichere Basis und Modell für das mitfühlende Selbst. Das klingt nach viel, aber möchte ich wetten, dass Sie schon viele der Qualitäten haben, um die es bei diesen Rollen geht. Viele dieser Qualitäten haben die meisten modernen therapeutischen Ansätze gemeinsam – Eigenschaften wie Authentizität, Verlässlichkeit, Zugänglichkeit, Empathie, Wärme und bedingungslose positive Achtung. Der Prozess der geführten Entdeckung, der die CFT kennzeichnet, macht ausgiebigen Gebrauch von den Fertigkeiten, die in Ausbildungsprogrammen für Therapeuten vermittelt werden, darunter empathisches Verstehen, Sokratischer Dialog, Validierung und Spiegeln der Gefühle. Was die Rollen der sicheren Basis und des mitfühlenden Modells betrifft, geht es dabei weniger darum zu lernen, auf eine neue Weise Therapeut zu sein, als vielmehr darum, die Dinge, die wir schon tun, ein wenig zielorientierter und bewusster zu tun. Grundlegende Antwortreaktionen des Therapeuten wie das Bemerken einer Veränderung im nonverbalen Verhalten eines Klienten, die eine affektive Veränderung bedeutet („Könnten Sie etwas darüber sagen, was gerade bei Ihnen passiert ist?") oder das Spiegeln von Gefühlen des Klienten („Es klingt so, als hätten Sie wirklich Angst davor?") zeigen Einstimmung und Verbundenheit, sie implizieren Fürsorglichkeit, sie sind Modell für die zuversichtliche Bereitschaft, Emotionen anzuschauen und zu erforschen, und sie regen mit Wärme zur Selbsterforschung an.

Wenn wir gemeinsam die CFT untersuchen, lernen Sie viele Dinge, die mit den Erfahrungen, von denen Ihnen Ihre Klienten erzählen, und mit Erfahrungen Ihres eigene Lebens in Beziehung stehen. Im Folgenden werde ich Beispiele und Vorschläge anbieten, die uns helfen können, das Anwenden dieser Rollen zu vertiefen und sie in unserer Praxis lebendig werden zu lassen. Überlegen Sie für jetzt vielleicht, was wir bisher angeschaut haben und wie Sie das, was Sie gelernt haben, in die Arbeit mit Ihren aktuellen Klienten, in Ihre therapeutische Ausbildung oder in Ihren Alltag einbringen können.

Auch wenn ich diese Rollen einzeln gesondert besprochen habe, ist es nicht unwichtig festzuhalten, dass sie sich überschneiden und einander vertiefen und unterstützen. Während wir das CFT-Modell vermitteln – und viele der Konzepte vorstellen, die wir im nächsten Kapitel untersuchen –, tun wir das mittels eines Prozesses der geführten Entdeckung. Wenn wir den Sokratischen Dialog verwenden, um Klienten anzuregen, schwierige Erfahrungen anzuschauen und ihre problematischen Emotionen aus der Sicht der Evolution zu betrachten, tun wir das mit Wärme und mit Mitgefühl. Dabei dienen wir als sichere Basis und sind zugleich ein Modell für die freundliche Bereitschaft, mit der man sich den Dingen nähern und mit der man mit den Dingen arbeiten kann, die einem am unangenehmsten sein können. Ich mache häufig die Erfahrung, dass der therapeutische Prozess wie ein Tanz ist, der diese Rollen vereint: Wir bewegen uns weiter, stellen uns wirklich schwierigem Material und arbeiten mit ihm, wir treten zurück, um zu beruhigen und zu trösten und um eine mitfühlende Perspektive einzunehmen. Wir gehen wieder weiter, um mit Mitgefühl mit den Dingen zu arbeiten, die Angst machen oder unangenehm sind.

Mit den therapeutischen Rollen im Hinterkopf, die wir besprochen haben, kommen wir zum Fall von Jenny zurück, der wir in Kapitel 1 begegnet sind:

THERAPEUT: Jenny, in unserer letzten Sitzung haben wir eine Weile über Ihre Angst vor sozialen Situationen gesprochen. Es klang so, als brächten Sie diese Ängste mit bestimmten Erfahrungen in Ihrer Kindheit in Verbindung. Diese Erfahrungen schienen wichtig zu sein, und während dieser Sitzung haben wir darüber gesprochen, sie heute noch einmal anzuschauen. Wie würden Sie gern weitermachen?

JENNY: *(Ihr Gesichtsausdruck verändert sich deutlich, sie schaut nach unten.)*

THERAPEUT: *(Beugt sich ein wenig vor, spricht mit sanfter, neugieriger Stimme)* Was ist da gerade bei Ihnen passiert, Jenny? Was fühlen Sie in diesem Moment?

JENNY: *(Den Tränen nahe)* Es ist einfach … als Sie das sagten, konnte ich mir vorstellen, wieder in diesem Raum in der sechsten Klasse zu sein, mit diesen Mädchen, die mich anstarren. Sie zeigen auf mich und reden über mich. Es ist schrecklich.

THERAPEUT: Das Bild, wieder in diesem Raum zu sein, bringt also jetzt ein paar intensive Gefühle in Ihnen hoch. Könnten Sie darüber sprechen?

JENNY: *(Weint)* Ich glaube schon. Ich bin so traurig. Ich wollte nur, dass sie mich mögen. Ich wollte nur dazugehören.

THERAPEUT: Sie wollten einfach gemocht werden und akzeptiert sein, und stattdessen wurden sie abgelehnt.

JENNY: *(Weint immer noch)* Ja. Es war so schwer.

THERAPEUT: *(Bleibt still, beugt sich vor, mit einem freundlichen aufmerksamen Gesichtsausdruck.)*

JENNY: *(Nach etwa einer Minute wird das Weinen ruhiger und sie fängt an, regelmäßiger zu atmen.)*

THERAPEUT: Jenny?

JENNY: Ja?

THERAPEUT: Ich wollte eine Bemerkung machen. Erinnern Sie sich, wie wir über diese zwei Teile des Mitgefühls gesprochen haben – darüber, dass man von Leid berührt ist und helfen möchte?

JENNY: Ja.

THERAPEUT: Ich wollte sagen, dass die Traurigkeit, die Sie eben gefühlt haben ... das ist die Traurigkeit von Mitgefühl. Als Sie sich diese Version von sich in der sechsten Klasse vergegenwärtigt haben, wie sie da saß, lächerlich gemacht wurde, während alles, was sie wollte, war, akzeptiert zu werden – kam Traurigkeit in Ihnen hoch. Sie waren von ihrem Leid berührt. Sie konnten sehen, wie schrecklich das für sie war, und es hat sie traurig gemacht. Macht das Sinn?

JENNY: Ja. Es war schrecklich für sie – für mich. Es macht mich so traurig, wenn ich daran denke, und macht Angst, es könnte wieder passieren.

THERAPEUT: Sie sind also für dieses Selbst der sechsten Klasse traurig, und es fühlt sich sehr bedrohlich an, dass Sie wieder so abgelehnt werden könnten? Das klingt in der Tat gefährlich. Macht es

Sinn für Sie, dass so starke Gefühle auftauchen, wenn Sie sich daran erinnern?

JENNY: Ja, ich glaube schon. Diese Erfahrung war so schrecklich. Natürlich löst es so starke Gefühle in mir aus.

THERAPEUT: Ich frage mich, ob wir mit diesen beiden Versionen von Ihnen Mitgefühl haben könnten – mit der Sechstklässler-Version von Ihnen, die in diesem Klassenraum sitzt, und mit der erwachsenen Version von Ihnen, die hier sitzt und traurig über das ist, was Ihr Kindheits-Selbst erleben musste, und die Angst hat, es könnte wieder passieren. Könnten wir versuchen, diese beiden Sichtweisen zu verstehen, und schauen, ob wir eine Möglichkeit finden, mit dieser Angst und Traurigkeit zu arbeiten?

JENNY: Ich denke, das würde ich gern.

In diesem kurzen Beispiel sehen wir Aspekte aller verschiedenen oben beschriebenen Rollen. Der Therapeut dient als sichere Basis, indem er Erreichbarkeit und Einstimmung in Jennys Erfahrung beweist. Er unterstützt sie freundlich, als sie mit einer schwierigen Erinnerung konfrontiert ist und die Emotionen fühlt, die mit ihr verbunden sind. Der Therapeut ist während der ganzen Episode ein Modell für Mitgefühl, sowohl mit seinem verbalen wie nonverbalen Ausdruck von Wärme und Unterstützung als auch mit dem emotionalen Mut, den er vorlebt, während eine schwierige Erinnerung und damit verbundene Emotionen angeschaut werden. Dabei wird wiederholt Sokratisches Fragen verwendet, um den Prozess zu fördern, die Erinnerung zu untersuchen, die Emotionen zu benennen und die Verschiebung zu einer mitfühlenden Perspektive einzuführen. Schließlich wird eine Gelegenheit genutzt, einen Aspekt des Modells der CFT – in diesem Fall die Definition von Mitgefühl – zu vermitteln, und zwar auf eine Weise, die diesen Aspekt mit der gegenwärtigen emotionalen Erfahrung der Klientin in Beziehung setzt.

Wenn der Therapeut über sich selbst spricht

Bei der Betrachtung der Rollen, die wir oben besprochen haben, sollten wir auch das Thema der Selbstoffenbarung des Therapeuten erwähnen. Der angemessene Gebrauch von Selbstoffenbarung kann Klienten helfen, den Therapeuten als realen Menschen zu verstehen. Er kann von Klienten auch als bestätigend und entpathologisierend erlebt werden, indem durch Selbstoffenbarung die gemeinsame Menschlichkeit unterstrichen wird, die Neff (2003) als einen Kernbestandteil von Selbstmitgefühl bezeichnet. Auf der anderen Seite kann Selbstoffenbarung, wenn sie nicht professionell verwendet wird, von der therapeutischen Arbeit ablenken, den Fokus vom Klienten zum Therapeuten verschieben, die Grenzen der therapeutischen Beziehung verwischen und den Klienten sogar in die Rolle des Versorgers bringen. Wie oben beschrieben ist der CFT-Therapeut *sowohl* ein realer, authentischer Mensch *als auch* ein kenntnisreicher Wegbegleiter. Wir müssen beziehungsfähig sein und zugleich als so kenntnisreich, so weise und so freundlich wahrgenommen werden, dass wir als sichere Bindungsfigur dienen können, die auf das Leid der Klienten mit Zuversicht und Festigkeit reagieren kann.

Es gibt keine festen Regeln dafür, wann und wie oft man Selbstoffenbarung verwenden sollte. Aber man kann sicher sagen, dass CFT-Therapeuten (wie auch andere Therapeuten) sich in dieser Hinsicht sehr voneinander unterscheiden. Manchmal verwende ich Selbstoffenbarung in meiner eigenen Praxis von CFT, aber ich gehe sehr sparsam damit um. Was Ihren Gebrauch von Selbstoffenbarung angeht, möchte ich Ihnen raten, die folgenden Richtlinien anzuwenden. Sie können von Nutzen sein, auch wenn Sie andere potenzielle therapeutische Praktiken in Betracht ziehen, in Bezug auf die Sie ebenfalls unsicher sind.

- Stellen Sie sich vor, dass zu irgendeinem Zeitpunkt ein Kollege, ein Supervisor oder jemand in Ausbildung in den Therapieraum kommt, die Zeit anhält – den Klienten da anhält, wo er ist – und fragt: „Was machen Sie gerade mit diesem Klienten und wie verhält es sich zu Ihrer Konzeptualisierung seines Falles und Ihrem Therapieplan?" (Oder weniger dramatisch, stellen Sie sich einen Supervisor vor, der eine Videoaufzeichnung der Sitzung anschaut und anhält und dieselbe Frage stellt.) Können Sie diese Frage beantworten?

- Überlegen Sie in ähnlichem Sinn, was Ihr Motiv für die Selbstoffenbarung ist. Wenn sie mehr auf Affekt beruht – wenn Sie mit anderen Worten einfach das Gefühl haben, Sie möchten dem Klienten diese Einzelheiten über sich erzählen –, kommen Sie zum ersten Punkt zurück, bevor Sie fortfahren. Unsere eigenen affektiven Reaktionen sind nicht irrelevant oder notwendigerweise fehlerhaft, aber ein Gefühl der Dringlichkeit rund um so eine Eröffnung oder eine andere Intervention könnte ein Hinweis darauf sein, dass dieses Verhalten mehr von unseren eigenen Reaktionen auf Gefahr oder Erregung (wir werden dies mehr in Kapitel 5 anschauen) als davon motiviert ist, was dem therapeutischen Prozess am besten dient.

- Überlegen Sie, ob Sie sich gut damit fühlen würden, wenn Sie über diese Selbstoffenbarung mit Ihrem Supervisor oder in der Intervision mit Kollegen sprechen würden. Wenn die Antwort lautet *Absolut, weil es so mit der Therapie in Beziehung steht …*, dann ist das ein ziemlich guter Hinweis. Wenn die Antwort lautet *Ich bin nicht sicher …*, dann würde ich empfehlen, vor der Selbstoffenbarung Rat zu holen. Und wenn die Antwort ein ungutes Gefühl in Verbindung mit einer Form von Rationalisierung ist wie *Also, sie würden den Kontext wirklich nicht verstehen …*, dann kann das bedeuten, dass Sie sich bemühen, sich davon zu überzeugen, etwas in der Therapie zu tun, was mehr in Ihren eigenen Bedürfnissen wurzelt als in denen des Klienten und der Therapie.

- Wenn Sie Zweifel haben, sprechen Sie vorher mit einem Kollegen. Kollegen können uns häufig wertvolle Perspektiven vermitteln, die unser Verständnis entscheidend erweitern und unsere eigenen blinden Flecke freilegen. Der Prozess der Intervision und Fragen um Hilfe oder Rat können uns auch helfen, unsere eigenen mitfühlenden Qualitäten wie Mut, Toleranz von Leid und Demut zu vertiefen.

ZUSAMMENFASSUNG

Die erste Stufe von Mitgefühl im Verlauf einer CFT ist die therapeutische Beziehung. In diesem Kapitel haben wir die verschiedenen Rollen betrachtet, die ein CFT-Therapeut verkörpert, und gestreift, wie sie in die Sitzung integriert werden können. Die Kultivierung dieser Rollen ist ein Prozess, der sich schrittweise und sich mit der Zeit entwickelt. Behalten wir diese Rollen im Hinterkopf, wenn wir in den nächsten Kapiteln die Grundlagen der CFT-Therapie untersuchen. Im nächsten Kapitel beginnen wir, die zweite Stufe von Mitgefühl in der CFT zu erforschen: mitfühlendes Verstehen.

Mitfühlendes Verstehen:

Wie die Evolution
unser Gehirn geformt hat

Wie erwähnt liegen Scham und entwertende Selbstkritik einer Vielzahl psychischer Probleme zugrunde (Gilbert & Irons, 2005; Gilbert, 2014). Ein primäres Ziel der CFT ist es, Klienten zu helfen, ihre Beziehung mit ihrer inneren Erfahrung von einer bewertenden und verurteilenden Sichtweise zu einer Perspektive zu verändern, die von Verstehen und Mitgefühl geprägt ist. Ein Kernthema dieser Arbeit ist es, Klienten dabei zu helfen, dass sie erkennen, dass viele Aspekte ihrer Erfahrung *nicht ihr Fehler* sind – dass es Dinge sind, die sie weder gewählt noch so gestaltet haben, wie sie sind. Dabei wird ihnen geholfen, *Verantwortung dafür zu übernehmen*, direkt und aktiv daran zu arbeiten, ihr Leben zu verbessern. Diese Verschiebung zu Mitgefühl beginnt damit, dass sie ihre Emotionen und Motive vor dem Hintergrund dessen verstehen, wie sich ihr Gehirn und ihr Geist im Verlauf der Evolution entwickelt haben, und wie die Evolution Menschen einige interessante Probleme beschert hat. Mitgefühl beginnt bei der CFT daher damit, den Geist zu verstehen.

„Altes Gehirn" und „Neues Gehirn"

In den 90er Jahren führte Paul Maclean das Konzept des *Triune Brain*, des dreieinigen Gehirns, ein (Maclean, 1990), wonach das Gehirn aus drei Teilen besteht, die verschiedene Stufen der Evolution des Gehirns widerspiegeln. Das dreieinige Gehirn besteht aus dem Reptiliengehirn oder Stammhirn, das für basale Körperfunktionen sowie für aggressive und reproduktive Triebe zuständig ist; dem paläomammalischen Gehirn – dem *limbischen System*, das mit Gedächtnis, Emotion und Lernen zu tun hat; und dem neomammalischen Gehirn (dem zerebralen Cortex oder Großhirn), das die Schwerarbeit wie Selbstwahrnehmung, symbolisches Denken, Problemlösen und andere kognitive Prozesse höherer Ordnung leistet. Wie das Gehirn wirklich funktioniert, ist nicht ganz so einfach zu beschreiben (Cozolino, 2010), Macleans Arbeit hebt aber einige Probleme hervor, die sich dadurch stellen, wie die Evolution unser Gehirn geformt hat, und zeigt uns einen schönen Weg auf, wie man diese Dynamik mit Klienten erforschen kann.

Bei der CFT diskutieren wir dieses Konzept mit den Klienten mithilfe der Begriffe „altes Gehirn" und „neues Gehirn" (Gilbert, 2013). In der Therapie kann es manchmal nützlich sein, den Ausdruck „emotionales Gehirn" synonym mit „altem Gehirn" zu verwenden, wenn man über die Dynamik von Emotion spricht. Weil sich verschiedene Teile des Gehirns in unserer evolutionären Geschichte zu verschiedenen Zeiten entwickelt und unseren Vorfahren zu verschiedenen Zwecken gedient haben, können die Formen, in denen altes Gehirn, neues Gehirn und Körper interagieren, kompliziert sein und zu Problemen führen. Dies zu verstehen kann für Klienten sehr befreiend sein, denn es kann erklären, warum sich ihre Emotionen so außer Kontrolle anfühlen können, und warum das nicht ihre Schuld ist.

Betrachten wir ein paar Möglichkeiten, wie man diese Idee mit Klienten besprechen kann. Wenn wir sie einführen, sollten wir Informationen vermitteln, aber keine langen Monologe halten. Hier ein Beispiel dafür, wie man dieses Konzept mit Josh ansprechen könnte:

THERAPEUT: Josh, wir haben über Ihre Wut gesprochen, mit der Sie eine ganze Weile gekämpft haben. Wenn man lernt, mit Emotionen wie Wut umzugehen, kann es nützlich sein, wenn man herausfindet, woher sie kommen und wie sie in unserem Gehirn und Denken funktionieren. Wie wär's, wenn wir ein bisschen darüber reden?

JOSH: Okay.

THERAPEUT: Wenn wir es aus der Sicht der Evolution betrachten, dann sehen wir, dass das menschliche Gehirn eigentlich sehr kompliziert ist. Es ist ungefähr so, dass wir ein *altes Gehirn* haben, das sich um all das kümmert, was unsere Vorfahren am Leben erhalten hat – grundlegende Emotionen und Motivationen, die ihnen geholfen haben, sich vor Gefahren zu schützen und die Dinge zu tun, die für das Überleben notwendig waren – und ein *neues Gehirn*, das für Dinge wie das Lösen von Problemen, innere Bilder, Selbstwahrnehmung und tiefes Nachdenken verantwortlich ist – dafür, was für ein Mensch wir sein wollen, was es alles bedeutet, so etwas. Macht das Sinn?

JOSH: Ja, ich glaube schon.

THERAPEUT: Schauen wir uns das im Hinblick auf die Situation an, über die Sie gesprochen haben. Sie haben erwähnt, dass Sie manchmal bei der Arbeit in Wut geraten. Könnten Sie ein bisschen darüber sprechen?

JOSH: Es passiert meistens dann, wenn meine Mitarbeiter mich infrage stellen oder etwas nicht tun, was sie angekündigt oder versprochen hatten. Ich werde dann richtig sauer.

THERAPEUT: Ihre Mitarbeiter stellen also etwas infrage, was Sie von ihnen verlangt haben, und Ihr altes, emotionales Gehirn versteht das als eine Gefahr, und hier kommt die Wut. Kommt sie ziemlich schnell hoch?

JOSH: O ja. Ich werde manchmal sogar wütend, bevor sie eine Frage stellen. Wenn sie eine Grimasse ziehen oder mich ansehen, als wären sie mit dem, was ich sage, nicht einverstanden, fange ich an, wütend zu werden. Ich möchte ihnen einfach die Meinung sagen, zum Beispiel: „Könnt ihr nicht einfach mal die Klappe halten und tun, was ihr tun sollt?"

THERAPEUT: Aus einer evolutionären Sicht ist unser altes, emotionales Gehirn dazu da, uns zu helfen, Gefahren zu erkennen und auf sie zu reagieren – genauso wie es das für unsere Vorfahren getan hat, die in einer Welt lebten, in der es eine Menge realer physischer Gefahren gab. Sie wissen – Löwen, Tiger, Bären und so weiter. Wut ist eine Emotion, mit der man auf Gefahr reagiert und die uns darauf vorbereitet zu kämpfen. Es hört sich so an, als hätte Ihr emotionales Gehirn gelernt, dass es potenzielle Gefahren sind, wenn Ihre Mitarbeiter Sie infrage stellen oder nicht tun, was sie zugesagt hatten, und Ihr Gehirn reagiert darauf, als wären sie Tiger, die darauf aus sind, Sie zu erwischen.

JOSH: *(Mit einem nachdenklichen Blick.)* Ich glaube ja. Ich meine, es ist bedrohlich.

THERAPEUT: Schauen wir uns das einmal an. Schauen wir uns an, was in Ihrem neuen Gehirn vor sich geht, während dies passiert. Wenn Ihre Mitarbeiter Sie in Frage stellen oder nicht tun, was Sie von ihnen verlangt haben – was für Gedanken gehen Ihnen durch den Kopf? Was denken Sie?

JOSH: *(Hält inne, denkt nach.)* Ich denke dann, dass sie mich herausfordern – als würden sie mich nicht respektieren oder mir nicht trauen. Wenn sie mich respektieren würden, würden sie einfach tun, was ich verlange, oder? Und dann denke ich, dass die Dinge gar nicht gemacht werden oder nicht richtig gemacht werden, was dann auf mich zurückfällt. Ich bekomme Ärger mit meinem Chef, auch wenn ich alles getan habe, was ich tun sollte.

THERAPEUT: *(Nickt.)* Gibt es irgendwelche inneren Bilder – wie Bilder oder Filme, die sich in Ihnen abspielen –, die diese Gedanken begleiten?

JOSH: *(Denkt einen Moment nach.)* Ja. Es ist so, als könnte ich vor mir sehen, wie es passiert. Ich kann mir ausmalen, wie sie die Augen verdrehen, hinter meinem Rücken über mich reden und mich auflaufen lassen. Ich kann einfach sehen, wie mein Chef zu mir kommt, und mich fragt, was das Problem ist – mir dafür die Schuld gibt, dass Sachen nicht gemacht wurden. Es macht einen verrückt, verstehen Sie?

THERAPEUT: *(Nickt und spricht mit Anteilnahme.)* Das klingt wirklich verrücktmachend. Zusätzlich zu der Wut des alten Gehirns häuft das neue Gehirn also *eine Menge* anderer Sachen auf – Gedanken, verspottet und ignoriert zu werden, und Bilder von den Folgen – wie Ihr Chef Sie fertigmacht. Da passiert eine Menge, wenn diese Wut hochkommt.

JOSH: Ja, ich glaube, das ist so.

Das alte Gehirn: einflussreich, aber nicht sehr weise

Etwas, was man CFT-Therapeuten oft sagen hört, wenn sie mit Klienten die Idee des alten Gehirns und des neuen Gehirns besprechen, ist, dass unser „altes, emotionales Gehirn sehr einflussreich, aber nicht klug oder weise" ist. Viele von uns haben vielleicht Erfahrung damit, Klienten das Grundmodell der Kognitiven Verhaltenstherapie zu erklären und Sokratischen Dialog zu verwenden, um zu erforschen, wie verschiedene Denkmuster zu verschiedenen Emotionen und Verhalten führen können (und umgekehrt). Bei der CFT wollen wir diese Dynamik in Beziehung zu dem Gehirn, wie es sich in der Evolution entwickelt hat, verstehen und erforschen.

Unser altes Gehirn hat sich im Laufe der Evolution entwickelt, um unsere Vorfahren zu motivieren zu tun, was nötig ist, um zu überleben. Sie haben das mithilfe der evolutionär entstandenen grundlegenden Affektregulationssysteme (Angst, Wut, Begehren, Lust und so weiter; Panksepp & Biven, 2012, Panksepp, 1998) und archetypischen Motive (Fürsorge, Konkurrenz, Sexualität) getan, von denen viele sozial orientiert sind (Gilbert, 2013, 2014). Wenn sie von einem äußeren oder inneren Stimulus durch die Wirkung verschiedener Neurotransmitter und hormonaler Systeme ausgelöst werden, können diese Emotionen und Motive unsere Aufmerksamkeit, unser Denken und Argumentieren, innere Bilder und Motivation nachhaltig ausrichten und beeinflussen (Panksepp & Biven, 2012; Gilbert, 2013). In Kapitel 5 werden wir diesen Prozess weiter besprechen, aber die Idee ist hier, dass diese Emotionen und Motive des alten Gehirns Denken und Körper auf eine Weise organisieren können, dass wir uns leicht in schwierigen affektiven Erfahrungen wie gefangen fühlen können. Wenn Josh zum Beispiel in Bezug auf das Verhalten seiner Mitarbeiter Wut empfindet, erlebt er eine Verengung der Aufmerksamkeit auf die wahrgenommene Bedrohung (dass sie ihn infrage stellen, dass Dinge nicht gemacht werden, die Vorstellung, gedemütigt und gemaßregelt zu werden), eine auf die Bedrohung bezogene Perseveration in Form von Gedanken und inneren Bildern und den

Impuls, seinen Mitarbeitern die Meinung zu sagen. Natürlich ist unser altes, emotionales Gehirn auch mit Mustern körperlicher Erfahrung verbunden, mit Mustern, die eine große Rolle dabei spielen, wie die Emotion *gefühlt* wird.

Obwohl das alte, emotionale Gehirn insofern mächtig ist, wie es unser Denken beeinflussen kann, kann es nicht sehr gut Gedanken und Fantasien von wirklichen Stimuli unterscheiden, die aus der Außenwelt kommen. Unsere Emotionen entstehen zum großen Teil als Wirkung *impliziter* (nichtbewusster) Verarbeitungssysteme, die durch verschiedene Inputs aktiviert werden – Informationen aus der äußeren Umwelt, von unseren eigenen Gedanken, Erinnerungen und inneren Bildern und aus unserer körperlichen Erfahrung (Gilbert, 2013). Als Ergebnis können unser emotionales Gehirn und zugrundeliegende biologische Systeme stark auf Gedanken und innere Bilder reagieren, fast als wären sie real. Dies ist der Grund, weshalb man Dinge wie sexuelle Fantasien hat – sexuelle *Bilder* stimulieren Teile des Gehirns und des endokrinen Systems, die sexuelle *Gefühle* und entsprechende Aktivität im Körper hervorrufen, um sexuelle *Reaktionen* auszulösen. Bei der Veränderung von Emotionen dreht sich alles um die Arbeit mit und Veränderung von impliziten Inputs in das emotionale Gehirn.

Die gute Seite ist, dass wir uns entscheiden können, unsere Gedanken und inneren Bilder so auszurichten, dass sie helfen, die Art affektiver Erfahrungen hervorzurufen, die wir haben möchten. Wir werden diese Dynamik ausführlich in der zweiten Hälfte dieses Buches untersuchen. Die *schwierige* Seite ist, dass Interaktionen zwischen dem alten Gehirn, dem neuen Gehirn und dem Körper eine emotionale Trägheit bewirken können, bei der die konditionierte emotionale Aktivierung im limbischen System Gedanken, innere Bilder und Erinnerungen im neuen Gehirn (sowie körperliche Reaktionen) auslöst, die dann auf Strukturen des alten Gehirns wie zum Beispiel die Amygdala zurückwirken und genau die emotionale Reaktion nähren, die sie hervorgerufen hat. Natürlich kann es auch umgekehrt gehen: Eine Erinnerung, ein Gedanke *(er respektiert mich nicht)*, ein inneres Bild oder eine körperliche Empfindung, die das alte Gehirn als Bedrohung versteht, führt zu entsprechenden emotionalen Erfahrungen, und der Prozess setzt sich fort. Dies ist fruchtbarer Boden für eine Erforschung mit Klienten, wenn sie zu verstehen beginnen, wie verschiedene Emotionen und Motive mit bestimmten Mustern der Aufmerksamkeit, von Denken, inneren Bildern, Motivation und körperlicher Erfahrung verbunden sind, und dann lernen, wie sie mit diesen Erfahrungen sowie den Emotionen und Motiven, die ihnen zugrunde liegen, geschickt arbeiten können.

Dies ist eine vereinfachte Version der Vorgänge im Gehirn, aber sie beruht auf der Forschung der affektiven Neurowissenschaft (z. B. Panksepp & Biven, 2012). Kenntnisse dieser Interaktionen von Gehirn und Körper können auch für Klienten eine Reihe positiver Wirkungen haben, die alle mit unserem Fokus auf Mitgefühl im Einklang sind:

- Verschiebung von Beurteilen und Vermeiden ihrer schwierigen Emotionen hin zum neugierigen Untersuchen und Verstehen, wie sie sich im Geist auswirken.

- Erkennen, dass die Art und Weise, wie ihre Emotionen funktionieren, nicht ihr Fehler ist, sondern dass sie davon bestimmt wird, wie sich unser Gehirn in der Evolution entwickelt hat und wie verschiedene Teile des Gehirns und des Körpers miteinander verschaltet sind.

- Klienten bekommen Anstöße, wie sie anfangen können, mitfühlend mit ihren Emotionen zu arbeiten – dadurch dass sie für ihr altes, emotionales Gehirn neue, hilfreiche Inputs erzeugen.

Schauen wir uns an, wie man dieses Konzept einführen könnte:

THERAPEUT: Jenny, ich möchte ein bisschen mehr über diese Sache mit dem alten und dem neuen Gehirn sprechen, denn ich glaube, es könnte uns helfen, Ihre Angst ein bisschen besser verstehen. Zu Beginn möchte ich eine Analogie verwenden. Haben Sie Haustiere?

JENNY: Ja, ich liebe Haustiere. Ich habe einen Hund, der heißt Penelope.

THERAPEUT: Penelope – was für ein wunderbarer Name! Wir haben einen Hund, der heißt Sadie. Haben Sie für Penelope einen eingezäunten Garten?

JENNY: Ja, ich habe hinter dem Haus einen eingezäunten Garten.

THERAPEUT: Wir nicht – das Land hinter dem Haus ist bewaldet, deshalb haben wir uns entschieden, es offen zu lassen, damit wir die Sicht auf den Wald genießen können.

JENNY: Schön.

THERAPEUT: Es ist schön, aber von Zeit zu Zeit gibt es Probleme. Wir lassen Sadie manchmal hinaus, und sie bleibt in unserem Garten. Aber weil wir keinen Zaun haben, kommt hin und wieder ein anderer Hund vorbei – Sie kennen das, der schnüffelt herum, pinkelt an ein paar Steine, so was.

JENNY: *(Nickt.)*

THERAPEUT: Wenn ein anderer Hund hereinkommt, kann Sadie ziemlich rabiat werden.

JENNY: Sie verteidigt ihr Territorium.

THERAPEUT: Genau! Sie schätzt den anderen Hund also irgendwie ab. Wenn sie glaubt, sie kann es mit ihm aufnehmen, macht sie eine Drohgebärde – richtet sich auf, mit aufgestellten Nackenhaaren und knurrt ein bisschen. Wenn der andere Hund andererseits groß und gefährlich aussieht, macht sie eine Unterwerfungsgeste – duckt sich vielleicht nach unten, als wollte sie sagen: „Nicht nötig, uns zu streiten". *(Macht eine Geste der Verbeugung.)*

JENNY: *(Lacht.)* Ja, ich habe Penelope das gleiche auf einer Hundewiese machen sehen.

THERAPEUT: *(Lächelt.)* Stellen wir uns also vor, das passiert Penelope oder Sadie. Es wird ein bisschen angespannt, aber nach einer Weile wird dem anderen Hund langweilig und er zieht weiter, um in einem anderen Garten zu pinkeln. Wie geht es Penelope fünf Minuten später?

JENNY: Es geht ihr gut. Gleich wieder normal.

THERAPEUT: Sadie auch. Obwohl sie anfangs aufgeregt war, weil dieser Hund in ihr Territorium eingedrungen war, kommt sie fünf Minuten später, um gestreichelt zu werden, und will ein Leckerli. *(Bewegt den Kopf ein bisschen vor und zurück und lächelt.)*

JENNY: Genau. *(Lächelt.)*

THERAPEUT: Stellen wir uns jetzt vor, dass dasselbe Ihnen oder mir passiert. Wir sind zuhause und ein Fremder kommt ins Haus, wandert herum und schaut sich Dinge an, nimmt sich vielleicht etwas aus dem Kühlschrank, pinkelt an die Ecke der Couch…

JENNY: *(Lacht.)*

THERAPEUT: Tut mir leid … ich habe die Analogie mit dem Hund etwas übertrieben! Wenn dies passiert, könnte es sein, dass wir wie Sadie oder Penelope reagieren. Wir würden uns wahrscheinlich etwas bedroht fühlen und sicher unser Territorium schützen wollen. Wenn die Situation handhabbar aussieht, könnte es sein, dass wir uns behaupten wollen – „He, dies ist mein Haus. Ich möchte, dass Sie sofort verschwinden."

JENNY: Ja. *(Nickt.)*

THERAPEUT: Auf der anderen Seite, wenn der Eindringling sehr gefährlich wirken würde – angenommen er hätte eine Waffe, könnte wir eine Unterwerfungsgeste zeigen. *(Hält mit einer offenen Geste die Hände hoch.)* „Ist okay. Nehmen Sie, was Sie wollen … nicht nötig, dass jemand zu Schaden kommt…" Wir würden auf eine Weise reagieren, die sich nicht sehr davon unterscheiden würden, wie Sadie oder Penelope reagieren könnten.

JENNY: *(Nickt immer weiter.)*

THERAPEUT: Hier also die Frage. Angenommen nach einer Weile langweilt sich der Eindringling und geht. Wie würde es Ihnen oder mir nach fünf Minuten gehen? Fünf Stunden später? Fünf Tage später?

JENNY: *(gutmütig)* Ich würde ausrasten!

THERAPEUT: *(lächelnd)* Würde ich wahrscheinlich auch. Warum würden wir ausrasten? Was würde in uns vor sich gehen? Welche Gedanken oder Bilder würden uns kommen?

JENNY: Ich würde daran denken, was hätte passieren können. Dass er mir wirklich hätte wehtun können. Ich hätte Angst, dass er zurückkommen könnte, und würde daran denken, was er das nächste Mal tun könnte.

THERAPEUT: Welche Bilder könnten in Ihnen auftauchen?

JENNY: Ich würde mir wahrscheinlich immer wieder vorstellen, wie es passiert.

THERAPEUT: Und diese Gedanken und Fantasien könnten Ihre Angst nähren und Sie in der Angst halten?

JENNY: Das würden sie sicher.

THERAPEUT: Genau! Das ist der Unterschied zwischen Ihnen oder mir und Penelope und Sadie. Es hat mit der komplizierten Weise zu tun, wie unser altes und unser neues Gehirn miteinander kommunizieren. Die Hunde haben diese Reaktionen des alten Gehirns auf Gefahr, aber wenn die Gefahr vorbei ist, tendieren sie dazu, sich ziemlich schnell wieder zu beruhigen. Wir auf der anderen Seite …

JENNY: Wir halten es am Laufen.

THERAPEUT: Unsere Gedanken und inneren Bilder wirken auf unser emotionales Gehirn zurück und nähren die Angst, die sie verursacht hat – wie wenn man Benzin in ein Feuer gießt. Unsere Emotionen können also unsere Aufmerksamkeit fokussieren und Gedanken und Bilder in uns auslösen – Gedanken und Bilder, die dann zurückkommen und genau die Emotionen nähren können, die sie ausgelöst haben. Macht das Sinn?

JENNY: *(Nickt.)* So wie diese Gedanken, die ich in der Klasse über Menschen habe, die mich auslachen, meine Angst nähren.

THERAPEUT: Genauso. Es ist wichtig, sich klar zu machen, dass dies nicht unser Fehler ist. Sie und ich haben uns nicht die Gehirne *ausgesucht*, die auf so eine vertrackte Weise funktionieren. So funktionieren sie einfach – womit wir geboren wurden. Aber wenn wir mit Emotionen wie Angst und Furcht arbeiten, kann es nützlich sein, wenn man weiß, wie dieses Gehirn funktioniert.

Jenny: mmmm.

THERAPEUT: Noch ein Letztes. Bedrohliche Gedanken zu denken kann Gefühle nähren, bedroht zu sein. Einer der bedrohlichsten Gedanken, die wir haben können, ist: *Es stimmt etwas nicht mit mir. (Hält inne.)*

JENNY: *(Hält inne und schaut nach unten.)* Das habe ich die ganze Zeit gedacht.

THERAPEUT: *(Hält inne und fährt dann mit freundlicher Stimme fort.)* Und wie fühlt es sich an, wenn dieser Gedanke auftaucht?

JENNY: Schrecklich.

THERAPEUT: *(Nickt.)* Es fühlt sich *wirklich* schrecklich an. Das ist der Grund, weshalb wir uns bei der CFT darauf konzentrieren, Mitgefühl und Freundlichkeit für uns selbst und für andere zu entwickeln – wir wollen Möglichkeiten zu denken und zu handeln finden, die uns helfen, uns sicher und nicht bedroht zu fühlen.

JENNY: Das wäre wirklich schön.

THERAPEUT: Gut, dann arbeiten wir daran.

Dies ist ein Beispiel dafür, wie ein CFT-Therapeut einem Klienten die Dynamik des alten und neuen Gehirns vorstellen könnte. Die Verwendung der Analogie mit den Hunden soll das evolutionäre Modell verdeutlichen. Erst werden damit die in der Evolution entwickelten Aspekte unserer emotionalen Reaktionen und Verhaltensweisen gezeigt, die denen anderer Säugetiere ähneln, und dann die Unterschiede (die vertrackte Dynamik des alten und neuen Gehirns), die für unsere spezifischen Probleme verantwortlich sind. Sie sehen, dass der Therapeut da viel gesprochen hat, als die Analogie erklärt wurde. Obwohl es schwer ist, es schriftlich zu verdeutlichen, habe ich versucht, einen Eindruck davon zu vermitteln, wie der Therapeut nonverbales Verhalten des Klienten spiegeln und Fragen, Körpersprache, Ton der Stimme und Versuche, einen humorvollen Ton anzuschlagen, nutzen kann, um Engagement aufrechtzuerhalten und eine interaktive Erfahrung zu ermöglichen, auch wenn der Fokus auf dem Erklären liegt. Wann immer es möglich ist, wollen wir frühzeitig und häufig solche Diskussionen mit der Erfahrung des Klienten verknüpfen – auch mithilfe von Analogien (weshalb der Therapeut Jenny nach ihrem Hund gefragt hat). Wir sehen auch, dass der Therapeut die affektive Erfahrung der Klientin aufnimmt und spiegelt, wobei er Humor einfließen läßt, wenn sie dabei lächelt und nickt, und dann mit

Bedacht langsamer wird, wenn das Gespräch zu Jennys eigener Erfahrung von Selbstentwertung übergeht und die Dinge ein wenig ernst werden.

Wir sollten hierbei unseren Fokus auf dem *Prozess* halten, den wir mit dem Klienten zu erforschen versuchen. Manche Klienten argumentieren vielleicht, dass die von dem Gefühl der Bedrohung ausgelösten Gedanken, die die Angst vor dem Eindringling begleiten, vollkommen berechtigt sind und Verhalten auslösen könnten (das Installieren einer Alarmanlage beispielsweise), durch das vielleicht vermieden werden könnte, in Zukunft zum Opfer zu werden. Sie hätten damit durchaus Recht. Wir versuchen nicht zu vermitteln, dass das Potenzial unserer Gedanken und inneren Bilder, unser emotionales Gehirn anzufachen und von ihm angeheizt zu werden, schlecht ist. Es ist weder gut noch schlecht – so funktionieren die Dinge einfach. Der Punkt ist, dass diese Dynamik für uns vertrackt sein und manchmal Reaktionen auf die Wahrnehmung einer Bedrohung schüren kann, die nicht besonders hilfreich sind. Diese Art Gespräch kann nützlich sein, um als Modell für mitfühlendes Argumentieren zu dienen. Es kann Klienten helfen, von *Beurteilen und Etikettieren* (von Gedanken und Emotionen als entweder richtig oder falsch, gut oder schlecht) zu einer Sichtweise überzugehen, die stattdessen auf *Verstehen* (von Gedanken und Emotionen als mentale Erfahrungen und der manchmal komplizierten Dynamik zwischen ihnen) fokussiert ist. Und ein Letztes: Sie haben gesehen, dass der Therapeut gegen Ende des Fallbeispiels das Beispiel mit einem umfassenderen Thema der Therapie verknüpft: wie Jennys Selbstentwertung die Wirkung hat, dass ihre Reaktion auf wahrgenommene Gefahr aktiviert bleibt, und wie Mitgefühl dabei helfen kann.

Emotionale Trägheit

Wie die Vignette gezeigt hat, können wir untersuchen, wie Interaktionen zwischen Emotionen des alten Gehirns, Gedanken und Bildern des neuen Gehirns und körperlichen Empfindungen die Wirkung haben können, dass die Energie einer Emotion aufrechterhalten wird. Wenn zum Beispiel entweder im neuen oder im alten Gehirn eine Gefahr oder eine Bedrohung wahrgenommen wird (über einen Gedanken wie *Sie mag mich nicht* oder einen früher konditionierten Auslöser einer Wahrnehmung von Gefahr wie das Riechen eines Rasierwassers, das ein Vergewaltiger benutzt hat), kann das Emotionen der Angst oder Wut triggern. Diese können ihrerseits Gedanken und innere Bilder, die mit der Emotion assoziiert werden, sowie körperliche Empfindungen von Erregung und Spannung (Herzklopfen, Zittern, angespannter Kiefer, verspannte Schultern und so weiter) auslösen. Wenn es zu solchen Kaskaden von Erfahrungen kommt, kann jedes Element des Systems (neues Gehirn, altes Gehirn, körperliche Erfahrung) dazu dienen, die anderen zu aktivieren, und damit die anhaltende emotionale Reaktion schüren. Bilder und Gedanken des neuen Gehirns, körperliche Erfahrungen und die Umwelt, in der wir sind (die ihrerseits von emotional gesteuerten Verhaltensweisen geformt sind, können alle als andauernde Inputs für das alte, emotionale Gehirn dienen – zum Guten oder zum Schlechten.

Dieses Wissen kann für Klienten nützlich sein, da man einen großen Teil der Arbeit in der Therapie (und als Hausaufgabe) als Arbeit mit verschiedenen Inputs für das emotionale Gehirn beschreiben kann. Wir arbeiten daran, auf mitfühlende Art zu denken und mitfühlende Bilder zu entwickeln, die uns helfen können, uns sicher und nicht bedroht zu fühlen. Wir versuchen hilfreiche Möglichkeiten zu finden, wie man mit Situationen umgehen kann, statt unter dem Einfluß einer Wahrnehmung von Gefahr in Grübelei zu verfallen. Wir arbeiten daran, Möglichkeiten von Verhalten zu entwickeln, die dazu dienen können, effektiv unsere Bedürfnisse zu erfüllen. Und wir arbeiten mit dem Körper, um uns zu helfen, eher Ausgeglichenheit zu finden statt Panik.

Wenn ich diese Diskussion anrege, finde ich es manchmal hilfreich, sie auf einem Blatt Papier oder an einer Tafel oder Flipchart zu illustrieren. Ich beginne damit, dass ich den groben Umriss eines Gehirns zeichne. Dann markiere ich einen roten Bereich in der Mitte des Gehirns, etwa da, wo der limbische Bereich ist, um das alte Gehirn darzustellen. Dann zeichne ich einen Kasten um das vordere Viertel des Gehirns, das sind die Denkzentren des neuen Gehirns. Wenn wir dann die Dinge besprechen, zeichne ich Pfeile vom emotionalen Gehirn zum „Denkkasten" des neuen Gehirns ein und dann zurück. Damit will ich den zyklischen Charakter der Art und Weise veranschaulichen, wie das alte und das neue Gehirn interagieren und so eine andauernde emotionale Reaktion schüren können. Solche Pfeile kann man auch zum Körper hin und vom Körper zurück eintragen und so veranschaulichen, wie körperliche Reaktionen ein Teil des Zyklus sein können, der eine Emotion aufrechterhält.

Besänftigender Atemrhythmus

Wie oben erwähnt sind unsere Emotionen zum großen Teil Ergebnis impliziter Verarbeitungssysteme, die auf eine Vielfalt an Inputs reagieren – auf Informationen, die durch unsere Sinne aus der Außenwelt kommen, andere Informationen, die aus den neueren Teilen des Gehirns kommen, die Gedanken und Bilder produzieren, und auf Informationen, die aus dem Körper kommen. Immer mehr entdecken wir, dass die Arbeit mit diesem Input aus dem Körper eine sehr große Rolle dabei spielen kann, wenn man Klienten hilft, ihre Emotionen in ein Gleichgewicht zu bringen. Eine der ersten Interventionen, die wir bei der CFT einführen, zielt daher besonders auf den Körper. Bei der CFT nennen wir sie *besänftigender Atemrhythmus*, und sie besteht darin, dass man die Atmung absichtlich verlangsamt.

Bei dieser Form der Atmung leitet man Klienten an, das Tempo ihrer Atmung zu verlangsamen und ihre Aufmerksamkeit auf die Empfindung der Verlangsamung zu richten. Es ist wichtig zu sehen, dass dies eine andere Form als achtsames Atmen ist, die wir unten in Kapitel 7 einführen. Bei der achtsamen Atmung richtet man die Aufmerksamkeit auf den normalen Prozess der Atmung, um sie da zu verankern, und bringt sie immer wieder zur Atmung zurück. Beim besänftigenden Atemrhythmus liegt der Fokus darauf, ein Gefühl der *Verlangsamung* hervorzurufen – den Körper langsamer werden zu lassen und den Geist langsamer werden zu lassen. Das kann Klienten helfen, die Intensität von Emotionen, die von der Wahrnehmung einer Gefahr oder Bedrohung ausgelöst werden, durch die Aktivierung des parasympathischen Nervensystems zu mildern. Dann können sie anfangen, sich von der Trägheit wegzubewegen, die durch das Zusammenwirken von altem Gehirn, neuem Gehirn und Körper bedingt ist und die diese Emotionen steuert. Schauen wir uns an, wie man einem Klienten diesen besänftigenden Atemrhythmus vermitteln könnte:

Besänftigender Atemrhythmus

Ich möchte Ihnen jetzt eine Übung vorstellen, die besänftigender Atemrhythmus heißt. Die Übung besteht darin, dass man Körper und Geist langsam werden läßt, indem man mit der Atmung arbeitet. Dabei verlangsamt man die Atmung und richtet die Aufmerksamkeit auf die Empfindung dieser Verlangsamung.

• Beginnen Sie damit, dass Sie eine aufrechte Haltung einnehmen, mit beiden Füßen flach auf dem Boden, die Hände vielleicht im Schoß gefaltet. Den Kopf halten Sie aufrecht und würdevoll, aber entspannt. Wenn Sie mit der Übung vertrauter sind, werden Sie sie in allen möglichen Situationen und Körperhaltungen anwenden können, wir beginnen aber so, in einer schönen, bequemen, aufrechten Haltung.

- Wenn Sie möchten, können Sie die Augen schließen. Richten Sie Ihre Aufmerksamkeit auf die Empfindung, wie Ihr Atem in Ihren Körper eintritt und ihn verläßt. Nehmen Sie einfach die Empfindung Ihrer Atmung wahr. (Halten Sie zehn bis zwanzig Sekunden inne.)

- Jetzt lassen Sie die Atmung langsamer werden. Lassen Sie die Atemfrequenz langsamer werden, dabei nehmen Sie sich vier bis fünf Sekunden für das Einatmen, halten einen Moment an und nehmen sich dann vier bis fünf Sekunden für das Ausatmen. Tief einatmen – 1 – 2 – 3 – 4. (Ein Moment Pause.) Dann langsam ausatmen – 1 – 2 – 3 – 4.

- Nehmen Sie sich ein paar Minuten Zeit und atmen Sie in dieser Weise. Während Sie das tun, richten Sie Ihre Aufmerksamkeit, auf die Empfindung des Verlangsamens, auf das, was Sie empfinden, wenn Sie den Körper verlangsamen, den Geist verlangsamen. Wenn diese Atemfrequenz zu gering ist, schauen Sie, ob Sie eine Frequenz finden können, die für Sie angenehm und beruhigend ist. Es geht darum, so zu atmen, dass es verlangsamend und beruhigend wirkt.

- (Warten Sie etwa zwei Minuten oder so lange, wie Sie die Übung machen möchten. Das Timing sollte daran orientiert sein, dass die Übung für den Klienten zu einer erfolgreichen Lernerfahrung wird – nicht eine aversive, bei der er sich in Gedanken verliert, wie unangenehm sie ihm ist. Wenn deutlich ist, dass der Klient Widerstand empfindet, kann man mit dreißig Sekunden beginnen.)

- Wenn Sie soweit sind, lassen Sie Ihre Atmung zu Ihrer normalen Frequenz zurückkehren und öffnen Sie langsam die Augen. (Warten Sie, bis die Augen des Klienten offen sind.) Schauen wir uns an, wie diese Übung für Sie war.

Wenn die Übung mit dem besänftigenden Atemrhythmus beendet ist, nehmen wir uns ein paar Minuten Zeit und besprechen mit dem Klienten, wie er die Übung erlebt hat. Wie bei allen Entspannungsübungen ist die Wirkung dieser Übung um so größer, je häufiger man sie macht. Daher sollte man nicht erwarten, dass die Klienten sofort von dramatischen Wirkungen berichten. Man kann erklären, dass diese Verlangsamung der Atmung in dieser Weise die Emotionen in Verbindung mit Bedrohungsgefühlen nicht verschwinden läßt. Sie kann sie aber *mildern* und Raum dafür entstehen lassen, dass andere Dinge passieren (wie die achtsame Beobachtung von Gedanken und Emotionen und der Übergang zu einer mitfühlenden Denkweise). Normalerweise gebe ich die Übung mit dieser Art Atmung nach der ersten Sitzung als Hausaufgabe – dabei lasse ich Klienten zwei- bis dreimal täglich dreißig Sekunden lang üben. Man muß mit den Klienten besprechen, wie sie sich selbst daran erinnern können, die Übung zu machen, da das größte Hindernis häufig darin besteht, dass sie einfach vergessen wird. Ein Handy-Timer kann als Erinnerung an die Übung dienen, aber auch eine feste Zeit (zum Beispiel eine bestimmte Tageszeit oder – wenn jemand regelmäßig fernsieht – die erste Werbeeinblendung in jeder Sendung). Die Übung mit dem besänftigenden Atemrhythmus ist auch eine schöne Gelegenheit, die Idee zu vermitteln, dass zur Therapie regelmäßige Praxis zuhause gehört, und den Umgang mit Hausaufgaben einzuüben – fast jeder kann sich ein paarmal am Tag dreißig Sekunden Zeit zum Üben nehmen. Dies ist eine Gelegenheit, eine schöne Routine einzuführen, bei der man zu Beginn jeder Sitzung bespricht, wie das Üben zuhause war. Man kann als positive Verstärkung Anerkennung zum Ausdruck bringen, dass zuhause geübt wurde, und dann gemeinsam mit Klienten daran arbeiten, wie sie eventuell aufgetretene Hindernisse überwinden können und ihnen dann helfen, im weiteren Verlauf der Sitzung einen neuen Übungsplan für zuhause zu entwickeln.

Aufgrund von Konditionierung durch Trauma oder andere Faktoren fokussieren einige Klienten vielleicht nicht gern auf die Atmung oder den Körper. Wenn das der Fall ist, sollte man nicht versuchen, die Übung zu einem Expositionsversuch zu machen (was man dann gut später untersuchen kann). Das Ziel ist hier, ihnen zu helfen, ihre Aufmerksamkeit auf eine *beruhigende* Weise zu fokussieren. Diesen Klienten könnte man eine der vielen hervorragenden Übungen der Progressiven Muskelrelaxation anbieten, die man entwickelt hat. Oder man arbeitet mit ihnen daran, dass sie etwas finden, worauf sie ihre Aufmerksamkeit richten können, das beruhigend wäre. (Eine Gruppe von Paul Gilbert hatte einmal die Idee, Tennisbälle zu halten und sich auf die Textur ihrer Oberfläche zu konzentrieren.) Es kommt darauf an, dass man Möglichkeiten für die Klienten findet, dass sie ihre Aufmerksamkeit auf eine Weise auf etwas richten können, die sie tröstet oder beruhigt und die mit keinem besonderen Aufwand an Zeit und Anstrengung verbunden ist.

ZUSAMMENFASSUNG

In diesem Kapitel haben wir Möglichkeiten angeschaut, wie man Klienten helfen kann, die Art und Weise zu betrachten, wie sich ihr Gehirn in der Evolution entwickelt hat und wie das zu Problemen für sie führen kann. Ziel ist es anzufangen, eine Veränderung zu unterstützen: statt sich selbst (und andere) wegen ihrer Emotionen und Reaktionen zu verurteilen und zu attackieren, diese Gewohnheiten durch ein von Neugier bewegtes *Verstehen* zu ersetzen, wie und warum ihr Gehirn (und ihr Geist) so funktioniert, wie es das tut. Im nächsten Kapitel werden wir diese Diskussion vertiefen und diese Systeme zur Regulierung von Emotionen zu untersuchen, die in der Evolution entstanden sind. Ferner wird thematisiert, wie die Evolution diese Systeme so geformt hat, dass sie unseren Geist und unseren Körper auf sehr verschiedene Weise organisieren.

Mitfühlendes Verstehen:

Drei Arten von Emotionen

Wie wir gesehen haben, wird bei der CFT das Fundament für Selbstmitgefühl dadurch gelegt, dass man Klienten hilft, ihre Probleme vor
dem Hintergrund der Weise zu verstehen, wie unser Gehirn und unser
Geist funktionieren. In Kapitel 4 haben wir untersucht, wie die komplizierte Dynamik zwischen dem alten Gehirn, dem neuem Gehirn und
dem Körper dazu führen kann, emotionale Reaktionen sogar dann zu
perpetuieren, wenn die Ereignisse, die sie ausgelöst haben, schon lange
vorbei sind. In diesem Kapitel stellen wir ein Modell der Emotionen vor,
das uns erlaubt, das Verständnis unserer Klienten dafür, warum und wie
ihre Emotionen so funktionieren, wie sie funktionieren, und wie dies im
Kontext der Evolution Sinn macht, schnell zu vertiefen.

Die moderne Forschung in Affektiver Neurowissenschaft hat eine
Reihe grundlegender Systeme zur Regulierung von Emotionen identifiziert, die sich beim Menschen und anderen Säugetieren entwickelt

haben (z. B. Panksepp & Biven, 2012: LeDoux,2001). Die CFT stützt sich auf diese Forschung und hat darauf basierend ein Modell der Emotionen formuliert, das Klienten hilft, ihre Gefühle und Erfahrungen, die mit ihnen zusammenhängen, als das Ergebnis menschlicher Evolution zu verstehen. So können Klienten Emotionen wie Furcht, Angst oder Wut *als Teil dessen* verstehen, *was ihren Ahnen überleben geholfen hat*, und müssen sie nicht *als Fehler oder Schwäche* sehen. Wenn Klienten den Arterhaltungswert von Emotionen und Motiven für unsere Ahnen sehen, können sie beginnen zu sehen, dass es vollkommen Sinn macht, wie diese Erfahrungen in uns wirken. Diesen Prozess – mit dem man Klienten hilft, ihre Emotionen, Motive und Probleme aus der Perspektive der Evolution zu betrachten – bezeichnet man manchmal auch als *evolutionäre funktionale Analyse* (Gilbert, 2014).

Emotionen und das Modell der drei Kreise

Bei der CFT werden die Emotionen entsprechend ihren Funktionen, die sich während der Evolution entwickelt haben, drei Regulationssystemen zugeordnet, wie Abb. 3 zeigt. Als erstes haben wir die Emotionen wie Wut, Angst und Ekel, deren Funktion darin besteht, Gefahren zu identifizieren und auf sie zu reagieren (dies ist das System zum Schutz vor Gefahr oder kurz das „Bedrohungssystem"). Die Emotionen des zweiten Systems, das Antrieb und den Erwerb von Ressourcen reguliert (das „Antriebssystem"), motivieren uns, Ziele zu verfolgen und uns Ressourcen zu verschaffen, und sie belohnen uns, wenn wir das erreichen. Die Emotionen des Systems, das für Sicherheit, Beruhigung und Zufriedenheit zuständig ist (das „Sicherheitssystem"), helfen uns, uns sicher, friedlich und ruhig zu fühlen, wenn wir weder Gefahren abwehren müssen noch Ziele anzustreben brauchen. Schauen wir uns die Systeme im Einzelnen an.

Drei Arten von Affekt-Regulationssystemen

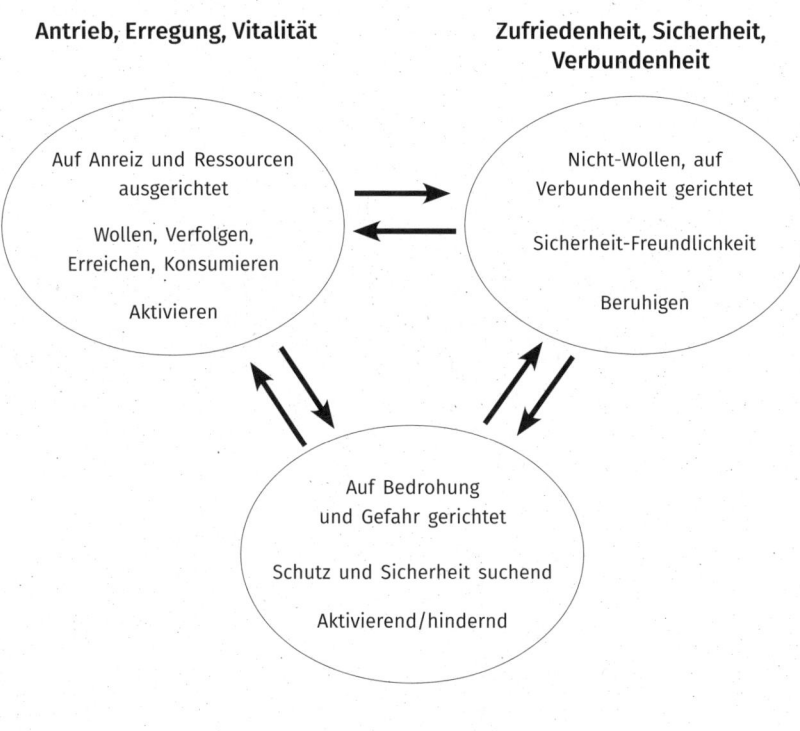

Antrieb, Erregung, Vitalität

Auf Anreiz und Ressourcen
ausgerichtet

Wollen, Verfolgen,
Erreichen, Konsumieren

Aktivieren

**Zufriedenheit, Sicherheit,
Verbundenheit**

Nicht-Wollen, auf
Verbundenheit gerichtet

Sicherheit-Freundlichkeit

Beruhigen

Auf Bedrohung
und Gefahr gerichtet

Schutz und Sicherheit suchend

Aktivierend/hindernd

Wut, Angst, Ekel

Abb. 3:   Drei Arten von Affekt-Regulationssystemen. Aus: Gilbert, P. (2011). *Mitgefühl: Wie wir Mitgefühl nutzen können, um Glück und Selbstakzeptanz zu entwickeln und es uns wohl sein zu lassen.* Freiburg im Breisgau: Arbor Verlag

Das Bedrohungssystem

Das Bedrohungssystem hat mit Emotionen zu tun, die uns auf wahrgenommene Gefahren hin ausrichten und uns dabei helfen, Dinge, die uns schaden können, zu erkennen und auf sie zu antworten. Zu diesem System gehören viele Emotionen, mit denen Klienten Probleme haben können, darunter Wut, Furcht, Angst und Ekel. Das Bedrohungssystem erkennt Gefahren sehr schnell und aktiviert starke Gefühlsausbrüche, die uns alarmieren, auf wahrgenommene Gefahren hin ausrichten und uns zum Handeln motivieren – zu Kampf, Flucht oder Erstarrung bzw. Unterwerfung (Gilbert, 2013).

Die Forschung hat gezeigt, dass wir Informationen, die sich auf Gefahren beziehen, vorrangig verarbeiten, wobei negative Informationen unsere Aufmerksamkeit und unser Gedächtnis stärker ansprechen als positive (Baumeister, Bratslavsky, Finkenaurer & Vohs, 2001). Auf Gefahren bezogene Emotionen organisieren uns auf machtvolle Weise und verengen unsere Aufmerksamkeit, unser Denken, unsere inneren Bilder und unsere Motivation auf die Gefahrenquelle, und zwar auf eine „klebrige" Weise – wir müssen uns anstrengen, um uns von diesen Emotionen zu lösen, selbst wenn wir es wollen. Aus einer evolutionären Sicht macht es Sinn, dass diese Emotionen so angelegt sind, dass sie andere, positivere Erfahrungen verdrängen können, denn unsere Vorfahren waren mit einer rauen Welt konfrontiert, die voll von sehr realen Gefahren war. Diese Vorfahren konnten vor allem deshalb überleben und ihre Gene an uns weitergeben, weil sie diese durch die Wahrnehmung von Gefahren ausgelösten Emotionen besaßen. Das hat dazu geführt, dass wir ein Gehirn haben, das über die Funktion von Strukturen wie der Amygdala und der Hypothalamus-Hypophysen-Nebennierenrinden-Achse der Verarbeitung von Gefahr den Vorrang gibt (LeDoux, 2001). Die genannten Emotionen wurden von der Evolution so angelegt, dass sie starke Effekte in uns auslösen, und sie wirken nach dem Prinzip „Vorsicht ist besser als Nachsicht". Lernen an Gefahren funktioniert sehr effektiv, sodass viele Klienten ein sehr hohes Maß an Leiden erleben, das auf ein einziges bedrohliches Ereignis zurückgeht.

Wie im vorigen Kapitel besprochen, erlauben uns die Fähigkeiten des neuen Gehirns wie Fantasie, Bedeutungszuschreibung und Grübeln, dieses System auch in Abwesenheit einer echten äußeren Gefahr aktiviert zu halten. Durch die Aktivität des neuen Gehirns, das Menschen ermöglicht, mentale Verknüpfungen zu bilden, die weit über die ursprünglichen Lernerfahrungen hinausgehen, kann eine auf eine starke erste Erfahrung zurückgehende Angst viele Bereiche des Lebens unserer Klienten beeinflussen. In diesem Sinn erlauben neue Fortschritte in unserem Verständnis von Lernen wie die Bezugsrahmentheorie (Hayes, Barnes-Holmes & Roche, 2001; Törneke, 2010) erschütternde Schlussfolgerungen darauf, wie Erfahrungen von Gefahr und Bedrohung in unserem Denken vergrößert und vervielfacht werden können. (In Kapitel 6 gehen wir näher darauf ein.) Wenn dieses System mit den zwei anderen System im Gleichgewicht ist, hilft uns das Bedrohungssystem, uns potenzieller Gefahren und Hindernisse bewusst zu sein, mit denen wir umgehen müssen, damit sich unser Leben weiter in die erwünschte Richtung bewegen kann. Dieses System kann jedoch leicht überproportional viel mentale Energie absorbieren. Daher muss man Klienten unterstützen, ein Gleichgewicht zu finden, wenn sie lange in Zuständen von Gefahr oder Bedrohung gelebt haben.

Das Antriebssystem

Unsere Vorfahren mussten sich nicht nur gegen Gefahren verteidigen, sie mussten sich auch die Dinge verschaffen, die sie zum Überleben und für ihren Wohlstand brauchten – Dinge wie Nahrung, Unterkunft, eine gewisse Behaglichkeit, Partner und soziale Stellung. Dies ist die Aufgabe des Systems, das Antrieb und Erwerb von Ressourcen reguliert (oder kurz des „Antriebssystems"), das mit Gefühlen wie Erregung, Lust und Ehrgeiz verbunden ist. Mittels der Wirkung chemischer Substanzen wie Dopamin lässt uns das System Gelegenheiten wahrnehmen, Ziele zu verfolgen und Ressourcen zu erwerben. Es hilft uns, unsere Aufmerksamkeit darauf zu richten und darauf ausgerichtet zu bleiben, sie zu verfolgen, und es ist mit angenehmen Empfindungen verbunden, wenn Ziele erreicht werden (Gilbert, 2011; 2013). Wie das Bedrohungssystem kann dieses System sehr aktivierend und motivierend sein und unsere Aufmerksamkeit stark zu dem hin orientieren, was wir verfolgen – was auch problematisch sein kann, wenn das blinde Verfolgen unserer Ziele für andere oder für uns selbst schädlich ist. Man kann auch ein starkes Verlangen nach den sporadischen Schüben von Lust entwickeln, die sich einstellen, wenn Ziele erreicht werden. Das ist wahrscheinlich ein Grund, weshalb zum Beispiel Videospiele so süchtig machen können. Wenn es jedoch mit den zwei anderen Systemen im Gleichgewicht ist, hilft uns das Antriebssystem, dabeizubleiben, wichtige Lebensziele aktiv zu verfolgen.

Das Sicherheitssystem

Wenigstens in westlichen Kulturen sind Klienten wahrscheinlich mit emotionalen Erfahrungen vertraut, die mit diesen beiden Systemen verbunden sind. Erfahrungen von Gefahr und von Erregung sind stark motivierend, eine Tatsache, die von der Werbung und von politischen Gruppen ausgiebig genutzt wird, um Leute für ihre Produkte und Programme zu aktivieren. Diese Emotionen sind wichtig, aber sie können auch zu Problemen führen, wenn die Systeme nicht im Gleichgewicht sind. Es gibt eine schöne Übereinstimmung mit dem, was in der buddhistischen Psychologie als die Quellen von Leid beschrieben wird: Verhaftetsein *(Attachment)* (ich greife nach dem, was ich will) und Vermeiden (ich gehe weg von dem, was ich nicht will).

Anders als diese Systeme, die uns aktivieren, ist das Sicherheitssystem mit Gefühlen von Sicherheit, Ruhe, Frieden und Zufriedenheit verbunden. Diese Emotionen helfen, eine Balance zu finden, wenn es keine Gefahren gibt, die man abwehren muss, und keine Ziele, die man verfolgen muss. Emotionen der Sicherheit werden positiv erlebt, aber sie unterscheiden sich sehr von den aktivierenden Erfahrungen des Antriebssystems (Gilbert, 2011; 2013).

Wie sie vielleicht nach der Diskussion der Rollen des Therapeuten in Kapitel 2 vermuten, ist das Sicherheitssystem typischerweise mit Empfindungen der Zuneigung, der Akzeptanz, der Freundlichkeit und der Zugehörigkeit verbunden. Solche Interaktionen trösten und beruhigen uns und können uns helfen, uns sicher und ruhig zu fühlen. Durch die Wirkung chemischer Substanzen wie Oxytocin und der Endorphine können diese Interaktionen Stress reduzieren, sich auf Schmerzschwellen auswirken, die Funktionen des Immunsystems und der Verdauung beeinflussen und die Aktivierung der Bedrohungsreaktion in der Amygdala reduzieren. (Gilbert, 2013; Depue & Morrone-Strupinsky; 2005). Im Gegensatz zu einem Denken, das genau auf Gefahr oder Ziele fokussiert ist, können wir unsere Aufmerksamkeit, wenn wir uns sicher fühlen, als entspannt und reflektiert erleben, und dazu neigen, neugierig und erforschend, interessiert, prosozial und altruistisch zu sein (Gilbert, 2011, 2013). Genährt von einem warmen Kontakt mit anderen Menschen hilft uns das Sicherheitssystem, die anderen zwei Systeme ins Gleichgewicht zu bringen und offen, freundlich und besonnen auf das Leben zuzugehen.

Die Verknüpfung des Sicherheitssystems mit sozialer Verbundenheit konfrontiert Therapeuten einerseits mit Herausforderungen und bietet andererseits Möglichkeiten. Leider kommen viele Klienten mit Lebensgeschichten mit schwierigen Bindungen oder zwischenmenschlichem Trauma zu uns und haben gelernt, sich in Beziehung und Kontakt mit Menschen *unsicher* zu fühlen. Nähe wird dann nicht mit Sicherheit, sondern mit Gefahr assoziiert. Dies konfrontiert uns mit einem primären Problem – was tun, wenn die Erfahrung Klienten gelehrt hat, gerade die Beziehungen zu fürchten, die ihnen (aus der Sicht der Evolution) helfen sollten, sich sicher zu fühlen? Wie wir sehen werden, macht die Verknüpfung von Sicherheit und sozialem Kontakt den Therapieraum zu einem perfekten Laboratorium, um genau dieses Problem anzugehen. Wenn sie geschickt durchgeführt wird, kann Therapie genutzt werden, um Klienten zu helfen, das Sicherheitssystem zu aktivieren und sich den Gefahrenquellen in ihrem Leben und in ihrem Denken zu stellen.

Wie wir unsere Erfahrung organisieren

Wenn man viel Zeit in CFT-Kreisen verbringt, hört man Therapeuten häufig davon reden, dass verschiedene Emotionen und Motive „das Denken organisieren". Es kann sehr nützlich sein, wenn wir Klienten mit diesem Konzept vertraut machen, indem wir ihnen helfen, das Drei-Kreise-Modell zu verstehen. Das Diagramm in Abb. 4 veranschaulicht, was wir damit meinen.

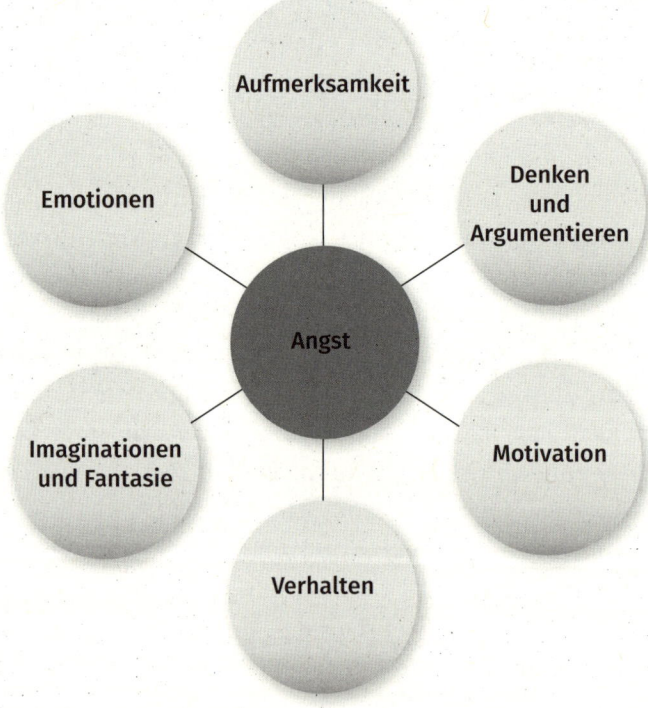

Abb. 4: **Wie das Bedrohungssystem das Denken organisiert.** (Aus Kolts, R. (2012). *Schließe Freundschaft mit Deiner Wut.* Freiburg i. Br.: Arbor Verlag.)

Die Idee ist, dass verschiedene Emotionen (wie Wut, Erregung und Begeisterung, Sicherheit) und mit ihnen zusammenhängende Motive (wie Aggression, Konkurrenz, Verbundenheit) mit deutlich unterschiedenen Mustern der Aufmerksamkeit, der gefühlten Emotionen, des Denkens und des Argumentierens, von inneren Bildern, der Motivation und des Verhaltens verbunden sind. Dieses Diagramm kann man verwenden, um mit Klienten einen Sokratischen Dialog zu führen. Dabei können sie sehen, wie sich diese Emotionen in ihnen auswirken, und wie dies mit den evolutionären Ursprüngen der Emotionen zusammenhängt. Schauen wir uns ein Fallbeispiel an:

THERAPEUT: Jenny, wir haben jetzt die drei Kreise eingeführt, und ich möchte ein bisschen darüber sprechen, wie sich diese Emotionen in uns auswirken. Bei der CFT spricht man davon, dass verschiedene Emotionen das „Denken auf verschiedene Weise organisieren" können, wie ich mit diesem „Spinnendiagramm" hier *(zeigt auf das Diagramm)* gezeigt habe – auch wenn das ein dummer Name ist, weil es nur sechs Beine hat.

JENNY: *(Nickt.)*

THERAPEUT: Zusätzlich zu den Gefühlen, die wir mit verschiedenen Emotionen bekommen, nehmen wir auch Unterschiede dabei wahr, wie wir aufmerksam sind, wie wir über Dinge denken und Dinge fantasieren, wenn diese Emotionen in uns aufsteigen *(Zeigt nacheinander auf die Kreise im Diagramm mit „Aufmerksamkeit", „Denken und Argumentieren" und „Bilder und Fantasie".)* Sie beeinflussen auch das, was wir tun wollen *(zeigt auf „Motivation")* und was wir tatsächlich tun *(zeigt auf „Verhalten")*. Bei jeder Emotion, die wir fühlen, passiert also eigentlich ziemlich viel – weshalb man so leicht in einem Gefühl hängenbleiben kann. Macht das Sinn?

JENNY: *(Nickt.)* Es ist ungefähr so wie das, worüber wir das letzte Mal gesprochen haben – dass verschiedene Gedanken verschiedene Gefühle in Gang setzen können, die dann wieder mehr Gedanken auslösen.

THERAPEUT: *(Lächelt.)* Genau. Wir werden jetzt anschauen, wie Ihr Bedrohungssystem und Ihr Sicherheitssystem Ihr Denken auf sehr unterschiedliche Weise organisieren. Nehmen wir als erstes eine Situation, in der Sie sich sehr bedroht gefühlt haben. Von ein paar solcher Situationen haben Sie erzählt – von Ängsten, mit Freunden zu einer sozialen Veranstaltung zu gehen, oder Angst davor, dass Sie in der Klasse aufgerufen werden. Möchten Sie eine dieser Situationen nehmen?

JENNY: Wie ist es mit Ausgehen mit Freunden?

THERAPEUT: Klingt gut. Könnten Sie kurz eine Situation beschreiben, die bei Ihnen Gefühle auslöst, bedroht zu sein?

JENNY: Sicher – eine ist gerade neulich passiert. Ein paar Mädchen, die neben mir wohnen, haben vorbeigeschaut und mich gefragt, ob ich mit ihnen diesen Freitagabend ausgehen wollte, zum Beispiel gemeinsam essen oder in eine Bar. So etwas.

THERAPEUT: Perfekt. Arbeiten wir uns jetzt um das Spinnendiagramm herum. Welche Emotion sollen wir hier in der Mitte eintragen.

JENNY: Ganz sicher Furcht oder extreme Angst.

THERAPEUT: *(Schreibt „Furcht/Angst" in die Mitte des Kreises.)* Gut, fangen wir also mit dem Kreis „gefühlte Emotion" an. Anfangs kann es nützlich sein, wenn man schaut, wie sich Emotionen im Körper anfühlen.

JENNY: Als sie mich gefragt haben, habe ich Herzklopfen bekommen und hatte Mühe, mich zu konzentrieren. Es ist so, als würde die Welt um mich ganz eng werden. Irgendwie habe ich nur

genickt und gesagt, ich würde mich melden. Als sie wegge-
gangen waren, habe ich mich ein bisschen beruhigt, aber ich
war wirklich angespannt und hatte Angst. Sogar jetzt fällt es
mir schwer, daran zu denken.

THERAPEUT: Sprechen wir darüber – was Sie darüber denken. Welche
Gedanken tauchen auf, wenn Sie Angst davor haben auszugehen?

JENNY: Als wenn ich es tun möchte, aber auch, dass ich es wirklich
nicht tun will. Ich glaube, dass es jedem normalen Menschen
Spaß machen würde, aber dass ich es vermasseln würde. Ich
denke an all die Millionen Dinge, die schief gehen könnten.
Ich habe sogar Gedanken, dass sie mich nicht wirklich dabei
haben wollen – dass sie mich nur einladen, damit sie sehen
können, wie ich mich winde, oder um jemanden zu haben,
über den sie sich lustig machen können.

THERAPEUT: Es klingt so, als könnten diese Gedanken von ein paar ziemlich mächtigen Bildern begleitet sein. Was stellen Sie sich vor,
wenn Sie Angst haben?

JENNY: Dass ich etwas Dummes machen werde – dass ich das Falsche anhabe, etwas Falsches sage, was immer – und dass sie es
bereuen werden, dass sie mich mitgenommen haben. Dass sie
später über mich reden werden, sich über mich lustig machen
oder sogar beschließen, dass sie mich nicht dabei haben wollen und mich allein an der Bar zurücklassen *(Wirkt ängstlich.)*

THERAPEUT: Das klingt schrecklich. Was möchten Sie tun oder was haben
Sie vor, wenn Sie in diesem Zustand sind? Was tun Sie dann
normalerweise?

JENNY: Ich möchte einfach nur aufhören, darüber nachzugrübeln, auf-
hören, so zu fühlen. Deshalb steige ich normalerweise aus …
Sage ihnen, dass mir eingefallen ist, dass ich in der nächsten
Woche eine große Prüfung vor mir habe oder etwas Ähnliches.

THERAPEUT: Diese ganze Sache *(zeigt auf das Spinnendiagramm)* ist also darauf ausgerichtet, wie schlimm dies ausgehen könnte, und das motiviert Sie, der Situation zu entkommen – und das ist es, was Sie normalerweise tun würden?

JENNY: *(Hält kurz inne, mit einem traurigen Gesichtsausdruck.)* Ja.

THERAPEUT: Wir können auch sehen, dass sogar die *Erinnerung* an dieses bedrohliche Ereignis die Dinge in diesem Moment in einer bestimmten Weise organisiert – Sie haben Angst und sind angespannt, auf die Bedrohung fokussiert. Es ist fast so, als kämen diese Erfahrungen zusammen und kreierten eine ängstliche Version von Ihnen – ganz auf Furcht und Angst fokussiert. Klingt das richtig?

JENNY: Absolut richtig. Ich fühle mich sehr oft so.

THERAPEUT: Die „Ängstliche Jenny" war in der letzten Zeit also häufig da.

JENNY: Ganz sicher.

THERAPEUT: Wir wollen der Ängstlichen Jenny dafür danken, dass sie mit uns über ihre Sicht gesprochen hat, und schauen, ob wir die „Sichere Jenny" kennenlernen und erfahren können, wie ist.

JENNY: Würde ich gern. Ich weiß aber nicht, ob es eine „Sichere Jenny" gibt.

THERAPEUT: Gut, ich bin da, um Ihnen zu helfen, sie zu finden.

Wenn man Klienten beobachten hilft, wie sie von verschiedenen Emotionen sehr unterschiedlich beeinflusst werden, kann es manchmal nützlich sein, wenn man sie als „verschiedene Versionen des Selbst" bezeichnet. Damit drückt man aus, dass unsere körperliche Erfahrung, Aufmerksamkeit, Denken, inneren Bilder, Motivation und Verhaltensweisen je nach Emotion oder Motiv, die/das wir empfinden, sehr verschieden sein können. Es kann so aussehen, als wären wir unterschiedliche Menschen, wenn wir von diesen verschiedenen Emotionen erfasst sind. Wenn man Bezeichnungen wie „Ängstliche Jenny" verwendet, kann das den Klienten helfen zu sehen, dass dies nur eine Version des Selbst ist, so stark diese Erfahrungen auch sind. Sie können sehen, dass sie auch andere, anpassungsfähige Aspekte des Selbst entwickeln können (womit der Idee des mitfühlenden Selbst der Weg geebnet wird). Diese Bezeichnungen können auch mit darauf vorbereiten, die „Ängstliche Jenny" von dem gegenwärtigen Selbst zu unterscheiden, das in diesem Moment wahrnimmt – von dem Selbst, das die Emotion beobachtet und sich ihrer bewusst ist (statt von ihr erfasst zu sein), was ACT-Therapeuten als „Beobachter-Selbst" bezeichnen.

Jetzt, da Jenny gesehen hat, wie ihre Angst die Dinge beeinflusst, wollen wir anschauen, wie der Therapeut fortfahren könnte, um das Sicherheitssystem einzuführen. Bei solchen Übergängen ist es gut, ein wenig besänftigenden Atemrhythmus zu nutzen, um die Atmung zu verlangsamen, das parasympathische Nervensystem zu aktivieren und dem Klienten zu helfen, in einen inneren Zustand von Mitgefühl zu gelangen.

THERAPEUT: Jenny, da wir angeschaut haben, wie das Bedrohungssystem das Denken organisiert, wäre es jetzt, glaube ich, gut, wenn wir uns anschauen, wie das Denken ganz anders organisiert ist, wenn wir uns sicher fühlen. Wir möchten wissen, wie sich die „Sichere Jenny" anfühlt. Wie hört sich das an?

JENNY: Klingt so, als wäre es einen Versuch wert.

THERAPEUT: Fangen wir damit an, dass Sie etwa eine Minute lang in dem besänftigenden Rhythmus atmen. Wenn man auf diese Weise atmet, kann einem das helfen, die Dinge in ein Gleichgewicht zu bringen, wenn man vorher mit Bedrohungsgefühlen gearbeitet hat. Nehmen Sie sich ein paar Momente Zeit und verlangsamen Sie Ihre Atmung.

JENNY: *(Schließt die Augen, atmet langsamer.)*

THERAPEUT: Den Körper langsamer werden lassen … den Geist langsam werden lassen *(Wartet eine Minute.)*

THERAPEUT: Die Augen öffnen, in den Raum zurückkommen. *(Wartet ein paar Momente, bis Jennys Augen offen sind und sie sich orientiert hat.)* Wie war das?

JENNY: Besser.

THERAPEUT: Gut. Es ist gut, wenn man lernt, dass man in die Perspektive einer Emotion wie Angst hineingehen und genau anschauen kann, wie sie das Denken organisiert. Dann kann man sich entschließen, aus ihr heraus- und zurückzukommen. Beruhigende Atmung kann dabei wirklich helfen. Keine Sorge, wenn noch etwas von dieser Angst da ist – Sie haben lange Zeit damit verbracht zu lernen, Angst zu haben. Die „Ängstliche Jenny" hat ziemlich lange Zeit trainiert.

JENNY: *(Lächelt.)* Und wie!

THERAPEUT: Ich bin da, um dabei zu helfen. Schauen wir uns jetzt an, wie Gefühle der *Sicherheit* das Denken und den Körper beeinflussen. Können Sie sich an Zeiten erinnern, als Sie sich vollkommen sicher und entspannt gefühlt haben – vielleicht, wenn Sie mit jemandem zusammen waren, mit dem es Ihnen wirklich gut ging?

JENNY: *(Denkt etwa 20 Sekunden nach.)* Ja. Ich hatte eine Freundin in der High School. Sie hieß Sophie. Wir hatten so viel gemeinsam – sie hatte sogar auch Angst. *(Ihr Gesicht hellt sich auf, beginnt in einem ruhigen Tempo zu sprechen.)* Wir haben alle möglichen Sachen zusammen gemacht. Wir haben stundenlang telefoniert oder in einem Café gesessen und geredet. Manchmal waren wir zusammen am Strand oder waren irgendwo zusammen, wo es sich gerade ergab. Ich vermisse diese Zeit wirklich.

THERAPEUT: Das klingt wunderbar. Treffen Sie Sophie nicht mehr?

JENNY: Manchmal in den Ferien. Wir haben den Abschluss gemacht, und sie ist dann auf ein College gegangen, und ich auf ein anderes. In den ersten Monaten sind wir wirklich gut in Kontakt geblieben, und dann haben wir allmählich immer weniger miteinander gesprochen. Einfach viel zu tun, verstehen Sie?

THERAPEUT: Klar. Im Moment möchte ich darüber sprechen, wie Sie einmal mit Sophie zusammen waren und sich ganz sicher und gut gefühlt haben. Können Sie sich an so eine Situation erinnern?

JENNY: Ja. Da war dies eine Mal, als wir abends in unserem Lieblingscafé Mokkas geholt haben und an den Strand gegangen sind. Wir sind auf den Turm der Rettungsschwimmer geklettert und haben uns den Sonnenuntergang angeschaut. Wir saßen einfach da, in Decken gewickelt und haben stundenlang geredet. Es war wunderbar.

THERAPEUT: Das klingt wirklich wunderbar. Wie hat es sich angefühlt, wenn Sie sich an diese Situation erinnern und sich vorstellen, wieder da zu sein?

JENNY: Richtig entspannt, als gäbe es in der Welt nichts, worum ich mich kümmern müsste – einfach den Kaffee und den Sonnenuntergang über dem Meer genießen und reden.

THERAPEUT: Es klingt also so, als wäre Ihre Aufmerksamkeit weit offen gewesen – den Kaffee genießen, der schöne Sonnenuntergang, vielleicht der Anblick, Geräusche und Gerüche des Meeres?

JENNY: Ja, es war so schön da. Ich liebe das Meer.

THERAPEUT: Ich auch. Sie haben erwähnt, dass Sie und Sophie viel Zeit mit Reden verbracht haben. Worüber haben Sie gesprochen?

JENNY: Wir haben über alle möglichen Dinge gesprochen: wo wir das College besuchen wollten und welches Hauptfach wir wählen wollten. Was für einen Beruf wir haben wollten. Über Jungen, die wir mochten. Filme und Musik. Alle möglichen Dinge.

THERAPEUT: Schauen Sie, wie es sich anfühlt, wenn Sie das beschreiben. Dies ist ein vollkommenes Beispiel dafür, wie das Sicherheitssystem das Denken organisiert. Ich kann mir Sie einfach da vorstellen, wie Sie sich richtig gut fühlen. Die Aufmerksamkeit öffnet sich für all die wunderbaren Eindrücke um Sie herum. Das Denken ist offen und beweglich, in der Lage, über die Art Leben nachzudenken, die Sie zwei gern leben würden, und in der Lage, ihre Gedanken überall hingehenzulassen, wohin auch immer sie Sie getragen haben.

JENNY: Es war so schön.

THERAPEUT: Es *ist* schön. Nehmen Sie wahr, wie die Bilder – die Bilder in Ihrem Kopf – wirken, wenn Sie sich sicher fühlen. Sogar jetzt fühlt es sich tröstlich und beruhigend an, wenn Sie diese Erinnerung auftauchen lassen, oder?

JENNY: Es fühlt sich toll an. Ich vermisse diese Zeit.

THERAPEUT: Ich würde sie auch vermissen. Ich stelle mir vor, dass Ihre inneren Bilder damals beweglich und offen wie Ihre Gedanken waren – als Sie sich vorstellten, wie Ihre Zukunft sein würde, was Sie gern machen würden.

JENNY: Ja. Die Zukunft schien damals interessanter, ich war begeistert davon, auf das College zu gehen, obwohl es auch ein bisschen Angst gemacht hat.

THERAPEUT: Als Sie sich da mit Sophie sicher fühlten, konnten Sie sogar ein bisschen von etwas begeistert sein, das Ihnen auch ein bisschen Angst gemacht hat.

JENNY: Ja. Jetzt macht es fast nur Angst.

THERAPEUT: *(beruhigend)* Ja. *(Hält ein paar Momente lang inne.)* Aber als Sie an diese Zeit dachten, würden Sie sagen, dass Sie mit ein klein bisschen von dem in Kontakt kommen konnten, wie die „Sichere Jenny" war?

JENNY: *(nachdenklich)* Das konnte ich.

THERAPEUT: Schauen wir also, was wir darüber erfahren haben, wie verschiedene Emotionen das Denken organisieren. Sehen Sie, dass Ihre Aufmerksamkeit, Ihr Denken, Ihre inneren Bilder und Ihre Motivation, als wir die bedrohliche Situation angeschaut haben – Freunde fragen Sie, ob Sie mit ihnen ausgehen möchten –, alle sehr auf die wahrgenommene Gefahr konzentriert waren. All das war sehr fokussiert auf die Angst gerichtet, in Verlegenheit gebracht oder gedemütigt zu werden.

JENNY: *(Nickt nachdenklich.)* mmm-Hmm.

THERAPEUT: Und als wir dann diese Erinnerung an Sophie ans Licht geholt hatten, veränderte sich all das. Sie haben sich daran erinnert, wie Sie sich sicher, angenehm und verbunden gefühlt haben.

JENNY: *(Lächelt nachdenklich, nickt leicht.)*

THERAPEUT: Als Sie sich sicher fühlten, öffnete sich Ihre Aufmerksamkeit weit für die Dinge, die Ihnen an Ihrer Umgebung gefielen, für Ihre Zukunft, für die Dinge, die Sie in Ihrem Leben wollten… Ihre Gedanken und inneren Bilder waren auch beweglich und offen, als Sie sich die Art Leben vorstellten, das Sie gern leben wollten. Sie haben über alle möglichen Dinge geplaudert. Ihre Motivation war nicht mehr von dem Gefühl besetzt, Sie müssten sich schützen, und Sie konnten sich vorstellen, alle möglichen Dinge zu tun… sogar von etwas begeistert sein, das Ihnen auch ein bisschen Angst gemacht hat, wie das College besuchen. Sehen Sie, wie anders Ihr Denken organisiert war, als in dem Moment, als Sie sich bedroht fühlten? Sehen Sie, wie die „Sichere Jenny" war?

JENNY: Es war sehr viel offener und freier. Ich wünschte mir, ich fühlte das häufiger.

THERAPEUT: Wie wäre es, wenn wir daran arbeiteten?

JENNY: Klingt gut.

In dieser Vignette begleitet der Therapeut Jenny beim Erforschen, wie diese unterschiedlichen Emotionen ihr Denken beeinflussen. Dies geschieht auf zweierlei Weise – es wird untersucht, wie ihre Psyche in den Situationen, an die sie sich erinnert, ausgerichtet war, und es werden die affektiven Reaktionen angeschaut, die sie in der Gegenwart erlebt, weil die Erinnerungen auftauchen. Wir sind zwar primär auf die erstgenannten Situationen fokussiert (und untersuchen, wie Aufmerksamkeit, Denken, innere Bilder, Motivation und so weiter während verschiedener affektiver Zustände von Gefahr und Sicherheit geregelt sind); es hilft aber zu beachten, wie diese Erinnerungen gegenwärtige Emotionen beeinflussen, den Weg für zukünftige Imaginationsübungen und für ein Verstehen des Gedächtnisses als machtvollen Stimulus für das emotionale Gehirn zu ebnen.

Der Therapeut regt Jenny an, Erinnerungen aufsteigen zu lassen, die mit Bedrohung und mit Sicherheit zu tun haben, und leitet sie an bei der Erforschung der unterschiedlichen Wege, wie diese Emotionen ihre Erfahrung beeinflussen. Mehrfach spiegelt er ihre Gefühle und bestätigt sie mit Aussagen, wodurch ihre affektive Erfahrung vertieft und die Beziehung zwischen Klientin und Therapeut verstärkt wird. Wenn Jenny beginnt abzuschweifen (zum Beispiel, als sie ein wenig traurig-sehnsüchtig wird, weil sie „diese Momente" vermisst, Bedauern über den Verlust der Beziehung mit Sophie ausdrückt oder bemerkt, dass Dinge jetzt „einfach Angst machen"), bestätigt der Therapeut einfühlsam ihre Erfahrung und bringt sie dann schnell zum gegenwärtigen Fokus der Untersuchung zurück. Der Therapeut versucht auch, Sicherheit in der therapeutischen Beziehung herzustellen mithilfe von Aussagen, die Wärme, Zuversicht und Bereitschaft zur Unterstützung vermitteln: „Deshalb bin ich hier, um Ihnen zu helfen, damit zu arbeiten." „Wie wäre es, wenn wir daran arbeiteten?" Wir besuchen wieder die „Ängstliche Jenny", diesmal begleitet von der „Sicheren Jenny". Das spiegelt die Vorstellung wider, dass starke Emotionen und Motive in uns verschiedene Versionen des Selbst ausbilden können – als Versionen, die man verstehen und wertschätzen und die man selektiv stärken kann, wenn man das will. Damit schafft man die Voraussetzungen für die Arbeit mit dem mitfühlenden Selbst, wenn man daran arbeitet, eine Perspektive zu entwickeln und zu stärken, die mitfühlend, freundlich, weise und stark ist.

Wie ist es mit Traurigkeit?

Sie haben vielleicht bemerkt, dass wir bei der Besprechung der drei Systeme zur Regulierung von Emotionen nicht wirklich über Traurigkeit gesprochen haben. Traurigkeit ist eine interessante Emotion, die innerhalb der drei Systeme schwer zu kategorisieren ist, weil sie nicht leicht hineinpasst. Während man Traurigkeit insofern als bezogen auf Gefahr sehen kann, als sie oft mit Erfahrung von Verlust oder Enttäuschung verknüpft ist, unterscheidet sich ihr physiologisches und psychologisches Profil sehr von den anderen Emotionen, die mit Bedrohung zu tun haben. Deren Profil ist von gesteigerter Erregung, Spannung und einer Verengung von Denken und Aufmerksamkeit gekennzeichnet. Im Gegensatz dazu sind für Traurigkeit niedrigere Erregungslevels charakteristisch, und Denken und Aufmerksamkeit sind manchmal offener – zum Beispiel in Verbindung mit Erinnerungen und Reflexionen über den Sinn des Lebens. Traurigkeit kann bei anderen auch fürsorgliche Reaktionen auslösen, was vielleicht der Funktion dient, Gefühle der Sicherheit hervorzurufen, und normalerweise gehört dazu eine Deaktivierung der Strebungen des Antriebssystems.

Es bedarf zusätzlicher Forschung, um weiter zu untersuchen, wie uns Traurigkeit beeinflusst, und man sollte nicht versuchen, die Dinge zu vereinfachen, indem man sie in das Konzept der drei Kreise zwingt. Ich glaube, dass uns vielleicht am besten gedient ist, wenn man Traurigkeit im Hinblick auf Aktivierungsmuster und in Beziehung zu den kontextuellen Faktoren wie zum Beispiel Verlust betrachtet, die sie auslösen. Aus dieser Perspektive kann man normale Traurigkeit als einen Zustand sehen, der durch ein niedriges bis mittleres Maß an wahrgenommener Gefahr – Verlust, aber keine aktive Bedrohung –, schwachen Antrieb und mäßige Sicherheit gekennzeichnet ist: Man fühlt sich sicher genug, um mit der Erfahrung von Verlust und dessen Bedeutung für einen selbst wirklich in Kontakt zu sein. Dies kann uns auch helfen, Interventionen bei Klienten anzuleiten, die tiefe Traurigkeit in Verbindung mit schwererer Depression empfinden. Dazu kann eine viel höhere Aktivierung des Gefühls der Bedrohung gehören (da Depression häufig mit beträchtlicher Angst verbunden ist – zum Beispiel bei Verlusten, die den ganzen Lebensstil bedrohen), kombiniert mit sehr schwach aktivierter Antriebsfunktion und einem niedrigen bis mäßigen Gefühl von Sicherheit. In so einem Fall würden wir versuchen, Klienten zu helfen, Gefühle von Sicherheit zu steigern, um die Aktivierung des Bedrohungssystems auszugleichen, aber auch um das Antriebssystem zu aktivieren. So ein Vorgehen wird von der Forschung gestützt, denn sie bestätigt die positive Wirkung von Verhaltensaktivierung in der Therapie von Depression. Zum Beispiel könnte die Verhaltensaktivierung zur Steigerung positiver sozialer Erfahrungen helfen, diesen beiden Zielen zu dienen.

Motive und soziale Mentalitäten

Zusätzlich zu den Emotionen, die mit den drei Kreisen assoziiert sind, betont die CFT auch, dass wir stark durch in der Evolution entstandene Motive organisiert sein können. Man kann Motive als motivationale und verhaltensbezogene Erweiterungen der Emotionen der drei Kreise sehen – zum Beispiel Motive, Kontakt in Beziehung zu suchen, Ziele zu verfolgen, anzugreifen, soziale Dominanz zu behaupten, sich zu verteidigen, sich zu paaren und zu spielen. Diese Motive können sich zwischenmenschlich als das, was Paul Gilbert *soziale Mentalitäten* genannt hat, manifestieren (Gilbert, 2011; 2013; 2014). Man kann soziale Mentalitäten als organisierende Rahmen betrachten, die unsere sozialen Interaktionen um bestimmte Motive herum strukturieren. Es kann sehr nützlich sein, gemeinsam mit Klienten anzuschauen, wie verschiedene soziale Mentalitäten ihre Erfahrung ganz verschieden beeinflussen können. Man kann zum Beispiel das Spinnen-Diagramm, das oben eingeführt wurde, verwenden, um zu vergleichen und gegenüberzustellen, wie defensive, konkurrierende, fürsorgliche und sexuelle soziale Mentalitäten mit sehr verschiedenen Mustern der Aufmerksamkeit, des Denkens, der inneren Bilder, der gefühlten Erfahrung, der Motivation und des Verhaltens verbunden sind. Wenn sich Klienten dieser Muster bewusst sind, kann das in Verbindung mit der Überlegung, welche sozialen Mentalitäten hilfreich für sie wären, von großem Nutzen sein, wenn man ihnen helfen will, Beziehungsprobleme zu verstehen und mit ihnen zu arbeiten.

ZUSAMMENFASSUNG

In diesem Kapitel haben wir das Drei-Kreise-Modell der Emotionen vorgestellt. Dieses Modell dient bei der CFT einer Reihe von Zielen. In der Beziehung der Klienten zu ihren Emotionen hilft es, ihre Scham zu verringern, da sich ihr Verständnis dieser Emotionen als *etwas, das bei ihnen nicht stimmt* zu der Einsicht verändert, dass *wir alle* diese Gefühle haben, weil sie unseren Vorfahren geholfen haben zu überleben. Aus dieser Sicht können sie viele ihrer unerwünschten Emotionen als Bemühungen ihres in der Evolution entstandenen Gehirns verstehen, ihnen Sicherheit zu verschaffen, wenn Gefahren wahrgenommen werden. Statt diese Bemühungen zu verurteilen, versucht ein mitfühlender Ansatz zu bestätigen, zu beruhigen und zu trösten und hilfreichere Möglichkeiten zu finden, wie Klienten mit diesen Erfahrungen umgehen können.

Das Modell hilft auch den Weg zu Mitgefühl als eine Weise zu ebnen, mit Leid zu arbeiten. Man kann Klienten erkennen helfen, dass Attacken auf sich selbst die Wirkung haben, dass das Bedrohungssystem kontinuierlich reaktiviert wird. Mitgefühl ist eine Möglichkeit, das Sicherheitssystem für sich wirksam werden zu lassen, wenn sie Verantwortung dafür übernehmen, mit schwierigen Gefühlen und Lebensproblemen zu arbeiten. Schließlich kann dieses Modell als eine Art Abkürzung bei der Entwicklung achtsamen Gewahrseins von Emotionen dienen. Man könnte Klienten vorschlagen, sich die drei Kreise zu vergegenwärtigen, wenn sie sich in einer schwierigen Situation befinden, und zu überlegen, wo sie sich in jedem der drei Kreise wiederfinden – vielleicht indem sie mit Hilfe einer Skala von 1 bis 10 einzuschätzen versuchen, wieviel Bedrohung, Antrieb und Sicherheit sie empfinden. So hat es einer meiner fortgeschrittenen Studenten, der auch Cheerleading Coach war, formuliert: „When in doubt, circle out!" (Etwa: Wenn du unsicher bist, finde heraus, wo du dich in den Kreisen wiederfindest!) Wenn Klienten dies tun und sehen, dass sie zum Beispiel im Bedrohungssystem blockiert sind, kann das ein Anstoß sein, mit Hilfe des besänftigenden Atemrhythmus langsam zu werden und dann die mitfühlenden Strategien anzuwenden, die wir weiter unten in diesem Buch vorstellen werden, und mit der Emotion und mit der Situation zu arbeiten.

Mitfühlendes Verstehen:

Die soziale Prägung des Selbst

Wie wir besprochen haben, beginnt Mitgefühl mit sich selbst und mit anderen in der CFT mit der Erkenntnis, dass viele Probleme der Klienten mit Faktoren zu tun haben, die sie weder gewählt noch so gestaltet haben, wie sie sind. Wir haben den ersten Teil dieser Einsicht in den beiden letzten Kapiteln angeschaut – die Erkenntnis, dass wir ein kompliziertes Gehirn haben, das von der Evolution so geformt wurde, dass es Emotionen erzeugt, die manchmal sehr schwer handzuhaben sind. Es gibt aber eine zweite Erkenntnis. Von dem Moment unserer Geburt an interagiert unser in der Evolution entstandenes genetisches Potenzial, unser Erbgut, mit einer Reihe anderer Faktoren, die wir nicht wählen und nicht beeinflussen können und von denen wir geprägt werden – das ist unsere frühe soziale Umwelt.

Als Säuglinge sind wir ganz von Pflegepersonen abhängig, die in der Lage sind oder auch nicht, uns zu nähren und zu helfen, mit diesen intensiven Emotionen umzugehen. Wir wissen jetzt, dass Menschen mit ganz verschiedenen Temperamenten auf die Welt kommen – und mehr oder weniger wahrscheinlich Emotionen wie Angst und Reizbarkeit erleben. Diese Temperamente interagieren mit unserer frühen sozialen Umwelt und wirken sich mit der Zeit darauf aus, was für Menschen wir werden.

Immer mehr Forschungsergebnisse belegen, dass diese frühe Umwelt das Gehirn, das sich in der Entwicklung befindet, stark beeinflusst, und zwar besonders die Bereiche, die mit der Regulierung von Emotionen und der Verarbeitung sozialer Informationen in Verbindung gebracht werden (Siegel, 2006; Cozolino, 2010). Während wir in unsere Kindheit und Pubertät hineinwachsen und junge Erwachsene werden, können wir zunehmend die Kontexte beeinflussen, in denen wir leben. Wir werden aber noch weiter von sozialen Kräften geprägt, die Gewohnheiten formen und verstärken, die uns später im Leben behindern können. Die Erkenntnis, wie und in welchem Maß wir von sozialen Kräften geprägt werden, kann Klienten dabei unterstützen, Selbstmitgefühl zu entwickeln. Sie können sehen, dass sich die Aspekte von sich, für die sie sich am meisten schämen, nicht zufällig entwickelt haben und nicht auf irgendeinen Fehler zurückgehen, der ihnen persönlich anzurechnen wäre.

Verschiedene Versionen des Selbst

Wenn Sie an vielen CFT-Workshops teilnehmen, hören Sie wahrscheinlich Geschichten wie die folgende:

Ich wurde in eine gebildete Mittelklasse-Familie hineingeboren und hatte liebevolle Eltern, die für mich sorgen und mir die Dinge geben konnten, die ich brauchte, um zu überleben und zu gedeihen – Nahrung, Unterkunft, Kleidung, Pflege und Fürsorge und Zugang zu

Aktivitäten, die Spaß machen. Sie unterstützten und ermutigten mich in meiner Ausbildung und vermittelten mir Fertigkeiten, die ich zum Überleben brauche – wie man lernt, wie man mit Geld umgeht und unzählige andere Dinge. Aber stellen wir uns vor, ich wäre stattdessen das Kind einer alleinerziehenden, drogenabhängigen Mutter in einem verarmten Slum. Stellen wir uns vor, ich hätte oft Hunger leiden und allein sein müssen, ohne jemanden, der für mich gesorgt hätte, wenn ich Hilfe brauchte, und wäre von denjenigen missbraucht worden, die mir hätten helfen können. Stellen wir uns vor, ich hätte, um mich zu ernähren, stehlen lernen müssen, hätte kämpfen müssen, um mich zu schützen, und dealen oder andere Verbrechen begehen müssen, um das Geld zu verdienen, das ich zum Leben brauchte. Wäre die aktuelle Version von mir – als Universitätsprofessor, Psychologe und Autor – auch nur möglich gewesen? Wäre sie wahrscheinlich gewesen?

Wir alle haben Grundbedürfnisse und wir lernen Verhaltensweisen, die uns ermöglichen, sie in den Lebensumständen, in denen wir uns befinden, zu befriedigen – in Lebensumständen, die wir uns oft nicht aussuchen konnten, aber an die wir uns anpassen müssen, wenn wir überleben wollen. Die Idee ist hier, dass wir alle nur eine Version dessen darstellen, was wir hätten werden können – eine Version, die durch das einzigartige Muster von Interaktionen bestimmt ist, zu denen es zwischen unseren Lebenserfahrungen und unserer genetischen Ausstattung kommt. Wir und alle unsere Klienten wurden stark von frühen Bindungsbeziehungen sowie von frühen und andauernden Lernerfahrungen geprägt. Wenn man sich diese sozialen Kräfte anschaut, kann es ein wirkungsvoller Schritt sein, Klienten zu helfen, Mitgefühl mit sich selbst und mit anderen zu entwickeln. Es kann sie auch unterstützen, in dem Maß dafür Verantwortung für den Umgang mit ihren *gegenwärtigen* sozialen und physischen Lebensumständen zu übernehmen, in dem sie immer mehr Bewusstsein dafür entwickeln, wie diese Umwelt den Verlauf ihres Lebens beeinflussen kann.

Die soziale Prägung des Selbst

In der Therapie kann es nützlich sein, wenn man Klienten hilft anzuschauen, wie ihre aktuelle Erfahrung mit den sozialen Kontexten ihres Lebens zusammenhängt. Werfen wir hier einen Blick auf ein paar dieser Kontexte, und wie man sie in der therapeutischen Praxis ansprechen könnte. Aufgrund des begrenzten Platzes kann ich dieses Thema hier nur streifen. Es gibt aber eine Menge anderer Quellen, die denen zur Verfügung stehen, die sich tiefergehend mit dem Thema befassen möchten.

Bindungsgeschichte und Bindungsstil

Im vorigen Kapitel haben wir gesehen, dass Menschen sich so entwickelt haben, dass sie sich primär im Kontext von Beziehung mit anderen sicher fühlen, die sie akzeptieren und denen an ihnen liegt (Gilbert, 2011; 2013). John Bowlby und Bindungsforscher, die ihm gefolgt sind, haben beschrieben, wie unsere frühe soziale Umwelt prägen kann, wie wir andere Menschen und uns selbst in Beziehung zu anderen Menschen verstehen. In diesem Sinn lässt die frühe Bindungsgeschichte einen Bindungsstil entstehen, der relativ beständig ist und der einen starken Einfluss darauf hat, wie man Beziehungen mit anderen erlebt und in welchem Maß man fähig ist, sich in der Welt sicher zu fühlen.

Verschiedene Autoren haben verschiedene Methoden verwendet, um Bindungsstile zu kategorisieren und zu benennen. Für unsere Zwecke werde ich Bindung im Hinblick auf drei Prozesse oder drei Aspekte besprechen, die sich auf die Regulierung von Emotionen auswirken können: *Bindungssicherheit*, *Bindungsangst* und *Bindungsvermeidung*. Bindungssicherheit ist im allgemeinen das Ergebnis von Interaktionen mit fürsorglichen Pflegepersonen, die für unsere Bedürfnisse empfänglich waren. Sicher gebundene Menschen lernen, dass Hilfe da ist, wenn sie sie brauchen, und entwickeln ein Repertoire wirksamer Strategien zur Regulierung von Emotionen, auf die sie zurückgreifen können (Mikulincer &

Shaver, 2007). Aus der Perspektive der CFT bahnen sichere Bindungsbeziehungen das Sicherheitssystem, indem sie ein neurales Netzwerk
etablieren und stärken, das die Fähigkeit des Individuums fördert, sich
selbst zu beruhigen, wenn es effektiv mit Bedrohungsgefühlen arbeitet.
Da sie in der Lage sind, sich selbst zu beruhigen, können sichere Individuen für ihre Emotionen offen bleiben – indem sie sie anerkennen,
fühlen und auf eine anpassungsfähige Weise ausdrücken (Mikulincer &
Shaver, 2007). Diese Menschen lernen auch, sich selbst wertzuschätzen –
ihre Geschichte mit der Erfahrung, fürsorglich behandelt zu werden, hat
sie gelehrt, dass sie der Fürsorge und Freundlichkeit wert sind.

Bindungsangst ist im allgemeinen das Ergebnis, wenn das Kind in
einer Umgebung aufgezogen wurde, die unzuverlässig und für seine Not
unzureichend empfänglich war. Bindungsangst entsteht, wenn Kontakt
gewünscht wird, man aber nicht darauf vertrauen kann, dass bei Bedarf
Kontakt da ist, oder wenn man Angst hat, dass er ohne Vorwarnung verschwinden kann. Daher können solche Menschen sich als unfähig erleben, sich getröstet oder beruhigt zu fühlen, auch wenn Zuwendung oder
Kontakt da sind. Klienten mit einer ausgeprägten Bindungsangst können Emotionen, die von Bedrohung ausgelöst werden, auf eine übertrie-
bene, sehr intensive Weise erleben – vielleicht weil sie implizit dadurch
geprägt sind, dass Bezugspersonen nur Fürsorge zeigten, wenn das Kind
extreme Intensität an Not zeigte (Mikulincer & Shaver, 2007). Diese
Menschen strengen sich sehr an, sich selbst zu trösten oder ihre Emotionen zu regulieren. Sie können so wirken, als lebten sie in dem Bedrohungssystem, grübelten über wahrgenommene Gefahren und wären für
Anzeichen sozialer Bedrohung überempfindlich. Tendenziell sind sie an
anderen interessiert, aber sie haben Schwierigkeiten, mit Beziehungen
umzugehen, und können extreme Angst vor Ablehnung haben.

Im Gegensatz dazu verwenden Menschen, deren Bindungsvermeidung stark ausgeprägt ist, eine Menge Strategien, um ihre emotionalen
Erfahrungen zu hemmen, zu unterdrücken oder zu vermeiden. Häufig
wurden sie von unerreichbaren oder unempfänglichen Pflegepersonen

aufgezogen. Sie sind Menschen, für die Vermeidungsverhalten charakteristisch ist und die häufig zu zwischenmenschlicher Distanz neigen und Einzelgänger sein können, die „sich allein durchschlagen". Unterstützung zu suchen, empfinden sie häufig als riskant, unangenehm oder vergeblich. Weil sie unfähig sind, sich durch Gefühle von Verbundenheit und Unterstützung selbst zu trösten oder zu beruhigen, greifen sie stattdessen auf Vermeidungsstrategien zurück – sie distanzieren sich und verleugnen und minimieren ihre Emotionen. Diese Strategien können die effektive Bewältigung ihres Lebens behindern, da die Klienten Probleme eher vermeiden, als sich ihrer Lösung zuzuwenden, Unterstützung zu suchen oder ihre Situation auf eine hilfreichere Weise neu einzuschätzen (Mikulincer & Shaver, 2007). Wie bei ängstlichen Individuen ist man bei Klienten, die Vermeidungsverhalten zeigen, aus der Perspektive der CFT der Auffassung, dass die Sicherheitssysteme, die ihnen zur Verfügung stehen, wenn sie sich selbst beruhigen oder trösten und mit ihren Emotionen arbeiten, unterentwickelt sind. Sie verlassen sich stattdessen auf Vermeidungsstrategien, die auf der Wahrnehmung von Bedrohung beruhen (genannt *Sicherheitsstrategien)*, die häufig hinderliche Langzeitfolgen haben.

Die Klienten können nicht wählen, ob sie sich in Beziehungen mit anderen sicher fühlen, ob sie Zuversicht empfinden, wenn sie mit Emotionen umgehen, und ob sie sich als verbunden, verletzlich oder isoliert erleben. Wenn wir uns das aussuchen könnten, würde wir uns alle dafür entscheiden, uns sicher, zuversichtlich und verbunden zu fühlen. Wir können die Vergangenheit nicht ändern, aber wir können den Klienten helfen, anzufangen zu verstehen, wie sie so geworden sind, und dass diese Erfahrungen *nicht ihre Schuld* sind.

THERAPEUT: Jenny, in unserer letzten Sitzung haben wir ein wenig darüber gesprochen, wie es kommt, dass wir uns entweder bedroht oder sicher fühlen und wie diese Erfahrungen das Denken beeinflussen – wie wir aufmerksam sind, Emotionen erleben, denken usw…

JENNY: Ja, ich erinnere mich.

THERAPEUT: Hervorragend. Bei der CFT befassen wir uns auch damit, wie Menschen *lernen*, sich entweder sicher oder bedroht zu fühlen – und sehr oft hat das mit der Geschichte unserer Beziehungen mit anderen Menschen zu tun. Wir haben früher schon ein bisschen darüber gesprochen – wie Sie nach diesen schrecklichen Erfahrungen, die sie mit den anderen Mädchen in der Schule gemacht haben, gelernt haben, sich in sozialen Situationen unsicher zu fühlen.

JENNY: Das stimmt. Das war schlimm. Danach hatte ich schreckliche Angst davor, mit anderen Menschen zusammen zu sein.

THERAPEUT: Es hat es für Sie schwer gemacht zu riskieren, anderen zu vertrauen, und Sie haben Angst vor Beziehungen bekommen?

JENNY: Es ist fast unmöglich.

THERAPEUT: Als das passiert ist – als Sie auf eine neue Schule gekommen und die anderen Mädchen so böse zu Ihnen gewesen sind – haben Sie da mit jemandem darüber gesprochen?

JENNY: Ich habe versucht, mit meiner Mutter zu reden, aber sie hat nicht wirklich geholfen. Ich meine, sie hat es versucht, aber ich glaube nicht, dass sie mich verstanden hat. Sie hat mir gesagt, dass Mädchen manchmal einfach so sind und dass ich keine so große Sache daraus machen sollte.

THERAPEUT: Sie war also nicht wirklich in der Lage, Ihnen zu helfen?

JENNY: Also, es ging ihr selbst auch nicht besonders gut. Sie und mein Vater hatten sich gerade getrennt, und ihre Ehe war schon eine Weile schlecht gewesen. Es war wirklich hässlich. Er hatte sie betrogen, und sie hatte viel getrunken. Es war schlimm genug, dass wir nach der Trennung umgezogen sind.

THERAPEUT: Ihr Leben war also in einem so schlechten Zustand, dass es schwer für sie war, für Sie da zu sein?

JENNY: Ja, ich meine, sie hat es versucht. Sie hat es wirklich versucht. Sie wusste wohl schon, dass sie keine wirklich gute Mutter war. Sie hat das sogar manchmal selbst gesagt, und sie hat versucht, es wiedergutzumachen. Sie hat mir Dinge gekauft – teure Jeans, so etwas. Aber meistens … *(Schüttelt den Kopf und seufzt.)*

THERAPEUT: Meistens?

JENNY: Sie war einfach fast nie beieinander. Wenn mein Vater da war, schien sie unglücklich zu sein, und als wir umgezogen waren, war sie einfach … *(Hält inne.)* Sie war nie schlecht zu mir. Sie war wohl einfach die meiste Zeit mit ihren eigenen Sachen beschäftigt.

THERAPEUT: Und Ihr Vater?

JENNY: Er war eine Art abwesender Vater. Er war wohl vor allem viel weg – er hat viel gearbeitet, oder was immer er gemacht hat.

THERAPEUT: Hatten Sie mit ihm eine Beziehung, wenn er da war? Können Sie sich daran erinnern, dass Sie etwas mit ihm unternommen haben?

JENNY: Ich war sehr gern mit ihm zusammen, aber er war einfach nicht viel da. Und nach der Scheidung hat er gesagt, er wollte eine Beziehung mit mir haben, aber er ist nie wirklich dran geblieben. Er hat angerufen und eine Zeit vereinbart, um mich für das Wochenende abzuholen, aber jedes zweite Mal ist er nicht aufgetaucht. Nach einer Weile hat er irgendwie einfach aufgehört anzurufen. Ich glaube, er war mehr an seiner neuen Familie interessiert. *(Schaut nach unten, den Tränen nahe.)*

THERAPEUT: *(Wartet schweigend.)*

JENNY: *(Seufzt.)* Ich glaube, ich hatte Eltern, die ziemlich daneben waren, nicht wahr?

THERAPEUT: Es klingt so, als wären Sie mit einer Menge eigener Dinge beschäftigt gewesen, was sie davon abgehalten hat, für Sie da zu sein. Denken Sie daran, was wir über das Sicherheitssystem gesagt haben und wie wir dazu tendieren, uns durch Beziehungen mit anderen sicher zu fühlen, die Anteil an uns nehmen? Wenn Sie all das bedenken, macht es dann Sinn, dass es Ihnen schwerfällt, sich in Beziehungen sicher zu fühlen – dass es Ihnen schwerfällt, Vertrauen zu haben, dass andere für Sie da sind, wenn Sie sie brauchen?

JENNY: Das macht Sinn.

THERAPEUT: Statt zu lernen, dass Sie sich auf andere verlassen können, wenn Sie Hilfe brauchen, haben Sie gelernt, dass sie *manchmal* da sind und …

JENNY: Und einen großen Teil der Zeit waren sie nicht da.

THERAPEUT: Jenny, denken Sie, dass es vor dem Hintergrund dessen, was Sie gelernt haben, Ihre Schuld ist, dass Sie sich in Beziehungen unsicher fühlen? Ist es Ihre Schuld, dass Sie Mühe haben, das Vertrauen zu haben, dass andere da sind, wenn Sie sie brauchen, oder ist das etwas, was Ihr Leben Sie gelehrt hat? Ist das Ihre Schuld?

JENNY: Nein, es ist nicht meine Schuld.

THERAPEUT: *(Hält ein wenig inne.)* Könnten Sie das noch einmal sagen?

JENNY: *(weint)* Es ist nicht meine Schuld.

Wie diese Vignette zeigt, liegt der Fokus bei der CFT nicht darauf, Menschen im Hinblick auf ihren Bindungsstil zu kategorisieren, sondern darauf, Klienten zu helfen, ihre Emotionen, Motivationen und Verhaltensweisen auf eine Weise zu verstehen, die nicht beschämt und die mitfühlend ist. Es gibt viele Möglichkeiten, wie Klienten gelernt haben können, sich unsicher zu fühlen oder Gewohnheiten zu entwickeln, die nicht zu dem Leben passen, dass sie gern leben würden. Schauen wir uns ein paar weitere an.

Lerntheorie und Verhaltenstherapie

Lerntheorie und Verhaltenstherapie wurden mit Erfolg auf das Verständnis und die Behandlung eines breiten Spektrums emotionaler und verhaltensbezogener Probleme angewendet. Die CFT ist mit diesen Ansätzen recht kompatibel, und optimalerweise wird ein CFT-Therapeut in den Grundlagen der Verhaltenstherapie und ihrer Anwendung ausgebildet sein, um psychische Probleme zu verstehen und zu behandeln. Obwohl Behavioristen und der Behaviorismus nicht immer als warm und mitfühlend gesehen werden, sehen wir bei näherer Betrachtung, dass Verstehen aus der Perspekive des Behaviorismus an sich schon Scham und Selbstattacken in ihrem Kern entkräftet. Es hilft uns und unseren Klienten klar zu erkennen, wie sie ihre Probleme *gelernt* haben und wie diese Schwierigkeiten vollkommen Sinn machen, wenn man den Kontext berücksichtigt, in dem sie auftreten. Wenn Klienten erkennen, dass diese Schwierigkeiten gelernt wurden und nicht etwas sind, was *einfach nur mit ihnen nicht stimmt*, kann ihnen das helfen, Mitgefühl mit sich zu haben *(Es ist nicht meine Schuld, dass ich dieses Problem habe)* und uns eine Richtung weisen, wenn wir mit Mitgefühl daran arbeiten, sie anzugehen. Da es viele hervorragende Quellen über Lerntheorie und Verhaltenstherapie gibt, gehe ich hier nicht ausführlicher darauf ein. Ich möchte aber kurz einige Lernmethoden und Möglichkeiten erwähnen, wie man so ein Verständnis in die CFT einbringen kann.

Operante Konditionierung
und funktionale Verhaltensanalyse

Eine funktionale Verhaltensanalyse kann sehr nützlich sein, wenn man Klienten helfen will, die Frage zu beantworten: *Warum mache ich diese Sachen?* Zur Durchführung einer funktionalen Verhaltensanalyse gehört, dass man die Faktoren herausfindet, die das Auftreten eines bestimmten Verhaltens bestimmen – welche Faktoren die Voraussetzungen dafür schaffen, dass es zu dem Verhalten kommt, und welche Folgen es hat. [Dieser Prozess wird häufig mit Hilfe des Akronyms A-B-C vermittelt, was für *antecedent* (Auslöser), *behavior* (Verhalten), *consequence (Folgen)* steht.] Wenn man eine funktionale Verhaltensanalyse durchführt, beginnt man damit, dass man ein bestimmtes Verhalten auswählt. Dies kann etwas Beobachtbares sein, was der Klient tut, oder Verhalten, das nicht beobachtbar ist wie Denken (zum Beispiel Attacken gegen sich selbst oder Grübeln).

Wenn man sich einmal für das Verhalten entschieden hat, an dem man interessiert ist, sucht man nach den Auslösern des Verhaltens – also nach den Faktoren, die dem Verhalten vorausgehen und sein wahrscheinliches Auftreten anzeigen. Auslöser können äußere Faktoren *(Stimuli)* sein, die die Anwesenheit eines Bestrafenden oder einer Belohnung anzeigen und das Auftreten damit zusammenhängender Verhaltensweisen auslösen *(diskriminative Stimuli* genannt, weil sie ermöglichen, die Anwesenheit von Bedrohungen und Belohnungen zu entdecken oder zu *diskriminieren).* Auslöser können auch innere Erfahrungen sein, die nicht damit zusammenhängen, ob Dinge verfügbar sind, die man mag oder nicht mag, sondern die in motivationalen Zuständen bestehen, die die Voraussetzungen dafür schaffen, dass es zu bestimmten Verhaltensweisen kommt. Sie haben Einfluss darauf, ob ein Verhalten wahrscheinlich angenehme oder unangenehme Folgen hat. Hunger ist ein gutes Beispiel. Es funktioniert folgendermaßen: Unabhängig von der allgemeinen Verfügbarkeit von Nahrung ist Essen für uns viel befriedigender, wenn wir Hunger haben.

So können Auslöser uns entweder wissen lassen, dass eine Belohnung zur Verfügung steht (dann dienen sie einer diskriminativen Funktion) oder sie motivieren uns, nach einer zu suchen (sie dienen einer motivationalen Funktion) (Törneke, 2010). Entscheidend ist das Verständnis, dass Auslöser uns auf das Potenzial hin ausrichten, dass auf unser Verhalten erwünschte oder unerwünschte Konsequenzen folgen werden, und damit Voraussetzungen dafür schaffen, dass es zu diesem Verhalten kommt.

Wenn wir einmal das Verhalten, an dem wir interessiert sind, und die Auslöser, die ihm vorausgehen, bestimmt haben, können wir die Folgen untersuchen, die das Verhalten hat, und die sich darauf auswirken, wie wahrscheinlich es ist, dass ein Verhalten in der Zukunft auftritt. Manche Konsequenzen haben eine verstärkende Wirkung und erhöhen die Wahrscheinlichkeit, dass ein Verhalten wiederholt wird. Dies kann entweder sein, weil die Konsequenz etwas ist, was das Individuum anstrebt, wie eine gute Benotung, nachdem man für eine Prüfung gelernt hat (positive Verstärkung), oder weil sie darin besteht, eine unangenehme Erfahrung zu beenden oder beseitigen – wie ein Medikament, das Kopfschmerzen beseitigt (negative Verstärkung).

Andere Konsequenzen, „punisher" (Bestrafende) genannt, verringern die Wahrscheinlichkeit, dass Verhaltensweisen wiederholt werden. Dies kann passieren, weil die Konsequenzen des Verhaltens aversiv und unerwünscht sind (genannt *Strafe* oder *positive Strafe*, wobei sich „positiv" auf die *Hinzufügung* der unerwünschten Folge bezieht), wie ausgelacht zu werden, wenn man versucht hat, eine Frage zu beantworten. Zu einer Strafe kann es auch kommen, wenn die Folgen darin bestehen, dass etwas, was man mag, beendet wird oder dass man etwas verliert. So zum Beispiel, wenn sich Freunde zurückziehen und distanzieren, nachdem man einen anstößigen Witz erzählt hat. Dies wird manchmal als *negative Bestrafung* bezeichnet – wobei sich „negativ" auf das *Beenden* eines erwünschtem Zustandes oder einer erwünschtem Situation bezieht. Oder es wird als *response cost* (Kosten einer Reaktion) bezeichnet (so wie man auch sagt, ein Verhalten oder eine Reaktion hat einen Preis).

Wenn man mit Klienten eine funktionale Verhaltensanalyse durchführt, kann ihnen das helfen zu verstehen, wie ihre Verhaltensweisen – für die sie sich vielleicht sehr schämen und deretwegen sie sich entwerten –, eigentlich *Sinn machen*, wenn man sie im Kontext betrachtet. Die Aggression eines Gefängnisinsassen macht viel mehr Sinn, wenn man weiß, dass er immer in gefährlichen Umgebungen gelebt hat und dass sein aggressives Verhalten die Wirkung hatte, dass andere ihn in Ruhe ließen, statt ihn zum Ziel von Gewalt zu machen.

CHRIS: Nachdem ich diesen Kerl beinahe umgebracht hätte, haben mich die anderen in Ruhe gelassen. Ich glaube, sie haben gesehen, dass es sich nicht lohnte – und das war mir Recht. Sie wussten, ich konnte jeden Moment explodieren. Sie wussten, wenn man mir zu nahe kam, würde man verletzt und zwar schwer verletzt.

THERAPEUT: Es klingt, als hätten Sie im Bemühen, sich sicher zu fühlen, gelernt, gewalttätig zu sein – und es hat funktioniert. Wenn man es so sieht, macht es dann Sinn, dass Sie gelernt haben, gewalttätig zu sein, um dieses Bild aufrechtzuerhalten?

CHRIS: Ganz sicher. Aber so möchte ich nicht sein. Ich möchte nicht, dass mein Sohn so einen Vater hat.

THERAPEUT: Diese gewalttätige Version von Ihnen hat also diesem Zweck gedient, aber wir wollen nicht, dass sie weiter das Sagen hat. Wie wäre es, wenn wir daran arbeiten, dass Sie eine andere Version von sich entwickeln, eine Version, die zu der Art Vater passt, der Sie sein wollen?

CHRIS: Klingt gut.

Wenn wir sehen, dass unsere Klientin vorübergehend ihren schrecklichen emotionalen Schmerz erleichtert, wenn sie sich ritzt, können wir mit Mitgefühl verstehen, warum sie sich vielleicht sträubt, diese Strategie aufzugeben. Beide Klienten empfinden möglicherweise intensive Scham und Selbstentwertung, wenn sie beobachten, wie sie sich anstrengen, mit Verhaltensweisen aufzuhören, die ihnen große Probleme machen und nicht dazu passen, wie sie sein wollen, die aber in ihrem Leben sehr realen Zielen dienen (oder gedient haben). Diese Scham und Selbstentwertung können paradoxerweise dazu führen, dass die Klienten im Bedrohungssystem blockiert bleiben. Sie können sie potenziell davon abhalten, Verantwortung für eine Verhaltensänderung zu übernehmen. Sie haben nämlich die Wirkung, dass das Unangenehme, worauf sich die Scham bezieht, vermieden wird, indem anderen die Schuld gegeben, Verhalten rationalisiert oder die Aufmerksamkeit einfach auf etwas anderes gerichtet wird. Diese Themen beobachten wir bei Klienten immer wieder, die gerade mit den Verhaltensweisen kämpfen, die ihr Leben in ihnen geformt hat – Verhaltensweisen, die sie in dem Bemühen entwickelt haben, ihre Bedürfnisse zu erfüllen und sich selbst ein Gefühl der Sicherheit zu verschaffen. Wenn man Klienten verstehen hilft, welchen Sinn diese Verhaltensweisen vor dem Hintergrund ihrer Geschichte haben, kann ihnen das helfen, den Fokus weg von Attacken auf sich selbst und hin zu mitfühlender Suche nach nützlicheren Strategien zu richten, diese sehr achtbaren Ziele zu verfolgen – *sich selbst sicher zu halten* und *mit dem eigenen Leid zu arbeiten*.

Wir finden, in der Sprache der CFT gesprochen, dass viele unserer Klienten anscheinend im Bedrohungssystem leben – das heißt, ihr Leben und ihre Verhaltensweisen sind um Bemühungen zentriert, unangenehme Erfahrungen zu reduzieren oder zu vermeiden. Dies wird von Behavioristen manchmal als ein Verhalten, das „unter aversiver Kontrolle" ist, bezeichnet (Skinner, 1973), und wird von Buddhisten gemeint, wenn sie von Aversion oder Abneigung sprechen. Bei der CFT helfen wir Klienten zu lernen, nicht nur Erfahrungen von Bedrohung und von etwas,

was unangenehm ist, zu reduzieren. Wir helfen ihnen, eine mitfühlende Version von sich selbst zu kultivieren und zu stärken, die darauf ausgerichtet ist, sich selbst zu helfen, sich sicher zu fühlen (und damit die aversive Kontrolle überflüssig zu machen), zu erforschen, was dabei helfen kann, ihre Schwierigkeiten anzugehen (statt nur zu versuchen, ungewollte Emotionen, die diese Schwierigkeiten mit sich bringen, zu vermeiden oder ihnen zu entkommen) und sich darauf zuzubewegen, wie sie ihr Leben leben wollen (statt sich davon wegzubewegen, wie sie ihr Leben nicht haben wollen). Man kann sehen, dass die CFT in dieser Hinsicht mit Ansätzen wie der ACT – ein Ansatz, der sehr die Arbeit mit Werten betont – und mit der DBT – in der die Entwicklung adaptiver Fertigkeiten wie Toleranz für Leid und Fähigkeiten zu Regulierung von Emotionen betont wird – viel gemeinsam hat.

Klassische Konditionierung

Unser Gehirn lernt nicht nur die Verbindungen von Auslösern, Verhalten und Konsequenzen, es ist auch hocheffizient im Lernen von Beziehungen zwischen verschiedenen Stimuli. Bestimmte Stimuli – Ereignisse, Erfahrungen, Dinge in unserer Umgebung, auch Ideen oder innere Bilder – besitzen die natürliche Eigenschaft, in uns bestimmte Wirkungen hervorrufen zu können. Man kann diesen Prozess für jedes der drei Affektregulationssysteme betrachten, die wir im vorigen Kapitel besprochen haben (Bedrohung, Antrieb und Sicherheit).

Zum Beispiel kann eine lebensbedrohliche Situation wie ein Autounfall natürlich Angst hervorrufen. Sexuelle Stimulierung kann von Natur aus zu sexueller Erregung führen. Gespräche mit lieben Freunden in warmer Atmosphäre beim Essen können zu Gefühlen von Trost und Sicherheit führen. Stellen wir uns drei Leute vor, einen in jeder dieser Situationen – in einem schrecklichen Autounfall, bei einer leidenschaftlichen sexuellen Begegnung und bei einem warmherzigen Gespräch bei einem Essen mit einem lieben Menschen. Da jede dieser Situationen auf natürliche Weise eine Reaktion hervorruft, nennen wir sie unbedingte (nicht gelernte) Stimuli, und die Reaktionen, die sie auslösen (Angst, sexuelle Erregung, Gefühl von Sicherheit), werden, weil sie als Reaktion auf die Stimuli auf eine natürliche Weise entstehen, unbedingte (nicht gelernte) Reaktionen genannt.

Stellen wir uns vor, dass in jeder dieser Situationen dasselbe Lied im Hintergrund im Radio spielt. Unser Gehirn kann sehr gut Dinge miteinander verknüpfen, daher kann jeder dieser drei Menschen dieses Lied mit der jeweiligen Situation (Autounfall, Sex, warmherzige Begegnung mit lieben Freunden) assoziieren. In der Zukunft könnten diese Menschen sehr verschiedene *gelernte* Reaktionen auf dieses Lied haben durch dessen Assoziation mit den Situationen. Der Mensch in dem Autounfall hört das Lied und erlebt einen Schub von Angst. Der Liebhaber hört es und spürt sexuelle Erregung aufsteigen. Der Freund hört es und fühlt eine warme Welle von Sicherheit und Frieden. Die *Form* dieses Stimulus (worin er besteht) – das Lied – ist für jeden der drei Menschen dieselbe, aber seine *Funktion* (seine Wirkung – was es *macht)* ist aufgrund seiner vorausgehenden Kopplung mit diesen Situationen ganz verschieden. In jedem Fall hat das Individuum gelernt, mit einer emotionalen Antwort auf das Lied zu reagieren, das in seiner Eigenschaft, konditionierte (gelernte) Reaktionen hervorzurufen – Angst, sexuelle Erregung oder das Gefühl von Sicherheit – jetzt als ein konditionierter (gelernter) Stimulus oder Reiz fungiert. Dieser Lernprozess ist ein Beispiel für klassische Konditionierung.

Es ist erwähnenswert, dass die Evolution uns so gemacht hat, dass nicht alles Lernen auf gleiche Weise erzeugt wird – manche Arten von Lernen, manchmal *vorbereitetes Lernen* genannt, hatten für unsere Ahnen viel mehr Arterhaltungswert, und daher haben wir solche mentalen Verbindungen viel schneller und wirksamer übernommen. Im Fall der starken Bedrohungsgefühlen wie zum Beispiel Angst oder Ekel kann man solche Verbindungen bei einem einzigen Ereignis lernen. Daher ist es möglich, dass der Überlebende nach nur einem einzigen Autounfall extreme Angst empfindet, wenn er später dieses Lied hört. In dem Fall der sexuellen Situation kann es ein paar solcher pikanten Begegnungen brauchen, bevor das Lied die Qualität annimmt, allein sexuelle Gefühle auszulösen (besonders wenn das Lied auch bei anderen Gelegenheiten gehört wird). Es könnte sein, dass es einen ganzen Sommer von Grill-abenden mit guten Freunden am See braucht, bevor das Lied intensive Gefühle von Sicherheit aufsteigen lässt. Unser Gehirn hat eine besondere Tendenz zur Verarbeitung von Gefahr, weshalb Klienten leicht lernen, sich bedroht zu fühlen als Reaktion auf eine Vielfalt von Situationen und Auslösern. Und weshalb es viel schwieriger für sie zu lernen ist, sich sicher zu fühlen, besonders wenn ihre frühe Umgebung sie nicht oft mit Erfahrungen von Sicherheit versorgt hat.

Viele Klienten berichten von überwältigenden Emotionen als Reak-tion auf das, was relativ harmlose Situationen zu sein scheinen, oder es passiert sogar „aus heiterem Himmel", dass in ihnen ohne Vorwarnung oder Erklärung intensive Gefühle von Furcht, Angst oder Traurigkeit entstehen. Solche Erfahrungen können erschreckend sein und mögli-cherweise dazu führen, dass Klienten *ihre eigenen Emotionen als mäch-tige, unberechenbare Kräfte fürchten*, die jederzeit zuschlagen können. Angesichts dieser Gefühle fühlen sie sich dann „verrückt", verletzlich und hilflos. Man kann sich vorstellen, wie solche Erfahrungen Klienten dahin bringen können, ihre eigenen Emotionen bedrohlich zu finden und danach zu streben, sie zu vermeiden. Diese Erfahrungen können bei Klienten auch entwertende Selbstkritik hervorrufen, wenn sie beob-achten, dass es *keinen Grund gibt, dass ich mich so fühle … es muss etwas mit mir nicht stimmen*. Das logische neue Gehirn kann oft nicht sehen oder verstehen, worauf das alte, emotionale Gehirn reagiert, daher gibt es dem Opfer die Schuld.

Hier können wir Klienten wieder helfen zu untersuchen, wie sie diese emotionalen Reaktionen *gelernt* haben, und wie ihre emotionalen Reak-tionen und die damit zusammenhängenden Motive (zum Beispiel der Wunsch, Situationen, die diese Emotionen auslösen, zu entkommen oder sie zu vermeiden) vor dem Hintergrund dieser Lernerfahrungen *vollkommen Sinn machen*. Mit den Klienten ist alles in Ordnung – sie haben einfach ein kompliziertes Gehirn, das sich sehr bemüht, ihnen Sicherheit zu verschaffen, indem es jedes mögliche Signal, das sie früher mit Bedrohung zu assoziieren gelernt haben, erkennt – auch wenn diese Signale (wie das erwähnte Lied) überhaupt nicht gefährlich sind. Häufig wird den Klienten nicht einmal bewusst sein, dass sie das Lied überhaupt gehört haben – das Gefühl scheint einfach von sich aus aufzusteigen. Wenn sie verstehen, dass diese Emotionen Echos sind – und aufgrund früheren Lernens auftreten –, kann ihnen das helfen, den Sinn dieser Erfahrungen zu sehen. Sie können dann verstehen, wie machtvolle Emotionen auch dann aufsteigen können, wenn die Situation für unser logisches neues Gehirn vollkommen sicher zu sein scheint.

Bezugsrahmentheorie

Historisch mussten sogar radikale Behavioristen zugeben, dass ihre Theorien gewisse Grenzen hatten – vor allem bei der Erklärung der Nuancen verbalen Verhaltens (Törneke, 2010). Die letzten Jahrzehnte waren jedoch für Behavioristen aufregend, da diese Beschränkungen mit der Entwicklung der Bezugsrahmentheorie (Relational Frame Theory, RFT) (Hayes, Barnes-Holmes & Roche, 2001; Törneke, 2010) angegangen wurden. Die Bezugsrahmentheorie kann kompliziert sein, und wir haben hier keinen Raum, sie befriedigend zu erklären (und ich wäre auch nicht qualifiziert, das zu tun). Diese Theorie ist aber für das Verständnis der Dynamik des Bedrohungssystems so wichtig, dass ich versuchen werde, sie kurz zu beschreiben.

Alle oben beschriebenen Formen von Lernen – gelernte Verbindungen zwischen Verhaltensweisen und Folgen und zwischen verschiedenen Stimuli, die gleichzeitig da sind – werden bei Tieren wie bei Menschen beobachtet. Unsere Fähigkeit für symbolisches Denken erlaubt uns jedoch, viel komplexere Netzwerke gelernter Beziehungen zu bilden, auch zwischen Dingen, die in der aktuellen Erfahrung noch nie miteinander verknüpft waren. Wenn ich Ihnen zum Beispiel sage, dass A wie B ist und B wie C, werden Sie *eine neue Beziehung zwischen A und C ableiten* – Sie werden den Schluss ziehen, dass A wie C ist und dass C wie A ist. Dies kann einfach erscheinen, aber die Implikationen sind bedeutend – einmal abgeleitet können Sie diese Beziehung dann in die Zukunft projizieren und überlegen, was das für Sie bedeutet (wenn Sie sich zum Beispiel mit etwas an A, B oder C identifizieren). Man kann auch eine Menge anderer abgeleiteter Beziehungen bilden. Wenn Sie zum Beispiel früher gelernt haben, dass B wie Q ist, das wie P ist, das wie R ist, können Sie jetzt Beziehungen ableiten, die A und C mit Q, P und R verknüpfen. Sie vervielfachen sich über ein Netzwerk mentaler Verbindungen wie ein Spinnennetz – und wenn man an einem Punkt zieht, verändert sich das ganze Netz. Dies sind Dinge, zu welchen die Tiere, denen unser reich ausgestattetes neues Gehirn fehlt, einfach nicht in der Lage sind. Es ist schwer, die reale Bedeutung dieser Beziehungen zu erfassen, wenn man als Beispiel gedruckte Buchstaben verwendet. Betrachten wir deshalb, wie diese Form von Lernen bei einem Klienten in Erscheinung treten könnte.

Die Implikationen unserer Fähigkeit, verschiedene Beziehungen mental ableiten zu können, können für unser Verständnis, wie man die Erfahrung von Bedrohung verarbeitet, erschütternd sein. Angenommen Lauren hält sich für sehr weiblich, und sie träumt davon, eine erfolgreiche Wissenschaftlerin zu werden. Sie ist ziemlich intelligent und besucht die Schule mit dem Ziel, diesen Traum zu verwirklichen. Stellen wir uns weiter vor, dass sie dadurch, dass sie verschiedenen Medien ausgesetzt ist – zum Beispiel Filmen, Nachrichtensendungen, Gesprächen –, lernt, Weiblichkeit mit Schwäche, Hilflosigkeit oder Unfähigkeit auf dem Gebiet der Naturwissenschaften zu verbinden. Vielleicht wird das noch durch eine besonders starke Lernerfahrung unterstrichen, die sie macht, als sie mithört, wie eine männliche Autoritätsfigur eine bösartige frauenfeindliche Bemerkung über Frauen in den Naturwissenschaften macht. Man kann sich vorstellen, dass Lauren eine Verbindung zwischen sich selbst (über ihre eigene Erfahrung, dass sie sich als weiblich identifiziert) und Hilflosigkeit und Unfähigkeit in Naturwissenschaften herstellt.

Wie würde es Lauren vor dem Hintergrund ihres Ziels, Wissenschaftlerin zu werden, wohl gehen? Was für Gefühle könnte sie ihren Zielen und ihrer Fähigkeit gegenüber haben, sie zu erreichen? Man kann sich auch vorstellen, dass die verschiedenen Aspekte ihres Lebens, die mit Weiblichkeit zu tun haben – wie sie sich kleidet, gewohnte Verhaltensweisen, Dinge, die ihr gefallen –, von diesen abgeleiteten Beziehungen betroffen sein können. Ihre Wirkungen (in der Sprache der RFT: ihre *Funktion als Stimulus)* könnten so umgeformt werden, dass diese Spiegelungen ihrer Weiblichkeit nicht mehr Dinge sind, an denen sie Freude hat und die ihr helfen, sich wohl zu fühlen. Jetzt könnten sie Auslöser für Gefühle der Hilflosigkeit und Schwäche und für den Gedanken sein, dass sie nie eine kompetente Wissenschaftlerin sein wird. Sogar Laurens *Vorlieben* würden jetzt Zeichen von Schwäche sein.

Stellen wir uns vor, dass Lauren so sehr Wissenschaftlerin werden möchte, dass sie anfängt, diese Aspekte von sich *abzulehnen*. Sie bemüht sich, weniger weiblich zu werden und eine Chance zu haben, ihr Ziel zu verfolgen. Sie tauscht ihre Kleider gegen Hosen, verändert ihre Frisur und die Farben, die sie trägt. Und dann sieht sie eines Tages eine Fernsehsendung, in der die Gäste eine Politikerin bösartig angreifen, weil sie *maskulin* wirke. Sie machen sich über ihre Erscheinung lustig, nennen ihr selbstbewusstes Auftreten zickig und verspotten ihre Sexualität. Man kann sich eine andere Reihe von Beziehungen vorstellen, die in Laurens Denken abgeleitet werden, bei denen alles an ihr, was in irgendeiner Weise männlich scheint, jetzt mit negativen Implikationen besetzt ist – ihr Verhalten, ihre Kleidung, sogar ihr Ehrgeiz, sich auf ein stereotyp männliches Gebiet zu begeben. Wie soll Lauren sich jemals mit ihrer Geschlechtsidentität wohl fühlen? Wie kann sie sich wohl und zuversichtlich fühlen, wenn sie ihre Ziele verfolgt? Die vollkommen realistischen Hoffnungen dieser brillanten jungen Frau können zerstört werden, und alles aufgrund kulturell begründeter Lügen, die durch ein komplexes Netzwerk abgeleiteter Beziehungen in ihrem Denken vervielfacht werden.

Dies ist wirklich eine komplizierte Sache, und was ich beschrieben habe, ist nur die Spitze des Eisbergs, wenn es um die RFT und die Nuancen verbalen Verhaltens bei Menschen geht. Ich meine nicht, dass wir den Klienten Vorlesungen über die Bezugsrahmentheorie halten sollten. Wir können ihnen aber erkennen helfen, dass unser Gehirn sehr gut im Verknüpfen und Übersetzen von Dingen in unserem Denken ist, sodass vor dem Hintergrund einer intensiven Lernerfahrung Wahrnehmungen von Bedrohung fast exponentiell verstärkt und vervielfacht werden können, und zwar unabhängig von Zeit, Situationen, Erfahrungen und Denken. *Dies ist nicht unser Fehler.* Es ist ein Ergebnis der Evolution unseres Gehirns, und es ist eine Eigenschaft, die uns ermöglicht hat, als Spezies erstaunliche Dinge zu tun, wenn wir diese Fähigkeit nutzen, um komplexe Probleme zu lösen. Das Entscheidende ist wieder, dass man Klienten erkennen hilft, dass diese Erfahrungen und Gefühle, mit denen sie so sehr ringen, *gelernt* sind und im Kontext ihres Lebens und der Weise, wie ihr in der Evolution entwickeltes Gehirn funktioniert, einen *Sinn* haben und dass wir ihnen helfen können, mit diesen Problemen auf mitfühlende und ermutigende Weise umzugehen.

Soziales Lernen

Man kann nicht nur durch direkte Erfahrung lernen, sondern auch durch Beobachtung anderer. Man kann lernen, Angst zu haben, wenn man anderen zuschaut, wie sie bestraft werden (zum Beispiel lächerlich gemacht werden, wenn sie den Mund aufmachen und für sich eintreten). Man kann Verhalten dadurch lernen, dass man sieht, wie andere es einem vormachen (zum Beispiel wie sich die Eltern verhalten, wenn sie emotional sind, oder wie man ein Lied auf der Gitarre spielt, indem man sich ein Video bei YouTube anschaut). Häufig unbewusst speichern wir ständig Informationen darüber, wie die Welt ist, wie wir sind, über unsere Beziehungen mit anderen und was sie bedeuten, und darüber, was wir tun sollten, wenn wir so durch das Leben gehen. Wenn man Klienten entdecken hilft, wie ihr Leben von diesen Lernerfahrungen geprägt ist, kann das den Weg dahin ebnen, dass Mitgefühl entsteht – Mitgefühl mit sich selbst und mit anderen.

In einer Sitzung macht man diese Untersuchung nicht, indem man mechanisch jemandes Lerngeschichte durchläuft und einen technischen Jargon verwendet wie zum Beispiel einige der Begriffe, die ich oben eingeführt habe. Vielmehr geschieht es organisch in Gesprächen über Themen wie zum Beispiel: *Wie war es, als ich klein war?* Oder: *Wie war es zur Zeit des traumatischen Ereignisses?* Wenn Klienten uns mit ihrer Geschichte vertraut machen – während wir ein Verständnis zu erlangen versuchen, *wie die Dinge so wurden, wie sie jetzt sind* – kann man mit Mitgefühl erforschen (wieder mithilfe von Techniken wie zum Beispiel dem Sokratischen Dialog), wie sie gelernt haben, vor bestimmten Dingen Angst zu haben oder auf eine bestimmte Weise zu reagieren. So können wir ihnen helfen, ein mitfühlendes Verständnis dafür zu bilden, inwiefern es *einen Sinn hat*, dass sie so geworden sind, wie sie sind. Schauen wir, wie wir etwas davon in unsere Praxis bringen könnten:

THERAPEUT: Jenny, wir haben über ein paar Situationen gesprochen, die bei Ihnen Angst auslösen, und darüber, was Sie aus Ihnen gelernt haben. Macht es Sinn, dass Sie nach Ihrer Erfahrung, wie sie in der Schule von Gleichaltrigen ausgelacht wurden, gelernt haben, Angst davor zu haben, Beziehungen mit Klassenkameradinnen einzugehen oder sich in der Klasse zu melden oder laut Ihre Meinung zu sagen?

JENNY: Ja, das macht es, aber … *(Hält mit einem nachdenklichen Gesichtsausdruck inne.)*

THERAPEUT: Sieht so aus, als wären Sie sich da nicht ganz sicher…

JENNY: Es ist nur so, ja, dass das, was mir da in der Schule passiert ist, mir tatsächlich verstehen hilft, warum ich Probleme habe,

Freundschaften zu schließen. Aber ich bekomme auch wirklich Angst vor einer Menge anderer Situationen. Ich habe Angst vor Dates und ich brauche dringend einen Job, aber ich kann nicht zu Vorstellungsgesprächen gehen.

THERAPEUT: Es gibt also andere Situationen, die nicht wirklich Sinn machen – Situationen, die bei Ihnen viel Angst auslösen, aber anscheinend nichts mit ihren vergangenen Erfahrungen zu tun haben.

JENNY: Ja – es macht mich verrückt. *(Schüttelt leicht den Kopf.)*

THERAPEUT: *(Nickt.)* Ich kann verstehen, dass Sie das verrückt macht. Schauen wir, ob wir das verstehen können.

JENNY: Das wäre schön.

THERAPEUT: Jenny, erinnern Sie sich daran, wie wir darüber gesprochen haben, wie unser Gehirn wirklich sehr kompliziert sein und uns dazu bringen kann, uns mit Dingen auf eine Weise herumzuschlagen, wie Tiere wie Penelope oder Sadie das nicht müssen? Die Sache mit dem alten und dem neuen Gehirn, über die wir gesprochen haben?

JENNY: Ja.

THERAPEUT: Also, eines der Dinge, was unser Gehirn sehr gut kann, ist, Dinge miteinander verknüpfen – Verbindungen zwischen verschiedenen Erfahrungen, Gedanken und Gefühlen herstellen. Unser Gehirn hat sich in der Evolution so entwickelt, dass es das kann – als eine Hilfe, die Welt schnell zu verstehen, damit wir verstehen, wie Dinge funktionieren, ohne alles selbst aus erster Hand erfahren zu müssen.

JENNY: mmm-hmm.

THERAPEUT: Gut, und das kann auch gegen uns arbeiten. Wenn wir in *einer Situation* Demütigung erleben – wenn man zum Beispiel die Neue in einer Schule ist und im Klassenraum oder auf dem

Flur ausgelacht wird –, dann kann das Gehirn zu dem Schluss kommen, das es in *allen Situationen* bedrohlich ist, Mittelpunkt der Aufmerksamkeit zu sein. Wir können diese Verbindung herstellen zwischen der Erfahrung, der Mittelpunkt der Aufmerksamkeit zu sein, und abgelehnt und gedemütigt zu werden. Denken Sie daran, dass unser Bedrohungssystem sehr intensiv daran arbeitet uns zu helfen, Bedrohliches zu erkennen und uns zu schützen – *Vorsicht ist besser als Nachsicht.*

JENNY: *(Nickt.)*

THERAPEUT: Wenn man eine wirklich schlechte Erfahrung macht, kann man das dabei Gelernte in die Zukunft projizieren und sich vorstellen, dass es immer so sein wird. Man kann diese Lektion auch auf eine Menge verschiedener Situationen projizieren – wie auf Verabredungen und auf Vorstellungsgespräche. Eine sehr machtvolle Lernerfahrung im sechsten Schuljahr kann also dazu führen, dass das Bedrohungssystem für eine lange Zeit von einer Menge verschiedener Situationen aktiviert werden kann. Dies gilt besonders, wenn man nicht gelernt hat, wie man sich selbst helfen kann, sich sicher zu fühlen. Man kann eine Version von sich selbst entwickeln, die vor allen möglichen verschiedenen Situationen große Angst hat und die denkt, die einzige Möglichkeit, sicher zu bleiben, bestünde darin, sie zu vermeiden. Macht das Sinn?

JENNY: Ganz sicher. Genauso fühlt es sich für mich an – ich habe schreckliche Angst vor all diesen Situationen, auch vor solchen, in denen ich noch nie gewesen bin. Ich dachte, ich würde verrückt!

THERAPEUT: Es kann sich wirklich so anfühlen. Aber was klingt wahrscheinlicher – dass Sie einfach verrückt sind, wofür es keinen Grund gibt, oder dass Ihr Bedrohungssystem das benutzt, was Sie gelernt haben, um *wirklich* hart zu arbeiten, Sie zu schützen, das heißt dafür zu sorgen, dass Sie nie wieder so verletzt werden? *(Lächelt.)*

JENNY: *(Lächelt.)* Okay, okay. Ich glaube, ich verstehe. Das macht viel mehr Sinn. *(Hält an und schaut ein wenig nach unten.)*

THERAPEUT: *(Schweigt weiter.)*

JENNY: Es ist trotzdem ätzend.

THERAPEUT: *(Wartet einen Moment, spricht dann mit warmer Stimme.)* Ganz sicher. Das ist der Grund, weshalb wir Ihr Sicherheitssystem trainieren werden und eine Version von Ihnen entwickeln, die zuversichtlich, weise, freundlich und mitfühlend ist – um diesem verletzlichen Teil von Ihnen zu helfen, sich sicher zu fühlen.

JENNY: Das fände ich gut.

Arbeit mit Ängsten vor Mitgefühl

In diesem Kapitel haben wir verschiedene Formen von Lernen betrachtet, die für Klienten problematisch sein können. Wie wir gesehen haben, besteht ein primäres Ziel der CFT darin, Klienten zu helfen, dass sie lernen, Zugang zu Gefühlen der Sicherheit zu bekommen – anfangs durch die therapeutische Beziehung und dann im Verlauf der Therapie durch Lernen, sich selbst Mitgefühl entgegenzubringen, Mitgefühl von anderen anzunehmen und fürsorgliche Beziehungen anzuknüpfen und aufrechtzuerhalten. Verbundenheit ist wichtig, da wir uns in der Evolution so entwickelt haben, dass wir uns primär durch Zugehörigkeit zu anderen sicher fühlen – mit anderen, die uns akzeptieren, uns mögen und die uns unterstützen können, wenn wir es brauchen.

Leider werden manche Klienten gelernt haben, zwischenmenschlichen Kontakt eher mit Bedrohung als mit Sicherheit zu assoziieren. Durch

Trauma, Missbrauch, eine schwierige Bindungsgeschichte oder andere Erfahrungen können Klienten gelernt haben, dass es gefährlich ist, für andere zu sorgen oder zuzulassen, dass für sie gesorgt wird. Es kann sein, dass sie Freundlichkeit und Mitgefühl aktiv Widerstand entgegensetzen und sogar das Gefühl haben, sie verdienten weder Freundlichkeit noch Mitgefühl. Das führt uns zu einer fundamentalen Frage: *Wie sollen wir uns jemals sicher fühlen, wenn die Beziehungen, die uns helfen sollten, uns sicher zu fühlen (aus der Sicht der Evolution gesprochen) stattdessen mit Bedrohung assoziiert werden?* Einige Klienten konfrontieren uns genau mit diesem Problem. Auch wenn sie bewusst Beziehungen aufbauen und sich sicher fühlen möchten, bringen sie starke implizite Lernerfahrungen dazu, sich ausgesprochen bedroht zu fühlen, sobald sie anfangen, wirklich in Kontakt zu kommen. Wahrscheinlich haben Sie solche Erfahrungen schon mit Klienten gemacht: Gerade wenn die therapeutische Beziehung enger wird, und es so aussieht, als sollte sich der Klient jetzt sicherer zu fühlen, wird er tatsächlich destabilisiert und es wird ihm unbehaglich.

Ich möchte darüber mit einer Metapher sprechen. Ein Geschäft in der Nähe meines Hauses in Spokane, Washington, verkauft zu einem sehr vernünftigen Preis Tüten mit schönen großen Garnelen. Sie sind toll, wenn man kurzfristig Leute einlädt – man braucht nur eine Tüte zu nehmen, den Inhalt aufzutauen, mit etwas Meerrettich und Ketchup eine Cocktailsauce zuzubereiten, und man hat ein wunderbares Hors d'oeuvre. Aber man muss vorausplanen, denn die Anweisungen zum Auftauen sind genau: *Tauen Sie die Garnelen über Nacht im Kühlschrank auf. Tauen Sie sie nicht im Schnellverfahren unter fließendem Wasser auf.* Es stellt sich heraus, dass man bei dem Versuch, die gefrorenen Garnelen schnell aufzutauen, indem man sie unter laufendes Wasser hält, oft eine Störung an deren Oberfläche verursacht – die Garnele nimmt viel zu viel Wasser auf und wird breiig und verliert an Festigkeit.

Ich glaube, Menschen ähneln stark diesen Krabben. Man kann sie nicht beschleunigt auftauen. Wenn sie gefroren sind – wenn sie gelernt haben, sich in Beziehung mit Menschen unsicher zu fühlen und Kontakt zu vermeiden –, können Versuche, sie zum zu schnellen Auftauen zu zwingen, gefährlich sein. Viele von uns hatten Klienten, die sie zu schnell aufzutauen versucht haben, indem sie mit ihnen zu rasch an Stellen gegangen sind, für die der Klient noch nicht bereit war. In solchen Situationen kann es leicht passieren, dass es zu einem Bruch der Beziehung kommt, der in der Therapie Hindernisse schaffen oder sogar dazu führen kann, dass der Klient die Therapie ganz abbricht.

Ich glaube, für uns Menschen ist die beste Möglichkeit „aufzutauen", wenn man uns in eine Umgebung bringt, die die notwendigen Bedingungen enthält – die Ursachen und die Bedingungen, die ein Auftauen *möglich* machen – und uns dann Zeit gibt. Bei solchen Klienten gibt es nicht das eine Richtige, was man sagen könnte, um ihr emotionales Gehirn dazu zu bringen, den Schluss zu ziehen: *Oh, ich kann mich einlassen und mich jetzt sicher fühlen.* Klienten sind deshalb eventuell auch frustriert (und können davon profitieren, wenn sie diese Metapher hören), da ihnen vielleicht bewusst wird, dass sie Vorteile davon hätten, wenn sie sich in Beziehungen sicher fühlen könnten, und möchten das vielleicht ganz verzweifelt. Sie *entscheiden* sich nicht bewusst dafür, beim ersten Anzeichen von Nähe in Panik zu geraten. Sie erkennen vielleicht nicht einmal, was passiert. Sie haben gelernt, dass *Nähe bedrohlich* ist, und ihr altes emotionales Gehirn versucht, sie zu schützen. *Es ist nicht ihre Schuld.*

Dies ist der Grund, weshalb ich glaube, dass der Ansatz in Stufen, dem wir folgen, so wichtig ist. Man kann die zuverlässige, warme, aber nicht überwältigende, mitfühlende Anwesenheit des Therapeuten als einen äußeren Faktor verstehen, der „Auftauen" möglich macht. Diese Gefühle können auch von innen aufgetaut werden, aufgeweicht, wenn die Klienten zu verstehen anfangen, wie und warum sie sich in Beziehungen unsicher fühlen, dass dies nicht ihr Fehler ist, und dass sie sich entschließen können, sich selbst zu helfen, damit zu arbeiten. Achtsames Gewahrsein kann Klienten erkennen helfen, wann sie anfangen, sich in Beziehung mit anderen unsicher zu fühlen. Dann können sie eher innehalten und beobachten, statt sich wie gewohnt zurückzuziehen. Schließlich können die Übungen zu Mitgefühl, die wir später besprechen werden, Klienten helfen, aktiv Gefühle der Wärme und Verbundenheit zu kultivieren und sich freundlich selbst anzuleiten und zu bestätigen, wenn sie sich mutig auf Beziehungen einlassen, die sie früher vermieden hätten. Man muss aber Geduld haben und den Klienten helfen, auch Geduld mit sich selbst zu haben, in dem Wissen, dass dieses Auftauen etwas ist, was mit der Zeit geschieht. Man kann es nicht erzwingen.

ZUSAMMENFASSUNG

Bei der CFT besteht eine der grundlegenden Stufen, auf denen Selbstmitgefühl basiert, aus *Verstehen*. Wie wir in den vorigen zwei Kapiteln gesehen haben, wird Klienten geholfen zu verstehen, woher ihre Emotionen und Motive stammen, wie sie Geist und Körper nachhaltig beeinflussen und dass Menschen häufig von sozialen Kräften geprägt sind, die sie sich weder ausgesucht noch so gestaltet haben, wie sie sind. In dem Fallbeispiel haben wir gesehen, dass es Klienten unterstützen kann, wenn sie verstehen, dass ihre Probleme gelernt wurden. Sie sehen sie dann nicht mehr als *etwas, das mit ihnen nicht stimmt*, sondern verstehen, dass *ihr Gehirn sie in Situationen schützen will, für die es nicht gemacht war*. Es kann auch helfen, Ängsten vor ihren eigenen Emotionen die Kraft zu nehmen, wenn sie diese Erfahrungen nicht als beliebige, unkontrollierbare Schübe von Schmerz aus heiterem Himmel verstehen müssen, sondern als verständliche Reaktionen, die vor dem Hintergrund früherer Lebenserfahrungen *sinnvoll* sind. Im nächsten Kapitel werden wir weiter daran arbeiten, Klienten zu helfen, eine hilfreichere Beziehung zu ihren Gedanken, Emotionen und ihrem Verhalten zu entwickeln – indem wir Achtsamkeit als eine Methode anschauen, mit der man sie unterstützen kann, sich diesen Erfahrungen gegenüber mit mitfühlendem Gewahrsein zu verhalten.

Mitfühlendes Gewahrsein:

Achtsamkeit kultivieren

Bei dem Ansatz in Stufen, dem wir folgen, um den Prozess der CFT zu verstehen, haben wir mit der Betrachtung der therapeutischen Beziehung begonnen. In dieser Beziehung wird Mitgefühl durch den Therapeuten vorgelebt, der als sichere Basis für Klienten dient, damit sie anfangen können, sich in Sicherheit zu fühlen und sich schwierigen Emotionen und Erfahrungen stellen können. Wir haben dann in Kapitel 4 bis 6 die nächste Stufe besprochen, in der wir Klienten helfen, ein mitfühlendes *Verständnis* ihrer Emotionen in Bezug zur Evolution und den Entwicklungsfaktoren, die sie geprägt haben, aufzubauen. Dieses Verständnis soll Klienten helfen, sich gegenüber ihren Schwierigkeiten mitfühlend und nicht bewertend zu verhalten – Schwierigkeiten, von denen sie viele nicht gewählt und nicht so gestaltet haben, wie sie sind, mit denen sie aber dennoch umgehen müssen. In diesem Kapitel werden wir die nächste Stufe des Ansatzes zur CFT betrachten: achtsames Gewahrsein.

Es ist wichtig zu erkennen, dass alle drei Stufen von Beginn der Therapie an präsent sind, da sich die Beziehung von dem Moment des ersten
Kontaktes an entwickelt und der Therapeut Informationen zu den Themen Verständnis und achtsames Gewahrsein schon während der ersten
Sitzungen einflicht.

Während der letzten Jahrzehnte ist Achtsamkeit in der zeitgenössi-
schen Psychotherapie eine der am meisten verwendeten und untersuchten
Praktiken geworden. Sie bildet die Grundlage der Achtsamkeitsbasierten
Kognitiven Therapie (MBCT) (Segal, Williams & Teasdale, 2008) und
wird seit langem mit den kognitiven verhaltenstherapeutischen Ansätzen
der „dritten Welle" genannt, darunter die Dialektisch-Behaviorale Therapie (DBT) (Linehan, 1996), die Akzeptanz- und Commitmenttherapie
(ACT) (Hayes, Strosahl & Wilson, 2011) und andere. Eine Menge Belege
stützt die Verwendung achtsamkeitsbasierter Interventionen bei einer
Vielzahl von Problemen, besonders bei Depression und bei Angst (Hofmann, Sawyer, Witt & Oh, 2010). Es gibt viele Quellen für das Studium
von Achtsamkeit und ihre Anwendung in der Therapie, daher werde ich
hier keine ausführliche Einführung in Achtsamkeit zu geben versuchen.
Vielmehr bespreche ich kurz das Konzept der Achtsamkeit und wie es
in die CFT passt, stelle eine Reihe von Achtsamkeitsübungen vor, die in
der CFT allgemein verwendet werden, und gebe ein paar Tipps dafür,
wie man Klienten wirksam zu Achtsamkeitsübungen motivieren kann.

Achtsamkeit

Achtsamkeit ist eine besondere Art Bewusstheit. Wahrscheinlich die geläu-
figste Definition von Achtsamkeit stammt von Jon Kabat-Zinn (2010):
bewusst und ohne zu werten im gegenwärtigen Moment aufmerksam sein.
Achtsamkeit bedeutet, unser Gewahrsein des gegenwärtigen Moments
absichtlich so auszurichten, dass es uns möglich ist, das, was sowohl in

der äußeren Umgebung als auch in unserem Inneren vor sich geht, genau so zu sehen, wie es ist. Bei der achtsamen Aufmerksamkeit verzichten wir darauf, zu bewerten und zu urteilen, zu kritisieren, an unserer Erfahrung festzuhalten oder sie abzulehnen. Vielmehr erlauben wir uns, die Inhalte unserer Erfahrung wahrzunehmen, zu akzeptieren und neugierig zu untersuchen, unabhängig davon, ob diese Erfahrung von der Außenwelt durch unsere Sinne zu uns kommt oder ob sie das Produkt unserer eigenen inneren Erfahrung ist (wie Gedanken, Gefühle, Motivationen oder körperliche Empfindungen). Mit achtsamem Gewahrsein lassen wir uns neugierig alle diese Erfahrungen beobachten. Wir nehmen sie als genau das wahr, was sie sind, und wir halten weder an ihnen fest noch versuchen wir, sie wegzuschieben.

Achtsames Gewahrsein kann eine sehr nützliche Fähigkeit für Klienten sein, besonders für jene, die von intensiven beschämenden und selbstentwertenden Gedanken gequält werden. Das Problem ist nicht, dass sie diese Gedanken *haben*; in einem stärkeren oder geringeren Maß haben wir alle sie praktisch von Zeit zu Zeit. Das Problem ist, dass sie sich mit diesen Gedanken beschäftigen und ins Grübeln kommen, sie ständig wiederholen und *an sie glauben*. Klienten stellen sich auch manchmal mit starken Emotionen vor, die sie wie im Sturm zu erobern scheinen und ihre körperlichen Erfahrungen, Aufmerksamkeit, Denkprozesse, Motivation und Verhaltensweisen stark und derart beeinflussen, wie wir es in den vorigen Kapiteln diskutiert haben. Diese Klienten können sich in der Unmittelbarkeit solcher emotionalen Erfahrungen wie in der Falle fühlen. Die Erfahrungen können im gegenwärtigen Moment unerwünschte Gefühle und problematische Verhaltensweisen auslösen, sie können die Klienten aber auch dazu bringen, die Gedanken und Emotionen selbst zu fürchten – was potenziell dazu führen kann, dass sich nicht hilfreiche Muster zur Vermeidung von Erfahrungen entwickeln, wenn sie diese angstmachenden und scheinbar unkontrollierbaren inneren Erfahrungen zu bewältigen versuchen.

Die Praxis von Achtsamkeit kann helfen, diese Probleme anzugehen und Klienten (und uns selbst) auf Mitgefühl vorzubereiten. Achtsamkeit hat zahlreiche potenzielle gute Wirkungen, die für die CFT von Bedeutung sind. Das Achtsamkeitstraining kann den Klienten gesteigerte Bewusstheit ihrer Aufmerksamkeit und Kontrolle über sie vermitteln. Damit können sie lernen, ihre Aufmerksamkeit auf eine nützliche Weise auszurichten. Sie können lernen, Bewegungen im Inneren wahrzunehmen und sich schneller bewusst zu werden, wenn nicht hilfreiche Gedanken und Gefühle entstehen. Wenn diese Gedanken und Emotionen wahrgenommen werden, kann die beobachtende Qualität achtsamen Gewahrseins Klienten helfen, bei diesen Erfahrungen nicht hängen zu bleiben und sich mit ihnen zu identifizieren, sondern sie als vorübergehende Ereignisse zu betrachten, die sich in Geist und Körper abspielen. So können Klienten dahin gelangen, Gedanken und Emotionen als innere und körperliche Erfahrungen zu verstehen anstatt als: Das *bin* ich.

Entsprechend kann die annehmende, nicht wertende Qualität achtsamen Gewahrseins Klienten unterstützen, darauf zu verzichten, auf diese Erfahrungen zu reagieren oder sie auf eine Weise zu umkreisen, die nicht hilfreich ist (zum Beispiel, wenn sie ins Grübeln geraten oder sich kritisieren, weil sie Ärger empfinden oder Gedanken denken, die nicht zu ihrem Selbstbild passen). Die Fähigkeit, schwierige Gedanken und Emotionen achtsam zu beobachten, ohne sich mit ihnen zu identifizieren oder sie zu vermeiden, indem man die Aufmerksamkeit auf etwas anderes richtet, kann Klienten auch helfen, Leidenstoleranz zu entwickeln, was für das Mitgefühl von entscheidender Bedeutung ist. Wenn man Vermeidungsverhalten überwinden und mit Leid *arbeiten* will, muss man in der Lage sein, sich ihm zu stellen und mit ihm in Kontakt zu bleiben, während man das tut. Achtsamkeit ist eine Möglichkeit, wie Klienten das angehen können.

Achtsames Überprüfen

Da Achtsamkeit in erster Linie eine Form der Arbeit mit der Aufmerksamkeit ist, kann es hilfreich sein, die Klienten in dieser Richtung vorzubereiten – ihnen zu helfen, sich ein wenig mit ihrer Aufmerksamkeit *vertraut zu machen*, bevor formelle Achtsamkeitsübungen vorgestellt werden. Dies kann schnell und leicht mit einer Selbsterfahrungsübung geschehen, bei der man die Klienten auffordert, ihre Aufmerksamkeit auf verschiedene Ziele zu richten – auf innere, äußere, weit gefasste, eng eingegrenzte, gegenwärtige, vergangene, konkrete, abstrakte –, damit sie aus erster Hand sehen können, wie ihre Aufmerksamkeit funktioniert. Schauen wir uns ein Beispiel dafür an, wie man vorgehen könnte:

THERAPEUT: Josh, wir haben in unserer letzten Sitzung besprochen, dass ich heute eine Übung einführen möchte, die Achtsamkeit heißt. Achtsamkeit besteht darin, dass man auf eine besondere Weise aufmerksam ist, die einem hilft, sich der eigenen Erfahrungen bewusster zu werden. Sie kann eine Unterstützung dabei sein, wenn man vermeiden will, sich in Gedanken und Emotionen zu verfangen, die nicht hilfreich sind. Wie hört sich das an?

JOSH: Klingt, als wäre es einen Versuch wert.

THERAPEUT: Sehr gut. Ich denke, bevor wir uns ganz der Achtsamkeit widmen, wird es nützlich sein, zu verstehen, was mit *Aufmerksamkeit* gemeint ist. Man kann Aufmerksamkeit als das „Spotlight des Bewusstseins" bezeichnen. Dieses Spotlight kann auf eine Menge verschiedener Dinge gerichtet sein, wodurch unser Bewusstsein auf verschiedene Weise ausgerichtet wird. Sind Sie zu einer kleinen Übung bereit?

JOSH: Okay.

THERAPEUT: Wunderbar. Ich werde jetzt einfach eine Reihe von Wörtern sagen, und wenn Sie das Wort hören, versuchen Sie Ihre

Aufmerksamkeit dahin zu richten, wohin das Wort weist. Wenn ich also sage: „Linker Ellenbogen", richten Sie Ihre Aufmerksamkeit auf Ihren linken Ellenbogen. Klar?

JOSH: *(Nickt.)*

THERAPEUT: Okay, also los. Rechtes Ohr. *(Wartet zwei oder drei Sekunden.)* Linker Fuß. *(Wartet zwei oder drei Sekunden.)* Ihre Zunge. *(Wartet zwei oder drei Sekunden.)* Das Gefühl Ihres Atems. *(Wartet zwei oder drei Sekunden.)* Das Summen der Lampen. *(Wartet zwei oder drei Sekunden.)* Ihre Lieblingsfarbe. *(Wartet zwei oder drei Sekunden.)* Kartoffelchips! *(Wartet zwei oder drei Sekunden.)* Gerechtigkeit. *(Wartet zwei oder drei Sekunden.)* Weltfrieden. *(Wartet zwei oder drei Sekunden.)* Südamerika. *(Wartet zwei oder drei Sekunden.)* Was Sie gern zu Abend essen würden. *(Wartet zwei oder drei Sekunden.)* Und wenn Sie jetzt lächeln: die Empfindung des Lächelns.

JOSH: *(Lächelt ein wenig.)*

THERAPEUT: Was haben Sie wahrgenommen? Konnten Sie Ihre Aufmerksamkeit dahin richten, wohin ich angegeben habe?

JOSH: Ja. Es war irgendwie interessant.

THERAPEUT: Hervorragend. Haben Sie gemerkt, wie mühelos Sie Ihre Aufmerksamkeit umherbewegen konnten? Ging es schnell oder langsam, als Sie Ihre Aufmerksamkeit von einer Sache zu einer anderen bewegten?

JOSH: Schnell. Praktisch sofort.

THERAPEUT: Sie konnten Ihre Aufmerksamkeit also sehr schnell von einem Thema zu einem anderen verschieben. Vielleicht haben Sie auch gemerkt, dass Sie den Fokus Ihrer Aufmerksamkeit von äußeren zu inneren körperlichen Empfindungen, zu Vorstellungen oder Ideen und zu Erinnerungen, zur Vergangenheit und zur Zukunft lenken konnten. Sie konnten den Fokus auch auf etwas wie Ihren Ellbogen verengen und auf große Ideen wie *Gerechtigkeit* erweitern.

JOSH: *(Nickt.)*

THERAPEUT: Was meinen Sie? Ganz gut, oder?

JOSH: *(Lächelt und verdreht gutmütig ein wenig die Augen.)* Ziemlich gut. *(Hält inne.)* Eigentlich *war* es wirklich gut. Ich hatte nie an so etwas gedacht.

THERAPEUT: Das war nur ein Beispiel dafür, wie wir das Spotlight unserer Aufmerksamkeit auf verschiedene Weise lenken können. Schauen wir uns das mit Hilfe der ersten Achtsamkeitsübung weiter an.

Achtsames Spüren

Die erste formale Achtsamkeitsübung, die ich bei der CFT normalerweise einführe, heißt achtsames Spüren (Kolts, 2012). Achtsames Spüren besteht darin, dass man seine Aufmerksamkeit in ziemlich schneller Folge nacheinander auf körperliche Erfahrungen, gefühlte Emotionen und Denken richtet. Diese Übung soll keine erweiterte Meditation sein, obwohl die Klienten natürlich so lange dabeibleiben können, wie sie möchten. Vielmehr hat die Übung ein paar spezifische Ziele. Sie soll:

• Klienten helfen, *die Gewohnheit zu entwickeln,* ihre Aufmerksamkeit auf ihre körperlichen Erfahrungen, Emotionen und Gedanken zu richten, Sie sollen sich daran gewöhnen, diese Erfahrungen wahrzunehmen.

• Klienten helfen, diese Erfahrungen einfach so zu nehmen, wie sie sind – körperliche Empfindungen, Gefühle, Gedanken und innere Bilder –, ohne sie zu bewerten.

- Klienten helfen, sich daran zu gewöhnen, Achtsamkeitsübungen (und überhaupt Übungen zuhause) in ihrem täglichen Leben außerhalb der Sitzungen zu machen, und dafür klein anzufangen, was sie hoffentlich ohne viel Mühe machen können.

Schauen wir uns an, wie diese Übung in einer Therapiesitzung eingeführt werden kann:

THERAPEUT: Die erste Achtsamkeitsübung, die wir machen, heißt achtsames Spüren. Genauso wie zuvor werde ich Sie auffordern, die Aufmerksamkeit auf bestimmte Erfahrungen zu richten. Diesmal geht es darum, die Aufmerksamkeit auf körperliche Erfahrungen, Emotionen und Gedanken zu richten. Klingt das okay?

JOSH: Sicher.

THERAPEUT: Bei Achtsamkeit wollen wir uns dieser verschiedenen Erfahrungen bewusst sein, indem wir die Aufmerksamkeit auf sie richten. Das ist etwas anderes als *Nachdenken* über Erfahrungen. Wenn Ihr Fuß also kalt ist, würde achtsames Gewahrsein in der Wahrnehmung bestehen, dass er kalt ist, und vielleicht in einer neugierigen oder interessierten Aufmerksamkeit dabei, wie sich diese Empfindung von Kälte anfühlt – als wollten Sie sie jemandem, der keine Füße hat, beschreiben oder erklären, wie die Erfahrung war. Das ist etwas anderes als daran denken, dass man kalte Füße hat, wozu Worte gehören könnten wie: *„Mist, ich habe schon wieder kalte Füße. Ich hätte die warmen Wintersocken anziehen sollen. Blöd!"* Sehen Sie den Unterschied?

JOSH: *(Lacht ein bisschen vor sich hin.)* Ich glaube ja.

THERAPEUT: Wenn Sie also merken, dass Sie denken und nicht beobachten – und wahrscheinlich *werden* Sie das –, keine Sorge. Wenn Sie das wahrnehmen, versuchen Sie einfach, Ihre Aufmerksamkeit zu der Erfahrung zurückzubringen. Wir werden später noch mehr über Denken sprechen und wie man damit umgehen kann. Ich werde auch meinen digitalen Recorder einschalten, dann können wir die Übung als eine MP3-Datei aufzeichnen. Die können Sie dann auf Ihr Handy laden, bevor wir für heute enden. Dann können Sie die Aufnahme hören, wenn Sie möchten, wenn Sie zuhause Ihre Übungen machen, okay?

JOSH: Klingt gut. Ich kann es auch gleich mit meinem Handy aufnehmen.

THERAPEUT: Wunderbar. *(Wartet ein paar Momente, während Josh sein Handy einstellt, um die Anleitung aufzunehmen.)* Nehmen Sie als erstes eine aufrechte, wache Körperhaltung ein, mit aufgerichtetem Kopf. Man sollte nicht in sich zusammensinken. Atmen Sie in einem natürlichen Rhythmus, und wenn sich das für Sie angenehm anfühlt, schließen Sie dabei die Augen. Wenn Ihnen das lieber ist, können Sie Ihre Augen auch offen lassen und Ihren Blick auf einen Punkt zwei oder zweieinhalb Meter vor sich auf den Boden richten. Lassen Sie Ihren Blick weich werden – ein bisschen nachgeben beim Fokussieren. Wenn Sie Ihre Haltung während der Übung ein wenig verändern oder sich räuspern oder etwas Ähnliches tun müssen, um es weiterhin bequem zu haben, keine Sorge, machen Sie es einfach.

JOSH: *(Nimmt eine aufrechte Haltung ein und schließt die Augen.)*

THERAPEUT: Beginnen Sie damit, dass Sie Ihr Gewahrsein zu der Temperatur in diesem Raum bringen. Versuchen Sie, Empfindungen von Wärme oder Kühle wahrzunehmen. *(Wartet fünfzehn bis zwanzig Sekunden.)*

- Richten Sie Ihre Aufmerksamkeit jetzt auf äußere körperliche Empfindungen... das Gefühl Ihrer Füße auf dem Boden... Beine, Gesäß und Rücken auf dem Stuhl...die Empfindung Ihrer Hände, die in Ihrem Schoß liegen. *(Wartet fünfzehn bis zwanzig Sekunden.)*

- Nehmen Sie jetzt Informationen wahr, die durch Ihre anderen Sinne kommen... Geräusche, die Sie mit Ihren Ohren empfangen... meine Stimme, das Rauschen der Heizung, das Summen der Lampen...: Muster von Licht auf Ihren Augenlidern ... *(Wartet fünfzehn bis zwanzig Sekunden.)*

- Folgen Sie jetzt diesen Empfindungen in den Körper und nehmen Sie innere Körperempfindungen wahr. Seien Sie bewusst bei Empfindungen von Hunger oder Sattheit, Spannung oder Entspannung, von angenehmer Ruhe oder von unangenehmem Schmerz. Nehmen Sie diese Empfindungen einfach wahr, einfach so, wie sie sind. *(Wartet fünf bis zehn Sekunden.)* Wenn irgendwelche Empfindungen Ihre Aufmerksamkeit auf sich ziehen, lassen Sie sie dahin gehen, bleiben Sie bei der Empfindung und nehmen Sie sie wahr, wie sie ist. *(Wartet fünfzehn bis zwanzig Sekunden.)*

- Richten Sie jetzt Ihr Gewahrsein auf die Empfindungen der Atmung. Nehmen Sie wahr, wie schnell oder wie langsam der Atem in den Körper einströmt und ihn wieder verlässt. Nehmen Sie wahr, wie Ihr Herz schlägt. *(Wartet fünfzehn bis zwanzig Sekunden.)*

- Folgen Sie diesen Empfindungen von Erregung oder Entspannung, richten Sie Ihr Bewusstsein auf Emotionen oder Gefühle, die Sie vielleicht empfinden. Interesse? Langeweile? Vorfreude? Erwartung? Neugier? Nehmen Sie diese Gefühle einfach als Ereignisse in Ihrem Inneren wahr. *(Wartet dreißig Sekunden.)*

- Jetzt, da Sie mit Ihrer Aufmerksamkeit bei Ihren Gefühlen sind, lassen Sie sie zu einer anderen inneren Erfahrung gehen... Gedanken.

Nehmen Sie alle Gedanken wahr – Worte oder Bilder –, die auf-
tauchen. Gedanken wie: *Wird er die ganze Zeit so langsam sprechen?*
Nehmen Sie einfach Gedanken wahr, die Ihnen vielleicht durch den
Kopf gehen, beobachten Sie, wie sie auftauchen und verschwinden.
(Wartet dreißig Sekunden.)

- Und wenn Sie möchten, richten Sie Ihre Aufmerksamkeit auf die Beziehung zwischen Ihren Gedanken und Ihren Emotionen... und nehmen dabei vielleicht wahr, dass auch bestimmte Gefühle auftauchen,
  wenn Sie bestimmte Arten von Gedanken haben. Vielleicht nehmen
  Sie wahr, dass bestimmte Gedanken dazu tendieren aufzutauchen,
  wenn Sie bestimmte Emotionen empfinden. *(Dreißig Sekunden Pause.)*

- Und wenn Sie soweit sind, lassen Sie Ihre Atmung einen angenehmen
  Rhythmus annehmen, öffnen Sie sanft die Augen und kommen Sie
  mit Ihrer Aufmerksamkeit in diesen Raum zurück.

Das erste Mal wird man für diese Übung fünf bis zehn Minuten brauchen, aber wir sollten die Klienten wissen lassen, dass sie eigentlich viel
kürzer sein kann. Diese Übung soll keine lange Meditation sein – obwohl
sie sicher als eine Meditation dienen kann, wenn ein Klient mehr Zeit
bei einem Aspekt seiner Übung bleiben möchte. Vielmehr ist sie als eine
effiziente Möglichkeit gedacht, wie der Klient lernen kann, *die Gewohnheit anzunehmen,* Körper, Emotionen und Gedanken bewusst wahrzunehmen. Der Sinn der Übung ist, dass er sich die Fähigkeit (und die
Tendenz) zu eigen macht, seine körperliche Erfahrung und was er fühlt
und denkt effizient *wahrzunehmen.* Er soll diese Erfahrungen genauso
achtsam wahrnehmen und akzeptieren, wie sie sind – Sinneswahrnehmungen, Gedanken und Gefühle. Mit ein wenig Übung braucht man
für dieses achtsame Spüren nicht mehr als dreißig Sekunden oder eine
Minute, wenn der Klient seine Aufmerksamkeit in ziemlich schneller Folge
konzentriert auf seinen Körper, seine Gefühle und auf seine Gedanken

richtet. Wenn man die Übung so lernt, braucht der Klient nicht dreißig Minuten auf einem Meditationskissen, um achtsam mit seinen Erfahrungen in Kontakt zu kommen – er wird sie während einer Werbeeinblendung im Fernsehen, bei einem Halt im Straßenverkehr oder in der Schlange im Supermarkt machen können.

Wenn wir diese Übung anleiten, sollten wir es mit einer generell ruhigen und ein wenig verlangsamten Stimme tun, aber denken Sie daran, dass wir den Klienten natürlich nicht in Schlaf versetzen wollen. Ich mache die Erfahrung, dass eine gewisse natürliche Variation des Tons und des Tempos der Rede Klienten helfen kann, bei der Übung zu bleiben. Obwohl die Übung ziemlich einfach ist, ist es auch gut, die Übungsanleitung aufzunehmen, damit der Klient sie zuhause verwenden (oder sie zur Erinnerung, wie man die Übung machen soll, anhören) kann. Ich habe diese und ein paar andere Übungen auf meiner Website, damit Klienten auch auf diese Weise Zugang zu ihnen haben. Heutzutage werden viele Klienten Apps auf ihrem Handy haben, mit denen sie die Übungsanleitungen während der Sitzung aufnehmen können.

Es gibt ein paar Varianten der Übung, die manche Klienten vielleicht nützlich finden. Wenn sie sich die Grundübung einmal angeeignet haben, kann man ihnen vorschlagen, dass sie die Übung mit ihren drei Kreisen machen. Sie können entweder versuchen zu sehen, welcher der drei Kreise (Gefahr, Antrieb, Sicherheit) in ihrem Körper, in Emotionen und in Gedanken dominiert. Oder sie können jeden der drei Kreise mit Hilfe einer Skala von 1 bis 10 oder von 1 bis 100 einzuschätzen versuchen. Es geht wieder darum, dass die Klienten sich daran gewöhnen, bewusst *wahrzunehmen*, wie bedroht, motiviert oder sicher sie sich fühlen.

Man kann den Klienten auch vorschlagen, dass sie innehalten und diese Übung machen, wann immer sie merken, dass eine bestimmte Emotion oder eine Gedankenkette auftauchen (oder wenn sie merken, dass sie sich in einer Emotion oder in Gedanken verfangen haben). Man kann das in einer Sitzung zum Beispiel so durchspielen: „Es sieht so aus, dass bei Ihnen gerade etwas passiert. Was passiert mit diesen drei Kreisen? Wie nehmen Sie es körperlich wahr? Welche Gefühle tauchen auf? Welche Gedanken gehen Ihnen durch den Kopf?" So kann man Klienten mit einer Weise bekannt machen, wie sie, ohne beschämt zu werden, über emotionale Erfahrungen sprechen und sich solchen Erfahrungen gegenüber verhalten können, die vielleicht bisher als unberechenbar und überwältigend erlebt wurden.

Man kann diese Beobachtungen als eine Ausgangsbasis benutzen, von der aus man Klienten helfen kann, damit vertraut zu werden und zu untersuchen, wie sich Gedanken und Emotionen in ihrem Körper und Geist auswirken. Dies kann dazu beitragen, solchen Erfahrungen den Stachel zu nehmen, da wir sie genau und neugierig und nicht als etwas betrachten, wovor man Angst haben muss, sondern als *gültige anzuerkennende Aspekte ihrer Erfahrung, die wir zu verstehen versuchen.* Wir helfen Klienten lernen, sich diesen grundlegenden menschlichen Erfahrungen neugierig, handlungsfähig und konstruktiv zu stellen – was zum Kern von Mitgefühl gehört.

Achtsames Atmen

Das achtsame Spüren ist eine Möglichkeit, Klienten auf einfache Weise, die nicht viel Übungszeit verlangt, in Achtsamkeit einzuführen. Aber auch längere, eher meditative Achtsamkeitsübungen lohnen sich sehr. Zum einen gibt es immer mehr wissenschaftliche Literatur, die die Möglichkeit belegt, dass solche Übungen buchstäblich die Teile des Gehirns wachsen lassen, die mit Dingen wie Emotionsregulierung und zwischenmenschlichen Beziehungen zu tun haben. Zum zweiten sind längere Achtsamkeitssitzungen wahrscheinlich wirksamer, wenn man Klienten beisteht, wie sie Kontrolle über ihre Aufmerksamkeit, die Fähigkeit, ihre Denkbewegungen wahrzunehmen, und Leidenstoleranz entwickeln können.

Achtsames Atmen anleiten

Im Wesentlichen ist achtsames Atmen eine ziemlich einfache Übung: Man trainiert den Klienten, die Aufmerksamkeit auf der Empfindung des Atems ruhen zu lassen und sie zur Atmung zurückzubringen, wann immer man wahrnimmt, dass man abgeschweift ist. *Wahrnehmen und zurückkommen* – das ist die Übung. Verschiedene Achtsamkeitslehrer leiten die Übung zwar immer ein wenig anders an, aber es gibt ein paar Grundbestandteile, die in der Regel da sind:

- Man sitzt in einer aufrechten, bequemen Körperhaltung.

- Die Augen sind geschlossen oder der Blick ist unfokussiert und „weich" auf einen Punkt etwa zwei bis zweieinhalb Meter weiter weg auf den Boden gerichtet.

- Man atmet in einem natürlichen, angenehmen Tempo.

- Die Aufmerksamkeit ist beim Atem, wo immer er am leichtesten wahrzunehmen ist. Dies kann auch die Nasenspitze sein, da, wo er in den Körper eintritt und ihn verlässt, das Heben und Senken der Bauchdecke, der Weg des Atems durch den Körper oder jede Stelle, an der der Klient die Aufmerksamkeit bequem verankern kann.

- Wenn der Klient merkt, dass er mit seiner Aufmerksamkeit abgeschweift ist – von Gedanken, Emotionen oder Sinneswahrnehmungen abgelenkt –, bringt er sie sanft zur Atmung zurück. Manche Lehrer fordern den Übenden auf, die Ablenkung zu benennen: *Denken, Hören* usw.

- Es ist gut, einen Timer zu verwenden, um den Meditierenden daran zu erinnern, dass die Sitzung abgeschlossen ist. Es gibt zahlreiche Meditations-Apps mit Timerfunktion mit angenehmen Gong-Tönen, die für diesen Zweck sehr geeignet sind.

Schauen wir uns ein Beispiel an, wie diese Übung in einer Sitzung eingeführt werden kann:

THERAPEUT: Jenny, ich freue mich, dass Sie Zeit gefunden haben, das achtsame Spüren zu üben, das wir in der letzten Sitzung in dieser Woche eingeführt haben. Wie habt es Ihnen gefallen?

JOSH: Anfangs war es schwer, daran zu denken, es zu machen. Daher habe ich damit angefangen, dass ich den Wecker auf meinem Handy benutzt habe. Das war wirklich eine Hilfe.

THERAPEUT: Guter Gedanke. Was ist Ihnen bei den Übungen aufgefallen?

JOSH: Eines, was ich beobachtet habe, war, dass es leichter wird, Dinge wirklich zu machen.

THERAPEUT: *(Beugt sich ein bisschen vor, schaut interessiert.)* Erzählen Sie mir mehr darüber.

JOSH: Also, wenn ich anfange, etwas zu tun, kommen mir ganz oft eine Menge Gedanken, wie: *Warum sollte ich dies überhaupt machen? Das hat keinen Sinn.* Oder ich gehe die verschiedenen Möglichkeiten durch, wie es schief gehen könnte. Diese Woche konnte ich diese Gedanken ein paarmal wahrnehmen und trotzdem weitermachen.

THERAPEUT: Die „Ängstliche Jenny" hatte also immer noch eine Menge zu sagen, aber sie konnten sie reden lassen, was sie zu sagen hatte, und trotzdem weitermachen. Das ist toll.

JOSH: Ja. Ich frage mich wirklich, wann jemand außer der „Ängstlichen Jenny" etwas zu sagen haben wird.

THERAPEUT: Keine Sorge – wir werden daran arbeiten, auch die „Mitfühlende Jenny" zu entwickeln – eine Version von Ihnen, die Mitgefühl hat und freundlich, stark, weise und zuversichtlich ist.

JOSH: Würde ich wirklich gern tun.

THERAPEUT: Eigentlich klingt es so, als würde sich die „Mitfühlende Jenny"
schon zeigen. Das ist die Version von Ihnen, die Sie hat weitermachen lassen, als die „Ängstliche Jenny" ihren Widerwil-
len ausgedrückt hat.

JOSH: Hmmm. *(Schaut ein bisschen nachdenklich.)*

THERAPEUT: Wir werden die „Mitfühlende Jenny" trainieren, und eine
Weise, wie wir das tun können, ist, indem wir die zweite
Achtsamkeitsübung einführen, die ich in der letzten Sitzung
erwähnt habe – achtsames Atmen. Wie hört sich das an?

JOSH: Klingt gut.

THERAPEUT: Achtsames Atmen bedeutet ziemlich buchstäblich, dass man
die „Mitfühlende Jenny" trainiert. Es gibt wissenschaftliche
Untersuchungen, die zeigen, dass die Teile des Gehirns, die
daran beteiligt sind, mit Emotionen und Beziehungen zu
anderen umzugehen, mit der Zeit wachsen können wenn
man achtsames Atmen übt. Nehmen Sie jetzt erst einmal eine
bequeme aufrechte Körperhaltung ein, den Kopf aufrecht,
aber nicht zu hoch. *(Macht die Haltung vor.)*

JOSH: So?

THERAPEUT: Genauso. Diese Übung dauert ein bisschen länger als das achtsame Spüren. Wenn Sie also merken, dass Sie Ihre Haltung
leicht verändern oder sich räuspern, schlucken oder etwas
Ähnliches tun möchten – machen Sie sich keine Sorgen, tun
Sie es einfach. Vielleicht finden Sie es auch nützlich, wenn
Sie den Mund leicht öffnen, wobei die Zunge den Gaumen
gleich hinter den Zähnen berührt.

JOSH: *(Verändert ihre Haltung ein wenig.)*

THERAPEUT: Jetzt lassen Sie zu, dass sich Ihre Augen schließen …

JOSH: *(Schließt die Augen.)*

THERAPEUT: Atmen Sie durch die Nase ein und aus und lassen Sie Ihren Atem einen angenehmen Rhythmus annehmen – atmen Sie einfach natürlich und versuchen Sie nicht, ihn zu verlangsamen oder zu beschleunigen. Lassen Sie Ihre Aufmerksamkeit bei dem Atem, wo immer Sie ihn am leichtesten spüren. Das kann die Nasenspitze sein, wo der Atem in den Körper einströmt und ihn verlässt, das Heben und Senken der Bauchdecke oder die Wahrnehmung des ganzen Wegs, den der Atem in den Körper hinein- und wieder herausnimmt. *(Wartet dreißig Sekunden.)*

Während Sie atmen, werden Sie manchmal beobachten, wie Ihre Aufmerksamkeit den Atem verlässt, wenn Sie von Gedanken, Geräuschen oder anderen Dingen abgelenkt werden. Das ist keine schlechte Sache. Es ist eigentlich eine Hilfe, Bewegungen in unserem Bewusstsein wahrzunehmen. Wenn dies geschieht, ob Sie nun nur einen Moment lang oder ziemlich lange abgelenkt gewesen sind, nehmen Sie die Ablenkung nur wahr und bringen Sie die Aufmerksamkeit einfach wieder zur Atmung zurück, immer wieder. Dies ist die Übung – lassen Sie Ihre Aufmerksamkeit bei dem Atem, nehmen Sie wahr, wenn Sie abgelenkt sind, und kommen Sie zum Atem zurück. Wahrnehmen und zurückkommen.

JOSH: *(Sitzt ruhig, atmet.)*

THERAPEUT: *(Wartet dreißig Sekunden.)* Nehmen Sie Ablenkungen wahr, kommen Sie zur Atmung zurück.

THERAPEUT: *(Wartet eine Minute.)* Wahrnehmen und zurückkommen.

THERAPEUT: *(Wartet eine Minute, dreißig Sekunden.)* Und wenn Sie soweit sind, öffnen Sie langsam die Augen und kommen Sie mit Ihrer Aufmerksamkeit wieder in diesen Raum zurück.

JOSH: *(Öffnet im Verlauf von etwa dreißig Sekunden langsam die Augen.)* mmmm.

THERAPEUT: Das waren etwa drei Minuten, nachdem ich mit meiner Anleitung aufgehört habe.

JOSH: Es fühlte sich wie eine wirklich lange Zeit an. Es war entspannend, aber auch ein bisschen frustrierend. Insgesamt hat es mir gefallen.

THERAPEUT: Es fühlte sich also länger als drei Minuten an?

JOSH: Viel länger. Ich sitze nie einfach so still da.

THERAPEUT: Es kann sich viel länger anfühlen, besonders wenn man gewohnt ist, innerlich immer sehr beschäftigt zu sein. Es kann eine Weile dauern, bis man sich daran gewöhnt hat, still zu sitzen und den Atem zu beobachten. Sie haben ein bisschen Frustration erwähnt – hatten Sie das Gefühl, dass Sie abgelenkt waren?

JOSH: Das ist der Punkt, an dem ich frustriert werde. Ich hatte den Eindruck, ich bin gerade zwei Sekunden auf den Atem fokussiert, und dann fange ich an zu denken, immer wieder.

THERAPEUT: *(Lächelt und lacht ein bisschen.)* Genau – so ist es. Mir ist es genauso gegangen, als ich es gelernt habe. Manchmal passiert es mir *immer noch.*

JOSH: Wirklich?

THERAPEUT: Oh ja! Manchmal habe ich wirklich raffinierte Gedanken – ich sitze da und denke: *Dies ist eine tolle Meditationssitzung. Ich bin vollkommen auf meinen Atem fokussiert. Überhaupt keine Gedanken. Ich werde richtig gut.* Und ich denke die ganze Zeit.

JOSH: *(Lächelt und lacht leise.)*

THERAPEUT: Es ist leicht, frustriert zu werden, wenn unser Antriebssystem sich den Atem zum Ziel setzt. Wenn wir abgelenkt werden, denken wir, dass wir unser Ziel verfehlen. Das Entscheidende ist, dass man daran denkt, dass ein Zweck der Übung darin besteht, dass man lernt, *Bewegung im Bewusstsein, Bewegung im Inneren wahrzunehmen.* Und diese ablenkenden Gedanken sind die perfekte Gelegenheit, dies zu tun. Wenn wir niemals abgelenkt würden, würden wir niemals lernen wahrzunehmen, wie es sich anfühlt, wenn Gedanken einen mitnehmen. Es ist also kein Problem – macht das Sinn?

JOSH: Das hilft.

THERAPEUT: Möchten Sie es noch einmal versuchen – diesmal fünf Minuten?

JOSH: Klingt gut.

THERAPEUT: Hervorragend. Ich stelle dann meinen Wecker, und Sie nehmen wieder die aufrechte Haltung ein, schließen die Augen und richten die Aufmerksamkeit auf den Atem.

Dieses Beispiel zeigt, wie man einem Klienten achtsames Atmen vorstellen kann. Und wenn man davon ausgeht, dass achtsames Atmen als Hausaufgabe gegeben wird, ist es wieder gut, wenn man die Übungsanleitung aufnimmt oder dem Klienten Links zu Aufnahmen der Anleitungen im Internet gibt. Sie sehen, dass der Therapeut in der Vignette mit kurzen einleitenden Sätzen in die Übung einführt. Er sagt, welche Körperhaltung man einnehmen soll, und spricht kurz verschiedene Hindernisse an, die sich einstellen könnten. Zum Beispiel sagt er Jenny, sie könne sich bewegen und die Haltung verändern, wenn sie es bräuchte.

Es ist auch wichtig, die Übung nachzubesprechen, um zu sehen, wie der Klient sie erlebt hat und um Hindernisse, die aufgetreten sein können, zu entdecken, zu bestätigen und anzugehen. Sie sehen, dass der Therapeut auch seine eigene Praxis und mit leichtem Humor seine eigenen Schwierigkeiten erwähnt. Damit unterstreicht man die Wichtigkeit der Übung (sie ist so wichtig, dass der auch der Therapeut übt), erkennt die Schwierigkeit an und verringert die Wahrscheinlichkeit entsprechender entwertender Selbstkritik (der Therapeut hat als „Experte" manchmal mit denselben Dingen Mühe). Er ist Modell dafür, wie man mit solchen Hindernissen humorvoll umgehen kann, und mildert die implizite Frustrationsreaktion mit ein bisschen Leichtigkeit. Achten Sie auch darauf, wie der Therapeut die Sprache der CFT verwendet, wenn er von der „Ängstlichen Jenny", der „Mitfühlenden Jenny" und dem Antriebssystem spricht – womit er ihr hilft, die CFT-Begriffe zu beherrschen, die sie lernt.

Eine letzte Bemerkung: Ich rate dringend dazu, wenn Sie achtsames Atmen (oder eine andere Achtsamkeitspraxis) in der Therapie anwenden wollen, dass Sie selbst mit dieser Technik geübt haben (und am besten permanent üben). Es wird Ihnen Übungserfahrung vermitteln, auf die Sie zurückgreifen können, wenn Sie Klienten die Übungen erklären. Es wird Ihnen helfen, die Hindernisse und was es braucht, um mit ihnen zu arbeiten, von Grund auf zu verstehen. Schließlich hat achtsames Gewahrsein selbst viele gute Wirkungen, die potenziell die eigenen Fähigkeiten als effektiver CFT-Therapeut verbessern können. Sehen Sie es auch auf einer praktische Ebene – Achtsamkeit und Mitgefühl sind nicht einfach therapeutische „Techniken". Es sind komplexe Fähigkeiten und Fertigkeiten, die wir Klienten entwickeln helfen. Würden Sie sich dafür entscheiden, von jemandem ein Instrument zu lernen, der es nie gespielt, oder eine Sportart von jemandem zu lernen, der sie nie praktiziert hat? Während die besten Praktiker nicht immer die besten Lehrer sind (und umgekehrt), sollten Lehrer doch die Fertigkeiten, die sie unterrichten, in gewissem Maß selbst beherrschen.

Andere Achtsamkeitsübungen

Es gibt zahlreiche andere Achtsamkeitsübungen, die Klienten nützlich finden könnten, wenn sie daran arbeiten, diese sinnvolle, auf die Gegenwart fokussierte, akzeptierende und nicht wertende Bewusstheit in ihr

Leben zu bringen. Man kann fast jede Aktivität oder Erfahrung zu einem Fokus von Achtsamkeit machen. Die Idee ist, dass man auswählt, worauf man seine Aufmerksamkeit richtet, dass man mit Bewusstheit bei dieser Erfahrung ist und sie dann, ohne zu werten, wahrnimmt und anschaut. Immer wenn Ablenkungen auftauchen, nimmt man sie wahr und bringt die Aufmerksamkeit zu dem gewählten Fokus zurück. Normalerweise sollte man mit sinnlichen Erfahrungen wie dem Atem, Empfindungen im Körper oder Sinneseindrücken von etwas, was sich außerhalb des Körpers befindet, beginnen. Man kann aber auch innere Bilder oder auch Ideen zum Fokus von Konzentration bestimmen. Oder man bleibt im offenen Gewahrsein, ohne die Aufmerksamkeit an einem bestimmten Gegenstand festzumachen, und nimmt einfach alles wahr, was in der Erfahrung auftaucht, ohne etwas festzuhalten oder etwas weghaben zu wollen. Hier ein paar bekannte Achtsamkeitsübungen:

- **Achtsamkeit mit dem Körper** – mit Achtsamkeit und ohne zu urteilen bei körperlichen Empfindungen sein

- **Achtsames Essen** – langsam essen und dabei alle sinnlichen Aspekte der Nahrung oder des Essens wahrnehmen

- **Achtsames Gehen** – langsam gehen und dabei mit achtsamer Bewusstheit bei allen Empfindungen sein, die sich beim Gehen einstellen

- **Achtsames Duschen** – duschen und dabei achtsam auf die Empfindungen fokussieren, wie das Wasser auf die Haut trifft

- **Achtsam Aufgaben erledigen** – bei Aufgaben wie Abwaschen oder Putzen achtsam alle sinnlichen Erfahrungen wahrnehmen, die man bei der Aktivität hat

- **Achtsame körperliche Betätigung** – die Aufmerksamkeit achtsam auf körperliche Aktivitäten (wie zum Beispiel Yoga) richten

Es geht darum, mannigfaltige Aktivitäten zu finden, bei denen Klienten achtsames Gewahrsein anwenden können. Wir arbeiten mit ihnen zusammen, um Aktivitäten zu finden, an denen *sie* interessiert sind, um ihre Motivation hoch zu halten.

Mit der Zeit kann diese Art Bewusstseinstraining Klienten lernen helfen, das Denken zur Ruhe zu bringen. Es kann den endlosen Strom von Gedanken in dem Maß allmählich beruhigen, wie sie ihre Aufmerksamkeit immer besser auf den gegenwärtigen Moment richten können. Dies kann den Weg für eine Menge guter Dinge ebnen. Wenn Klienten lernen, die unangenehmen Empfindungen, die anfangs mit dem stillen Sitzen mit einem unruhigen Geist verbunden sind, üben sie, Stress auszuhalten und dabeizubleiben, wenn es schwierig wird, und werden belohnt, wenn sich ihre Anstrengung auszuzahlen beginnen. Diese Übungen schaffen auch die Voraussetzungen für die Entwicklung mitfühlender Weisheit. Seit Jahrhunderten verwenden Buddhisten Übungen wie die oben beschriebene Übung des achtsamen Atmens, um den Geist auf aufwendigere analytische Meditationen vorzubereiten – sie lernen, den Geist zu stabilisieren, damit sie sich in die Betrachtung von Dingen wie Mitgefühl und die Natur der Realität tief versenken können. Wenn Klienten einmal mit den mehr fokussierten Übungen vertraut geworden sind, möchten sie vielleicht mehr Zeit für Meditation haben, um die Fragen zu untersuchen, die häufig durch mitfühlendes Denken angeregt werden: *Was für ein Mensch möchte ich sein? Was für ein Leben möchte ich leben? Was möchte ich zum Leben anderer und in der Welt beitragen?*

Arbeit mit Hindernissen beim Achtsamkeitstraining

Wenn wir Klienten Übungen vorstellen, von denen wir möchten, dass sie sie sich zu eigen machen, ist es wichtig, dass wir mit ihnen auf Fehlersuche gehen in Bezug auf Hindernisse, die auftauchen könnten. Es gibt ein paar verbreitete Hindernisse, die störend sein können, wenn man Achtsamkeit, besonders achtsames Atmen, unterrichtet. Das Maß, in dem wir im Vorfeld diese Hindernisse einplanen und sie dann angehen können, kann die Wahrscheinlichkeit erhöhen, dass Klienten eine permanente Achtsamkeitspraxis etablieren können.

Vergessen

Das vielleicht am häufigsten vorkommende Hindernis ist, dass man einfach nicht daran denkt zu üben. Ich empfehle, dies als wahrscheinliches Hindernis zu benennen, wenn man Hausaufgaben zwischen den Sitzungen geben will, und gemeinsam mit Klienten günstige Zeiten für das Üben einzuplanen (zum Beispiel, wenn sie hellwach und nicht müde sind). Etwas anderes, was man besprechen kann, sind Möglichkeiten, sich daran zu erinnern zu lassen (zum Beispiel von einem Wecker): „Ein bekanntes Problem, das auftreten kann, wenn man Achtsamkeit übt, ist, dass man einfach vergisst, die Übung zu machen. Was meinen Sie, was Ihnen helfen könnte, sich daran zu erinnern?"

Vermeidung und geringe Motivation

Wenn ich versuche, Klienten mit dreißig Minuten Achtsamkeitsübung pro Tag anfangen zu lassen, dann ist meine Erfahrung, dass sie das häufig nicht können und es vielleicht auch nicht machen *wollen*. Dreißig Minuten sind für jemanden, der keine Erfahrung hat, still zu sitzen und dabei den Atem zu beobachten, eine lange Zeit. Wir dürfen zwei Dinge nicht vergessen: Einmal, wie schwer es sein kann, in unserem eigenen Leben zwanzig oder dreißig Minuten freien Raum zu schaffen, um etwas Neues zu tun – auch wenn es etwas ist, wozu wir motiviert sind und wovon wir wissen, dass es sehr gut für uns ist. Nicht so leicht? Dasselbe gilt für viele unserer Klienten. Außerdem leben viele Klienten (wie wir) in überstimulierten Umgebungen, die von ständig wechselnden Medien, elektronischen Geräten, SMS-Dialogen und so weiter angefüllt sind, was ihr Nervensystem vielleicht darauf eingestellt hat, ständig ein hohes Niveau an Stimulation zu erwarten. Wenn man sich daran gewöhnt hat, angesichts einer permanenten Kakophonie aufleuchtender Bildschirme, klingelnder Telefone und Interaktionen in hohem Tempo zu funktionieren, kann sich der stille, relativ inaktive Zustand der Achtsamkeitsmeditation anfangs desorientierend, aufwühlend oder einfach unangenehm anfühlen.

Was also tun? Als erstes können wir diese potenziellen Hindernisse *anerkennen*, damit Klienten, wenn sich diese Hindernisse einstellen, sie als bekannte, vollkommen verständliche Vorkommnisse sehen und nicht als *etwas, was ihr Fehler ist.* Zweitens sollten wir klein anfangen. Auch wenn es von dem einzelnen Klienten abhängt, habe ich in der ersten Woche häufig mit zwei bis fünf Minuten achtsamer Atmung pro Tag angefangen – dann habe ich die Zeit um fünf oder zehn Minuten gesteigert, je nachdem, wie sich der Klient fühlt und wie die Wirkung ist. Man sollte mit der Übung auf einem Niveau beginnen, das Klienten halten können, damit sie eine gewisse Befriedigung empfinden können, wenn sie in der Lage sind, bei den Übungen zu bleiben. Wenn man anfangs zu hoch ansetzt, und sie ganz zu Beginn die Erfahrung machen, nicht durchhalten zu können, kann das die Motivation des Klienten zum Verlöschen bringen. Wenn dies aber trotzdem an irgendeiner Stelle passiert, kann man mit dem Klienten zusammen auf Fehlersuche bezüglich der Hindernisse gehen – ohne ihn zu beschämen oder ihm das vorzuwerfen, aber verbunden mit der Würdigung, dass sich eben häufig Hindernisse einstellen. Ein Teil der mitfühlenden Arbeit mit Lebensproblemen besteht darin, dass man mitfühlend mit Hindernissen zu arbeiten lernt. „Es kann anfangs wirklich schwer sein, eine Achtsamkeitspraxis durchzuhalten, und es gibt eine Menge Hindernisse, die einem in die Quere kommen können. Was hat Sie daran gehindert, Ihren Plan durchzuhalten? Schauen wir, ob wir etwas finden können, was Ihnen helfen kann, es leichter zu machen."

Sich als Versager fühlen

Wenn ich für jeden einen Dollar bekäme, der mit achtsamem Atmen begonnen und dann bald darauf mit dem Gefühl aufgegeben hat, dass er *„es einfach nicht kann"*, dann hätte ich vermutlich genug Geld, um meine Forschungsassistenten zu finanzieren, bis ich mich pensionieren lasse. Die Anleitung, „die Aufmerksamkeit bei der Atmung zu lassen und sie einfach zurückzubringen, wenn man wahrnimmt, dass sie abgeschweift ist", scheint ganz einfach zu sein. Sie ist auch einfach. Es ist nur nicht *leicht*. Klienten beginnen oft in guter Absicht sehr begeistert, um diese ruhige Meditationserfahrung zu haben, und geben dann frustriert auf, wenn sie sehen, wie ihr Geist in allen möglichen Richtungen herumspringt, wobei ihre Aufmerksamkeit kaum einen Moment wirklich auf den Atem fokussiert ist. Auch wenn unser einfallsreiches neues Gehirn *weiß*, dass unsere Aufmerksamkeit abschweifen wird, und dass dies kein Versagen ist, registrieren die emotionalen Zentren unseres alten Gehirns häufig Frustration, wenn wir merken, dass wir immer wieder von Gedanken abgelenkt werden.

Um diese Tendenz zu mildern, kann man Klienten vorher wissen lassen, dass sie abgelenkt werden, und dass das keine schlechte Sache ist. Wie oben erwähnt ist ein Ziel von Achtsamkeit, mehr Kontrolle über die Aufmerksamkeit zu bekommen. Mit der Zeit werden Übende in der Lage sein, mit ihrer Aufmerksamkeit für immer längere Zeitabschnitte bei der Atmung zu bleiben. Man kann aber betonen, dass ein anderes Ziel der Achtsamkeitsmeditation darin besteht zu lernen, Denkbewegung wahrzunehmen. Wenn Gedanken, Emotionen und Sinnesempfindungen uns von der Atmung wegbringen, haben wir Gelegenheit, diese Bewegung *wahrzunehmen* – eine Gelegenheit, die es nicht geben würde, wenn unsere Aufmerksamkeit nie abschweifen würde. Diese Ablenkungen sind also eigentlich wertvolle Gelegenheiten zu lernen, das Entstehen von Gedanken und Emotionen wahrzunehmen, zu beobachten, wenn wir uns in ihnen verlieren, und unsere Aufmerksamkeit wieder zur Atmung zurückzubringen, wenn dies passiert.

Eine letzte Bemerkung: Klienten werden manchmal damit Probleme haben, dass sie Gedanken haben, die während der Meditation kommen und die sie nicht loslassen wollen. Dies passiert mir oft, da ich meine Achtsamkeitsmeditation häufig am Morgen mache, bevor ich mich zum Schreiben hinsetze. Gedanken tauchen auf, die ich in mein Schreiben aufnehmen möchte. Sie können sich vorstellen, dass es für die Übung problematisch ist, wenn ich versuche, diese Gedanken im Kopf zu behalten, während ich zugleich zur Atmung zurückkomme. Aber das ist kein Problem – ich habe einen Schreibblock neben meinem Meditationskissen, sodass ich alle Gedanken notieren kann, die ich nicht verlieren möchte. Dieses Vorgehen kann auch für Klienten nützlich sein.

ZUSAMMENFASSUNG

Wie Sicherheit in Beziehung und ein Verständnis für die Faktoren, die unsere Entwicklung prägen und die wir nicht gewählt haben, ist achtsames Gewahrsein ein wichtiger Teil des Fundaments, das bei der CFT der Entwicklung von Mitgefühl zugrunde liegt. Achtsamkeitsübungen können Klienten helfen zu lernen, ihre Emotionen und Erfahrungen auf eine akzeptierende, nicht-wertende Weise zu beobachten, Denkbewegungen wahrzunehmen und ihre Aufmerksamkeit zu nutzen, um mit schwierigen Emotionen zu arbeiten und sie zu tolerieren. Diese Fähigkeiten schaffen die Voraussetzung für das, was uns im weiteren Verlauf dieses Buches beschäftigen wird: die bewusste Kultivierung mitfühlender Stärken.

Entscheidung für Mitgefühl:

Arbeiten mit entwertender Selbstkritik

Hoffentlich werden große Teile der Grundlagen für Selbstmitgefühl mittlerweile gelegt sein und Selbstvorwürfe nachlassen, wenn Klienten erkennen, dass viele ihrer Probleme von Faktoren, die sie nicht selbst gewählt haben, verursacht und geprägt wurden, und wenn sie eine Ahnung davon bekommen, wie es ist, ihre Gedanken und Emotionen neugierig zu beobachten, ohne sie zu bewerten. Von diesem Punkt aus richten wir unsere Aufmerksamkeit ganz darauf, Klienten zu helfen, Mitgefühl mit sich selbst und mit anderen zu kultivieren und dieses Mitgefühl bei der Arbeit mit ihren Schwierigkeiten anzuwenden.

Für viele Klienten kann die Vorstellung, sich selbst Mitgefühl entgegenzubringen, sehr fremd sein – sie können vielleicht Mitgefühl mit anderen empfinden, aber sie besitzen nur eine geringe Fähigkeit oder Bereitschaft, es sich selbst entgegenzubringen. Ihr innerer selbstentwertender Kritiker kann ein ständiger Begleiter sein und zu der vorrangigen

Weise geworden sein, wie sie sich in ihrem Leben zu motivieren versuchen. Solche Klienten können einen ausgeprägten Widerstand dagegen haben, ihren inneren selbstentwertenden Kritiker zu entmachten und Mitgefühl auf sich selbst zu richten. Manche mögen fürchten, dass sie die Fähigkeit verlieren, sich überhaupt zu motivieren, wenn diese vertraute Stimme zum Schweigen gebracht wird. Das könnte vielleicht Folgen für ihr Leben haben, die sie am meisten fürchten. Sie haben vielleicht auch das Gefühl, dass sie diese Scham und Selbstkritik *verdienen*, und sehen Selbstmitgefühl als zu nachsichtig und unangemessen.

Angesichts so eines Widerstandes kann man versucht sein, Klienten von dem Wert von Selbstmitgefühl *überzeugen* zu wollen, indem man ihnen davon erzählt, warum es besser als entwertende Selbstkritik ist. Es kann zwar nützlich sein, wenn man versucht, Klienten die Stärken von Selbstmitgefühl nahezubringen, meiner Erfahrung nach kann sie das aber manchmal paradoxerweise dazu bringen, den inneren selbstentwertenden Kritiker zu verteidigen. Stattdessen kann man aufseiten der Klienten die Selbsterforschung fördern, wobei man Sokratischen Dialog und Denkübungen einsetzt. Damit kann man ihnen helfen, Mitgefühl als eine effektive Möglichkeit zu erkennen, sich selbst zu motivieren, und zwar ohne die negativen Nebenwirkungen von Scham und Selbstkritik. Statt mit ihnen zu argumentieren, ob sie Selbstkritik oder Mitgefühl *verdienen* oder nicht, sollten wir mit ihnen anschauen, was *hilfreich* wäre, wenn sie mit ihrem Leid arbeiten, die schwierigen Aspekte ihres Lebens angehen und ihre Ziele, Träume und Werte verfolgen.

Sokratischer Dialog

Wenn man mit Klienten arbeitet, denen es widerstrebt, entwertende Selbstkritik aufzugeben, kann es nützlich sein, zusammen mit ihnen zu untersuchen, was sie über die Funktion ihrer Selbstkritik denken. Man kann dazu eine Technik verwenden, die zum Standardrepertoire der CFT gehört und die darin besteht, dass man dem Klienten eine Variante der Frage stellt: „Was wäre das Risiko, wenn Sie … (das und das) täten? Was fürchten Sie könnte passieren, wenn Sie dies täten?" Schauen wir uns an, wie man diese Strategie mit jemandem anwenden könnte, der eine ausgeprägte Geschichte mit selbstkritischem Denken hat:

THERAPEUT: Jenny, wir haben an der Entwicklung von Mitgefühl gearbeitet. Ein großer Teil dieser Arbeit besteht darin zu lernen, eine warme Beziehung mit sich selbst zu haben, wenn man beobachtet, wie man mit Problemen ringt. Das kann eine große Veränderung sein, wenn man bisher gewohnt ist, sich selbst zu entwerten und zu attackieren. Manche von uns sagen harsche, entwertende Dinge zu sich, von denen sie sich niemals vorstellen könnten, sie anderen zu sagen.

JENNY: Ich bin so. Seit Jahren habe ich mich ständig schlecht gemacht. Es ist so lächerlich. Alle anderen schaffen es, die Dinge zu tun, die sie tun müssen, ohne andauernd auszurasten. Was ist mit mir los?

THERAPEUT: Der Teil in Ihnen, der Sie selbst entwertet, spricht also laut und oft und macht Sie schlecht, wenn es Ihnen nicht gut geht? Ist das schon immer so gewesen?

JENNY: Das ist schon lange so. Es ist so, als wäre es schon immer da gewesen. Jedenfalls seit meiner Kindheit.

THERAPEUT: Ihr selbstentwertender Teil ist Ihnen also sehr vertraut – es gibt ihn schon sehr lange. Wir werden mit selbstentwertenden Gedanken so arbeiten, wie wir mit den angstmachenden Gedanken gearbeitet haben – indem wir diese selbstentwertende Stimme ein bisschen weniger beachten und stattdessen eine Stimme entwickeln, die Mut macht und Mitgefühl mit Ihnen ausdrückt. Wie hört sich das an?

JENNY: *(Schaut ein wenig skeptisch.)* Ich kenne das nicht.

THERAPEUT: *(lächelt sanft)* Sie kennen das nicht?

JENNY: Es kommt mir einfach nicht realistisch vor.

THERAPEUT: Es klingt so, als gäbe es da ein Widerstreben – schauen wir uns das mal näher an. Stellen wir uns vor, dass Sie aufhören *könnten*, auf die Stimme dieses inneren selbstentwertenden Kritikers zu hören, oder dass diese Stimme einfach aufgeben und verschwinden würde. Würde es Ihnen schwer fallen, diese Selbstentwertung aufzugeben?

JENNY: *(Hält inne, denkt nach.)* Ich glaube, das könnte sein. Ich glaube, es wäre schwer, sie aufzugeben.

THERAPEUT: Was würden Sie riskieren, wenn Sie sie aufgeben würden? Was wäre Ihre Sorge, was passieren könnte?

JENNY: Manchmal denke ich, wenn ich mich zuerst schlecht mache, dann tue ich es, damit andere mir nicht wehtun können. Wenn ich diese Dinge vorher zu mir sage, dann wird es nicht so wehtun, wenn sie es sagen.

THERAPEUT: Und wenn Sie sich erlauben würden, sich zu entspannen und sich sicher und mit sich selbst gut zu fühlen, dann …

JENNY: Dann könnten sie mir wehtun. Wie in der Schule. Ich bin dahin umgezogen und habe mich darauf gefreut, Leute zu treffen, und sie sind aus heiterem Himmel über mich hergefallen. Wenn jetzt jemand schlimme Dinge über mich sagen sollte, wäre es so: *Natürlich. Was habt ihr sonst noch auf Lager? Ich kenne das schon.*

THERAPEUT: Das verstehe ich sehr gut. Es hat so wehgetan, als das passiert ist. Sie wollen sicher sein, dass sie nicht wieder aus heiterem Himmel getroffen werden.

JENNY: Ja.

THERAPEUT: Und gibt es noch andere Gründe, weshalb Sie ein Widerstreben empfinden könnten, damit aufzuhören, auf die Stimme des inneren selbstentwertenden Kritikers zu hören? Gibt es andere Dinge, von denen Sie fürchten, dass sie passieren könnten, wenn Sie aufhören würden, sich schlecht zu machen?

JENNY: Ich habe Angst, ich würde nichts mehr tun. Es ist wirklich schwer, aber ich schaffe es, zum Unterricht zu gehen und die Sachen zu machen, die ich machen muss, weil ich nicht *noch erbärmlicher* sein möchte. Ich glaube, ich habe Angst, wenn ich nicht diesen inneren Kritiker hätte, würde ich mich einfach in meinem Zimmer verstecken und nichts tun. Es ist wie mit diesem Gruppenprojekt in meinem Kommunikationsunterricht, von dem ich Ihnen erzählt habe. Als der Lehrer uns zu Beginn in Gruppen einteilte, dachte ich, ich würde einfach aus dem Raum schleichen – als würde ich auf die Toilette gehen – und dann nie wieder zurückkommen.

THERAPEUT: Und Ihr selbstentwertender Teil hat verhindert, dass das passiert ist?

JENNY: Ja. Ich habe einfach gedacht: *Jenny, hör auf, so dumm zu sein. Du wirst wie ein Idiot dastehen, wenn du das tust. Sei kein Verlierer.* Also bin ich geblieben. Es war sehr unangenehm, aber ich bin geblieben.

THERAPEUT: Sie benutzen Selbstentwertung also als Möglichkeit, sich zu motivieren, und Sie haben Angst, Sie würden nichts mehr tun, wenn diese selbstentwertende Stimme zum Schweigen gebracht würde?

JENNY: Ja. Ich habe Angst, ich würde mich einfach in meinem Zimmer vergraben und am Ende von der Schule fliegen und wieder bei meinen Eltern einziehen müssen, und das wäre *schrecklich*.

THERAPEUT: Es sieht so aus, als hätten wir hier ein paar wichtige Dinge erfahren. Es klingt so, als hätte Ihr innerer selbstentwertender

> Kritiker zwei wichtige Funktionen: Einmal soll er Sie davor schützen, unvorbereitet Attacken von anderen ausgeliefert zu sein, und zweitens sorgt er dafür, dass Sie weitermachen, dass Sie die Dinge tun, die Sie tun müssen. Hört sich das richtig an?

JENNY: Das klingt richtig.

THERAPEUT: Es hört sich also für mich so an, dass wenn wir eine Möglichkeit finden wollen, wie Sie die Lautstärke des inneren selbstentwertenden Kritikers verringern können, wir eine andere, hilfreichere Weise für Sie finden müssen, sich sicher zu fühlen und sich zu motivieren. Wären Sie daran interessiert anzuschauen, ob Ihr mitfühlendes Selbst diesen Job mindestens so gut wie der innere selbstentwertende Kritiker machen könnte?

JENNY: Ich würde es versuchen.

In dieser Vignette verwendet der Therapeut den Sokratischen Dialog, um Jennys Widerstand, die entwertende Selbstkritik aufzugeben, zu untersuchen. Mit seiner Hilfe kann sie die *Funktionen* erkennen, die diese Selbstkritik für sie hat und die den Widerstand, sie aufzugeben, zur Folge haben könnten. Es ist häufig der Fall, dass Klienten das Gefühl haben, dass ihr innerer selbstentwertender Kritiker in ihrem Leben wichtige Funktionen erfüllt. Diese Funktionen müssen auf eine andere, anpassungsfähigere Weise erfüllt werden, wenn Klienten sich dazu entschließen sollen, eine mitfühlendere Beziehung zu sich selbst zu entwickeln. Sie könnten überlegen, wie sie selbst in Ihrem Leben Selbstkritik verwenden und was Sie fürchten würden zu verlieren, wenn Sie sie aufgeben sollten. Lassen Sie uns eine Denkübung anschauen, die uns bei dem Versuch helfen kann, Motivation aufzubauen, neue mitfühlende Weisen der Beziehung zum Selbst zu entwickeln.

Vignette mit zwei Lehrern

Auch wenn viele Menschen Selbstkritik vielleicht als ein Mittel nutzen, sich zu motivieren, zu schützen oder „bei der Stange zu halten", beruht es auf einem logischen Fehlschluss, wenn man sich aus diesen Gründen an den inneren selbstentwertenden Kritiker klammert: dass Selbstattacke die *einzige*, vielleicht sogar die *beste* Möglichkeit sei, sich zu motivieren. Auch wenn es so aussehen kann, als dienten Selbstbeschämung und Selbstattacken nützlichen Zielen, hat das einen hohen Preis. Sie halten uns nämlich unter dem Einfluss des Bedrohungssystems (Aufmerksamkeit und Denken verengt und auf Bedrohung fokussiert) und verringern unser Glück. Wir sollten Klienten helfen, Möglichkeiten zu entdecken, wie sie ohne diese Nachteile sich selbst ermutigen, motivieren, unterstützen und schützen können. Eine Möglichkeit, wie man das tun kann, ist, wie wir gesehen haben, die Entwicklung von Selbstmitgefühl – die Fähigkeit angesichts des eigenen Leidens und eigener Anstrengungen empfindsam und ermutigend zu sein. Anfangs muss man Klienten vielleicht unterstützen, die Motivation zu entwickeln, diesen Schritt von entwertender Selbstkritik zu Selbstmitgefühl zu machen. Eine meiner Lieblingsmethoden dafür, wie man das tun kann, ist die Vignette mit den „zwei Lehrern", eine Übung mit Selbsterfahrung, die CFT-Therapeuten häufig verwenden (Gilbert, 2011):

THERAPEUT: Josh, wir haben darüber gesprochen, dass Sie die Rolle Ihres inneren selbstentwertenden Kritikers darin sehen, dass er sie schützt und motiviert. Ich habe vorgeschlagen, dass wir andere Möglichkeiten finden könnten, diese Dinge für Sie zu tun. In Bezug darauf möchte ich mit Ihnen eine kurze Imaginationsübung machen und Ihnen dann ein paar Fragen stellen. Wäre das für Sie in Ordnung?

JOSH: Ich glaube schon.

THERAPEUT: Ich möchte, dass Sie sich ein Kind vorstellen, an denen Ihnen sehr viel liegt – vielleicht ist es Ihr eigenes Kind, vielleicht das

Kind von jemand anderem –, aber Sie mögen es sehr. Dieses Kind stellt sich einer sehr schwierigen Aufgabe, vielleicht lernt es zum ersten Mal Algebra oder es lernt ein Musikinstrument oder es übt sich in einer schwierigen Sportart. Haben Sie schon einmal etwas Ähnliches gemacht?

JOSH: Ich spiele Gitarre.

THERAPEUT: Dann wissen Sie, dass es wirklich schwer ist, wenn man anfängt zu spielen. Und man muss ziemlich viel üben, bevor es sich wirklich gut anhört.

JOSH: Das sehen Sie richtig.

THERAPEUT: Ich möchte also, dass Sie sich vorstellen, dass das Kind beim Lernen dieser Aufgabe einen von zwei Lehrern haben könnte. Stellen wir uns vor, dass der erste ein harter, strenger Lehrer ist, der es zu motivieren versucht, indem er das Kind schlecht macht. Stellen Sie sich vor, wie dieser Lehrer mit ihm reden könnte: „Nein!… Nein!… Wieder falsch! … Kannst Du nichts richtig machen? … Nicht so, sondern so! … Nein! … Nein! … Was ist los mit Dir? Bist du dumm?… Nein!"

JOSH: Klingt vertraut. Mein Vater hat dauernd so mit mir geredet.

THERAPEUT: Es ist kein Geheimnis, wo Sie gelernt haben, sich selbst zu entwerten, oder?

JOSH: *(Nickt nachdenklich.)*

THERAPEUT: Stellen wir uns jetzt einen zweiten Lehrer vor, den dieses Kind haben könnte. Dieser Lehrer hat Mitgefühl und möchte dem Kind wirklich lernen helfen. Er versteht, dass es eine richtig schwere Aufgabe ist, und dass jeder mit ihr ringen würde, besonders am Anfang. Dieser Lehrer ist klug und er weiß, dass es wirklich notwendig ist, Möglichkeiten zu finden, wie er diesem Kind Mut machen kann, nicht aufzugeben – er weiß, dass der Schlüssel zum Meistern dieser Aufgabe für das Kind darin besteht, weiter an dieser Aufgabe zu arbeiten. Dass es wahrscheinlicher ist, das es das tut, wenn dem Kind die Aufgabe Spaß macht. Stellen wir uns vor, wie dieser Lehrer auf dieses Kind zugehen könnte: „Sehr gut… Sehr gut … Wunderbar! … Weiter so… Nicht ganz so, eher so… Ja, das ist richtig… Du machst das wirklich gut – dies ist schwer, aber du machst das sehr gut, wie du dabei bleibst… Gut so!"

JOSH: *(Entspannt sich ein wenig, die Atmung wird ruhiger.)*

THERAPEUT: Jetzt also ein paar Fragen. Die erste Frage: Welchen der beiden Lehrer würden Sie dem Kind, an dem Ihnen so sehr liegt, wünschen? Welchen der beiden würden Sie anstellen, um ihm Gitarrespielen beizubringen, den ersten oder den zweiten?

JOSH: Den zweiten.

THERAPEUT: Ich auch. Schauen wir aber noch ein bisschen tiefer. Selbst wenn Ihnen nicht so viel an dem Kind liegen würde, welcher Lehrer macht Ihrer Meinung nach seine Arbeit besser, die darin besteht, ihm beizubringen, wie er diese schwierige Aufgabe bewältigen kann?

JOSH: Der zweite.

THERAPEUT: *(Nickt.)* Eine letzte Frage. Welchem der beiden Lehrer ähnelt die Stimme in Ihren Kopf, wenn Sie sich selbst dabei beobachten, wie Sie sich mit Ihren Problemen herumschlagen?

JOSH: *(Hält inne, schaut nach unten.)* Da haben Sie mich. Es ist der erste. Jedes verdammte Mal.

THERAPEUT: *(Hält inne, beugt sich schweigend ein wenig vor.)*

JOSH: Ich glaube, ich verstehe.

THERAPEUT: *(Warm.)* Ja. *(Hält inne.)* Wir haben hier also gemeinsam ein paar große Aufgaben anzugehen. Welchen Lehrer, meinen Sie, sollten wir engagieren, um Ihnen zu helfen? Es klingt so, als hätte der entwertende Lehrer seine Chance gehabt. Wären Sie bereit, dem Lehrer mit Mitgefühl eine Chance zu geben und zu schauen, ob er Ihnen helfen könnte?

JOSH: *(Nickt nachdenklich.)* Ja. Das wäre wahrscheinlich einen Versuch wert.

Mithilfe von Übungen wie dieser kann man die Vorstellung und Wirkung von Mitgefühl so einführen, dass sie *erfahren* werden – sowohl auf einer expliziten Ebene (Denken über die Vorteile von Mitgefühl) wie auf der impliziten Ebene (die unterschiedlichen Wirkungen von Kritik und von Mitgefühl werden *gefühlt)*. Wenn man auf der Denkebene bleibt, kann es sein, dass man im Klienten wenig Veränderung beobachtet, denn die selbstentwertenden Gewohnheiten können tief verwurzelt sein. Wir möchten, dass der Klient *den Unterschied fühlt*, dass er zu der Erkenntnis Zugang bekommt, dass Mitgefühl ein besserer Weg ist, wie er seine Bedürfnisse befriedigen und seine Ziele erreichen kann. In der Vignette will der Therapeut dieses Ziel nicht damit erreichen, dass er die zwei Lehrer als kritisch oder als mitfühlend beschreibt, sondern indem er spielerisch ausführt, was sie aus diesen Perspektiven sagen würden (wodurch auch die Modellfunktion ins Spiel kommt, indem er dem Klienten einen Blick darauf ermöglicht, wie Mitgefühl in dieser Situation aussehen würde). Man sieht in der Vignette, dass Josh auf die Beschreibungen der beiden Lehrer nonverbal reagiert. Man muss dem Klienten auch viel Zeit lassen, damit er verarbeiten kann, was in ihm passiert, und nach der Vignette viel Raum lassen, wenn man zu den Fragen kommt, die die Selbstreflexion anregen, damit er Zeit hat, mit bestimmten Einsichten in Kontakt zu kommen. Sie haben gesehen, dass der Therapeut das Geschlecht der Lehrer wie des Kindes an das des Klienten angepasst hat, und damit dessen Einsicht anbahnt, dass er in Beziehung zu sich selbst *beide Rollen spielt*.

Manche Klienten werden ganz anders als Josh reagieren und die Seite der Selbstkritik vertreten und zum Beispiel so etwas sagen: „Das wäre vielleicht besser für das Kind, aber nicht für mich" oder „Ich hatte so einen strengen Lehrer, als ich aufwuchs, und ich habe spielen gelernt". Auch hier sollte man nicht direkt gegen den Widerstand angehen und sich nicht als Auslöser einer Reaktion auf Bedrohung anbieten und den Klienten damit in die Position bringen, seinen inneren selbstentwertenden Kritiker zu verteidigen. Eher sollte man den Sokratischen Dialog verwenden: „Für Sie fühlt es sich also an, als hätte die Kritik *funktioniert*, und Ihnen widerstrebt es richtig, die Strategie aufzugeben?" oder „Es hört sich so an, als würde es Ihnen widerstreben, Mitgefühl mit sich zu haben, weil Sie das Gefühl haben, dass Sie es nicht verdient haben, freundlich und mitfühlend behandelt zu werden?" Man kann diese Vorstellungen mit dem Klienten untersuchen und schauen, ob er bereit sein könnte, etwas auszuprobieren, um zu sehen, ob Mitgefühl eine Alternative zu Selbstkritik sein könnte.

Wie jede Übung oder Technik verlangt diese Übung, dass Nuancen aufmerksam wahrgenommen werden, und sie wird nicht für jeden gleich wirksam sein. Kriegsveteranen, die in ihrer Ausbildung vielen Menschen begegnet sind, die sich genauso wie dieser kritische Lehrer angehört haben, antworten vielleicht: „Ich möchte, dass mein Kind einen Lehrer wie den ersten hat. So einem Lehrer verdanke ich, dass ich am noch Leben bin". Mit Hilfe des Sokratischen Dialogs könnte man solchen Klienten helfen, die Unterschiede zwischen der Umgebung in einem Krieg – einer Umgebung voller physischer Gefahren – und dem zivilen Leben anzuschauen. Unterschiedliche Strategien kann man dann im Hinblick darauf betrachten, wie sie zu den Anforderungen und Aufgaben in diesen verschiedenen Lebensumständen passen.

ZUSAMMENFASSUNG

In diesem Kapitel haben wir betrachtet, wie man Klienten helfen könnte, bei der Arbeit mit entwertender Selbstkritik Mitgefühl anzuwenden. Erkennen entwertender Selbstkritik, Anschauen des Widerstandes, sie aufzugeben, und die Aufforderung, Mitgefühl als eine Alternative in Betracht zu ziehen, können wichtige Schritte sein, wenn man Klienten unterstützt, sich wirklich dazu zu entschließen, Mitgefühl mit sich selbst zu entwickeln. Bei Klienten mit tief verwurzelter Scham und entwertender Selbstkritik braucht die Arbeit mit diesen Tendenzen Geduld und Ausdauer, während die Klienten das Entstehen von Scham und Selbstkritik allmählich immer besser achtsam wahrnehmen können, dabei diese Tendenzen anerkennen und mit Mitgefühl wahrnehmen lernen, dass es Sinn macht, dass sie sie erleben, und bewusst zu einer mitfühlenderen Perspektive übergehen. Im nächsten Kapitel werden wir anschauen, wie so eine Perspektive aussieht.

Kultivieren des mitfühlenden Selbst

Arbeit mit Mitgefühl besteht vor allem darin, eine Veränderung der Perspektive oder der *sozialen Mentalität* zu ermöglichen, damit Klienten an ihre Schwierigkeiten mit flexibler Aufmerksamkeit und Vernunft und dem Gefühl der Sicherheit vorangehen sowie die mutige Motivation entwickeln, sich Leid anzunähern und mit ihm zu arbeiten. Wir helfen Klienten, von einer Perspektive, die auf Bedrohung beruht und die darauf fokussiert ist, Gefühle von Bedrohung oder Unbehagen zu vermeiden oder sie ganz loszuwerden, zu einer Orientierung zu gelangen, die darauf zentriert ist, Stärken zu entwickeln. Diese Stärken unterstützen sie dann, sich mit Mitgefühl auf alles einzulassen, was auftaucht, und damit zu arbeiten – in ihrem äußeren Leben oder in ihrem Geist. Bei der CFT nennen wir diese Perspektive das *mitfühlende Selbst*.

Das mitfühlende Selbst

Bei der CFT sind wir weniger daran interessiert, Klienten Mitgefühls-technik beizubringen, sondern mehr darauf fokussiert, ihnen zu helfen, einen mitfühlenden *Lebensstil* zu kultivieren. Dies sind Wege, in der Welt zu sein, die von einem offenen, mutigen Herzen, flexiblem Denken und einem Repertoire effektiver Verhaltensweisen definiert sind, auf die sie zurückgreifen können. Das *mitfühlende Selbst* stellt ein organisierendes Rahmenwerk für die mitfühlenden Stärken dar, die die Klienten mit unserer Hilfe entwickeln. Das ist eine mitfühlende Version des Selbst, das wir ständig zu vertiefen und zu stärken suchen (Gilbert, 2009a; 2013). Daher geht es bei CFT nicht darum, unerwünschte Erfahrungen loszuwerden. Es geht darum, dieses mitfühlende Selbst zu kultivieren, das weise, freundlich, zuversichtlich, mutig und entschlossen ist, mit allem zu arbeiten, was das Leben so bietet.

Ein Ansatz mit „Method Acting"

Nachdem Sie diese inspirierenden Sätze gelesen haben, denken Sie vielleicht: *Das ist alles gut und schön, aber es kommt mir schrecklich abgehoben vor. Meine Klienten haben eine Menge realer Probleme. Ihre Lebenserfahrung ist völlig anders. Und eigentlich kommt mir mein Leben auch nicht so vor.*

Sie können sich vielleicht vorstellen, dass das eine sehr verbreitete Erfahrung ist. Für Klienten, deren Leben vom Erleben einer Bedrohung nach der anderen beherrscht ist, kann die Vorstellung eines mitfühlenden Selbst denkbar abwegig erscheinen – so weit von ihrer gelebten Erfahrung entfernt, dass sie lächerlich wirken kann. Diese Vorstellung, dass *ich nicht so bin*, kann ein wesentliches Hindernis sein. Daher müssen wir eine Möglichkeit finden, wie wir damit arbeiten können.

Bei der CFT folgen wir, wenn wir an der Entwicklung des mitfühlenden Selbst arbeiten, einem Ansatz mit „Method Acting" (Gilbert, 2013). Schauspieler müssen häufig Charaktere darstellen, die ganz anders sind, als sie sich selbst erleben. Sie haben Züge und Eigenschaften, die sich vollkommen von ihren eigenen unterscheiden. Wie machen sie das? Sie tun das, indem sie *imaginieren, wie es wäre*, dieser Charakter zu sein: *Wie würde ich mich fühlen, wenn ich diese Person wäre, wenn ich diese Eigenschaften hätte? Was würde ich denken? Zu welchen Handlungen wäre ich motiviert?* So wie verschiedene Emotionen und Motive unsere Aufmerksamkeit, unsere gefühlten Emotionen, unser Denken und unsere inneren Bilder, Motivation und Verhalten auf ganz verschiedene Weise beeinflussen, kann man Klienten auffordern, sich zu überlegen, wie ihr Denken organisiert wäre, wenn sie einen tiefen Reichtum an mitfühlenden Qualitäten besäßen: mitfühlende Motivation, Weisheit, Zuversicht, Entschlossenheit und emotionalen Mut. Statt sich in Diskussionen zu verfangen, ob sie diese Stärken *besitzen* oder nicht, leiten wir sie an zu *imaginieren, wie es wäre, wenn* sie sie besäßen. Mithilfe innerer Bilder kann man Klienten darin unterstützen zu untersuchen, wie sie aus dieser Perspektive des Mitgefühls mit sich selbst Situationen empfinden, verstehen und interpretieren würden. Sie untersuchen, wie sie sich gegenüber ihren eigenen Emotionen und verschiedenen Versionen ihres „emotionalen Selbst" verhalten würden und zu welchen Handlungen sie motiviert wären. Auf diese Art fördern wir die Entwicklung mitfühlender Wege zu argumentieren, zu fühlen und sich zu verhalten, ohne dass sie sich in dem Gedanken verfangen, dass *sie nicht so sind*.

Die Übung zum mitfühlenden Selbst

Nachdem wir jetzt die Übung zum mitfühlenden Selbst vorgestellt haben, wollen wir anschauen, wie man sie Klienten vermitteln könnte. Wir beginnen damit, dass wir Klienten zum Ansatz des Method Acting hinführen, und fordern sie dann auf, sich vorzustellen, wie es wäre, bestimmte mitgefühlsorientierte Qualitäten zu besitzen. Man kann die Attribute, die in der Übung vorkommen, je nach den Bedürfnissen des Klienten variieren, aber häufig thematisiert man mitfühlende Motivation (den entschlossenen Wunsch, freundlich und hilfsbereit zu sein), Weisheit und Verstehen sowie emotionalen Mut und Zuversicht. Im Allgemeinen beginnt man mit dem besänftigenden Atemrhythmus, geht dann zu den körperlichen Erfahrungen von Wärme und Stärke über und begleitet den Klienten danach durch einen Prozess der Imagination, wie es wäre, verschiedene mentale Qualitäten von Mitgefühl zu haben.

THERAPEUT: Jenny, da wir uns entschlossen haben, den zweiten Lehrer an Bord zu nehmen, möchte ich die Übung zum mitfühlenden Selbst einführen. Bei dieser Übung werde ich Sie auffordern sich vorzustellen, wie es wäre, wenn Sie verschiedene mitfühlenden Qualitäten besäßen – wie zum Beispiel ein entschlossenes Verlangen, sich selbst und anderen zu helfen, eine tiefe Weisheit, Probleme zu verstehen und mit ihnen zu arbeiten, und die Zuversicht und den Mut, sich schwierigen Situationen zu stellen und mit ihnen umzugehen. Haben Sie noch Fragen, bevor wir anfangen?

JENNY: *(Schaut skeptisch)* Das klingt wie eine ziemliche Herausforderung. Es hört sich überhaupt sich nicht nach mir an.

THERAPEUT: Das ist das Schöne an der Übung. Wir gehen an diese Übung heran, als wären wir Schauspieler, die eine Rolle in einem Film spielen. Sie kann sich vollkommen davon unterscheiden, wie Sie sich selbst sehen. Statt darüber nachzudenken, ob Sie tatsächlich so sind oder nicht, *stellen Sie sich vor, wie es wäre, wenn Sie diese Qualitäten tatsächlich besäßen* – wie es sich anfühlen würde, was Sie verstehen würden, wie Sie denken würden… so etwas. Wären Sie bereit, das auszuprobieren?

JENNY: Okay. Ich probiere es aus.

THERAPEUT: Wir beginnen in der vertrauten Weise. Nehmen Sie eine bequeme, aufrechte Körperhaltung ein. Nehmen Sie sich etwa dreißig Sekunden Zeit und lassen Sie Ihre Atmung langsam werden. *(Wartet dreißig Sekunden bis eine Minute.)*

JENNY: *(Richtet sich auf, schließt die Augen und atmet langsamer.)*

THERAPEUT: Lassen Sie jetzt die Atmung wieder zu einem normalen, angenehmen Tempo zurückkehren. *(Wartet drei bis fünf Sekunden.)* Jetzt werde ich Sie auffordern, sich vorzustellen, wie es wäre, andere Eigenschaften zu haben. Während ich diese Qualitäten beschreibe, versuchen Sie sich vorzustellen, wie es wäre, wenn Sie sie besäßen – was Sie fühlen, denken und empfinden würden, wenn Sie ein tief mitfühlender Mensch wären, dem es schon gelungen ist, diese Qualitäten zu entwickeln. Wenn Sie Mühe haben, sich das vorzustellen, könnten Sie auch an jemanden denken, von dem Sie meinen, dass er oder sie diese Qualitäten besitzt, und sich vorstellen, wie es sich anfühlen könnte, wie dieser Mensch zu sein. Nicken Sie einfach, wenn Sie bereit sind, weiterzumachen.

JENNY: *(Nickt.)*

THERAPEUT: Stellen Sie sich als erstes vor, dass sich Ihr Körper ruhig, friedlich und sicher anfühlt – von Wärme und Stärke erfüllt. Lassen Sie kurz ein sanftes Lächeln auf Ihrem Gesicht erscheinen. *(Wartet dreißig Sekunden.)*

• Imaginieren Sie, dass Sie neben dieser Wärme und Stärke von einer freundlichen, entschlossenen Motivation erfüllt sind, den Menschen zu helfen, die leiden – sich selbst und anderen. Stellen Sie sich vor, dass Sie von diesem freundlichen Wunsch zu helfen erfüllt sind und dass er sich in Ihnen aufbaut, dass er Sie mit Stärke und Sinn erfüllt. Fühlen Sie diesen tiefen Wunsch zu *helfen*. *(Wartet dreißig Sekunden bis eine Minute.)*

• Stellen Sie sich vor, dass Sie außer von dieser entschlossenen Motivation von Weisheit erfüllt sind. Stellen Sie sich vor, dass Sie in der

Lage sind, flexibel zu denken und die Dinge aus verschiedenen Perspektiven zu sehen. Da Sie sich bewusst sind, dass schwierige Situationen und Emotionen kommen und gehen, können Sie vermeiden, von diesen Erfahrungen vereinnahmt zu werden. Sie können auf Ihre Lebenserfahrung zurückgreifen, wenn Sie mit ihnen arbeiten. In dem Wissen, dass schwierige Erfahrungen nur ein Teil des Lebens sind, können Sie darauf verzichten, sie oder sich selbst zu bewerten und können den Dingen auf den Grund gehen. Sie verstehen, woher diese Gefühle und Erfahrungen kommen, und auch ihren Sinn und was bei der Arbeit mit ihnen nützlich wäre. Stellen Sie sich vor, dass Sie von dieser Weisheit erfüllt sind. *(Wartet dreißig Sekunden bis eine Minute.)*

- Stellen Sie sich vor, dass mit dieser freundlichen Motivation und Weisheit ein tiefes Gefühl von Zuversicht aufkommt. Spüren Sie, wie diese Zuversicht Sie mit Mut erfüllt. Sie spüren die Bereitschaft, sich auf schwierige Gefühle und Situationen einzulassen. Es ist ein Gefühl von *Wissen*, dass Sie *mit allem arbeiten können, was auftaucht, was immer es ist.* Spüren Sie, wie diese Zuversicht und dieser Mut in Ihnen stärker werden und Sie mit Stärke erfüllen. *(Wartet dreißig Sekunden bis eine Minute.)*

JENNY: *(Sitzt ruhig, mit geschlossenen Augen.)*

THERAPEUT: Stellen Sie sich vor, dass Sie von diesen Qualitäten erfüllt sind – von der freundlichen, entschlossenen Motivation zu helfen, von tiefer Weisheit, von Zuversicht und von emotionalem Mut. Nehmen Sie wahr, wie es sich anfühlt, wenn diese Qualitäten in Ihnen stärker werden. *(Wartet dreißig Sekunden bis eine Minute.)*

- Richten Sie Ihre Aufmerksamkeit auf die Gefühle in Ihrem Körper – ruhig, friedlich und stark. Stellen Sie sich vor, wie Sie sich als dieses freundliche, weise, zuversichtliche, mitfühlende Wesen fühlen und wie Sie aussehen würden.

- Stellen Sie sich vor, wie Sie als dieses tief mitfühlende Wesen die Welt erleben würden – was Sie verstehen würden. *(Wartet ein paar Sekunden.)* Was für Gefühle würden Sie haben? *(Wartet ein paar Sekunden.)* Was für Gedanken würden Sie denken? *(Wartet ein paar Sekunden.)* Zu welchen Handlungen wären Sie motiviert? Was würden Sie tun? *(Wartet ein bis zwei Minuten.)*

JENNY: *(Sitzt ruhig, mit geschlossenen Augen.)*

THERAPEUT: Und wenn Sie soweit sind, öffnen Sie langsam die Augen und kommen in diesen Raum zurück. Schauen Sie, ob Sie etwas von der Weisheit, Freundlichkeit und Zuversicht mitnehmen können, wenn wir weitermachen. Wenn Sie möchten, räkeln oder strecken Sie sich ein bisschen.

JENNY: *(Öffnet langsam die Augen und streckt sich ein wenig.)* mmm. Das war gut.

THERAPEUT: *(Lächelt sanft.)* Was hat Ihnen daran gefallen?

JENNY: Es war wirklich ganz friedlich, und es war schön, mir vorzustellen, so zu sein. Einfach wirklich angenehm.

THERAPEUT: Wie war es, sich vorzustellen, sich als ein tief mitfühlender Mensch zu fühlen – freundlich, weise und zuversichtlich?

JENNY: Zuerst war es schwer, als könnte ich es nicht wirklich fühlen. Aber ich habe mir immer wieder gesagt, dass ich mir einfach vorstelle, wie es wäre. Gegen Ende konnte ich es irgendwie fühlen. Es hat sich anders angefühlt, endlich.

THERAPEUT: Das ist eine wichtige Beobachtung. Es kann am Anfang schwer sein, es zu fühlen – manchmal ist daher alles, was man tun kann, sich vorstellen, wie es sein könnte, wenn man es fühlen *könnte*. Wenn wir uns darauf konzentrieren, wie wir die Dinge aus dieser mitfühlenden Perspektive sehen würden, kann das helfen – uns die Art Dinge vorzustellen, die wir denken oder verstehen würden, wenn wir diese Eigenschaften besäßen.

JENNY: Es kam mir so vor, als würde es mit der Zeit leichter.

Jennys Beobachtung, dass es anfangs schwer war, das mitfühlende Selbst zu *fühlen*, wird häufiger gemacht. Für viele Klienten unterscheidet sich diese mitfühlende Perspektive so sehr von ihrer Erfahrung im Alltag, dass es eine Weile dauern kann, bis sich die Gefühle zeigen. Das Entscheidende ist, immer wieder in diese mitfühlende Perspektive zu gehen. Manchen Klienten hilft es, sich an einen Moment zu erinnern, als sie *wirklich* Mitgefühl hatten und motiviert waren, jemandem zu helfen, und es getan und sich gut dabei gefühlt haben. Es kann auch schwierig sein, sich diese Eigenschaften sozusagen in einem Vakuum vorzustellen – es kann sich vage und unbestimmt anfühlen sich auszumalen, mitfühlend, freundlich, weise oder mutig zu sein, ohne eine bestimmte Situation als Bezugspunkt zu haben. Aus diesem Grund ist es gut, wenn man ziemlich schnell von der Vorstellung, diese mitfühlenden Charakteristika zu besitzen, zu der Vorstellung übergeht, wie man sie anwenden könnte. Schauen wir uns ein paar Möglichkeiten an, wie man das tun könnte.

Mitgefühl auf das verletzliche Selbst ausdehnen

Eine Weise, wie wir Klienten helfen können, ihr Gefühl für das mitfühlende Selbst zu stärken und sie zugleich lernen zu lassen, *sich selbst* Mitgefühl entgegenzubringen, besteht darin, sie aufzufordern, sich an eine Situation zu erinnern, in der sie kämpfen mussten. Dann regt man sie an, diese kämpfende Version von sich aus der Sicht des gegenwärtigen mitfühlenden Selbst mitfühlend anzuschauen. Der Therapeut regt den Klienten an, sich in diese frühere kämpfende Version von sich einzufühlen, sie mit Anteilnahme zu betrachten und sie zu würdigen. Zugleich imaginiert der Klient, dass er diesem leidenden Selbst Mitgefühl, Ermutigung und Verständnis entgegenbringt. Schauen wir uns an, wie das aussehen könnte:

THERAPEUT: Da Sie jetzt mit dem mitfühlenden Selbst vertraut geworden sind, Jenny, möchte ich Ihnen eine weitere Übung vorschlagen. Diese mitfühlenden Qualitäten fühlen sich ein bisschen vage an, wenn man sich nur vorstellt, dass man sie *hat* – damit es sich real anfühlt, kann es nützlich sein, wenn man sich vorstellt, dass man sie in einer bestimmten Situation anwendet. Dies ist eine Übung, die Sie verwenden können, um mitfühlend eine Situation anzuschauen, die schwer für Sie war. Wie hört sich das an?

JENNY: Klingt gut.

THERAPEUT: Sehr gut. Hoffentlich wird diese Übung Ihnen auch helfen, etwas Mitgefühl mit sich zu entwickeln, wenn Sie mit der Furcht und mit der Angst konfrontiert sind, über die wir gesprochen haben. Als Erstes möchte ich, dass Sie sich an eine Situation erinnern, die Sie vor Kurzem erlebt haben und die schwierig für sie gewesen ist – vielleicht eine Situation, in der Sie richtig Angst hatten oder in der Sie sich entwertet haben. Könnten Sie sich eine Minute Zeit nehmen, um sich so eine Situation zu vergegenwärtigen, und mir dann ein bisschen über sie sagen?

JENNY: *(Sitzt ein paar Momente ruhig da.)* Wie ich Ihnen letzte Woche erzählt habe, hat eine meiner Lehrerinnen angekündigt, dass wir in meinem Kommunikationskurs ein Gruppenprojekt durchführen werden. Sie hat uns in Kleingruppen eingeteilt und uns gesagt, wir sollten uns außerhalb des Unterrichts treffen und an dem Projekt arbeiten. Ich saß einfach da und war starr vor Schreck. Wir haben Telefonnummern ausgetauscht und sollen uns irgendwann diese Woche treffen. Ich habe Angst davor – mir wird schlecht, wenn ich daran denke. Ich weiß nicht, ob ich das tun kann.

THERAPEUT: Wie sieht das Projekt aus?

JENNY: Wir sollen ein Gruppenpapier verfassen und es dann im Unterricht präsentieren. Es geht über effektive Kommunikation mit verschiedenen Gruppen – man bekommt dafür etwa ein Drittel der Punkte für die Klasse. Es ist ein interessantes Thema, aber ich hasse Gruppenarbeit.

THERAPEUT: Verstehen Sie, warum dieses Projekt bei Ihnen Angst auslöst?

JENNY: Ja, es ist all das, wovor ich Angst habe, alles auf einmal, ein richtig passendes Päckchen. Ich habe Angst vor unserem ersten Treffen. Wir sollen Aufgaben verteilen und bestimmen, wer für was verantwortlich ist… Es fällt mir schwer, vor der Gruppe zu sprechen, deshalb weiß ich, dass sie denken werden, dass ich eine mich nur drücken will.

THERAPEUT: Das hört sich nach einer perfekten Situation für diese Übung an. Wollen Sie es mal versuchen?

JENNY: Warum nicht.

THERAPEUT: Okay. Fangen wir damit an, dass Sie eine bequeme, aufrechte Körperhaltung einnehmen, die Augen schließen und etwa dreißig Sekunden lang in dem besänftigenden Atemrhythmus atmen. *(Wartet dreißig Sekunden bis eine Minute.)*

JENNY: *(Schließt die Augen und atmet langsamer.)*

THERAPEUT: Spüren Sie jetzt, wie sich in Ihrem Körper Empfindungen der Ruhe, Wärme und Stärke ausbreiten. Vergegenwärtigen Sie sich diese Qualitäten des mitfühlenden Selbst. Lassen Sie sich freundlich lächeln, und stellen Sie sich vor, wie sich Ihr

Körper anfühlen würde, wenn Sie dieser Mensch mit tiefem Mitgefühl wären. *(Wartet fünfzehn bis dreißig Sekunden.)*

- Stellen Sie sich vor, dass Sie von einem tiefen Gefühl der Freundlichkeit erfüllt sind – dass da ein freundlicher, entschlossener Wunsch ist, sich selbst und all denen zu helfen, die leiden. Fühlen Sie, wie diese freundliche Entschlossenheit in Ihnen zunimmt. *(Wartet dreißig Sekunden.)*

- Stellen Sie sich vor, dass Sie zusammen mit dieser freundlichen Motivation mit einer tiefen Weisheit und mit tiefem Verständnis erfüllt sind – dass sie flexibel denken, Dinge aus mehreren Perspektiven sehen und herausfinden können, was zu tun ist. *(Wartet dreißig Sekunden.)*

- Stellen Sie sich vor, dass Sie neben dieser Weisheit ein mächtiges Gefühl der Zuversicht und des Mutes empfinden. Ein tief empfundenes Gefühl, dass *Sie auch hiermit arbeiten können, ganz gleich, was passiert.* Es ist ein Gefühl von *Wissen* – wissen, dass Sie helfen können. *(Wartet dreißig Sekunden.)*

JENNY: *(Sitzt ruhig.)*

THERAPEUT: Denken Sie jetzt an diese Situation im Klassenraum. Sie haben sich in Kleingruppen aufgeteilt. Schauen Sie, wie Ihre verletzliche, ängstliche Version in dieser Gruppe von Menschen sitzt und ihre Telefonnummer mitteilt. Stellen Sie sich vor, wie Sie aus dieser freundlichen, weisen und mitfühlenden Sicht auf diese ängstliche Version von sich selbst in dieser Situation schauen. Schauen Sie, wie es ihr geht. Können Sie sehen, wie schwer es für sie ist?

JENNY: Kann ich. Sie ist starr vor Schreck. Sie weiß nicht, ob sie in der Lage sein wird, das zu machen.

THERAPEUT: Schauen Sie, ob es Ihnen aus dieser freundlichen, weisen, zuversichtlichen Perspektive möglich ist, sich von ihrem Leid berühren zu lassen. Ob Sie mit dieser ängstlichen Version von sich, die in diesem Kurs nichts als eine gute Note bekommen will, Mitgefühl haben können. Vor langer Zeit haben ein paar Klassenkameradinnen sie schrecklich behandelt, und sie hat gelernt, in Situationen wie dieser große Angst zu haben. Können Sie verstehen, warum sie so sehr Angst hat? Macht es Sinn, dass sie starr vor Schrecken ist?

JENNY: Das macht es. Es macht Sinn, dass sie so fühlt. Sie hat so viel Angst, dass sie wieder beschämt oder gedemütigt wird.

THERAPEUT: Es ist nicht ihre Schuld, oder?

JENNY: Nein. Ist es nicht.

THERAPEUT: Können Sie etwas Wärme und Mitgefühl für sie empfinden, wenn Sie sehen, wie schwer sie es da hat? Können Sie den Wunsch empfinden, ihr irgendwie zu helfen? Was empfinden Sie für sie?

JENNY: Sie tut mir sehr leid, und ich wünschte wirklich, ich könnte ihr helfen. Es ist so schwer für sie.

THERAPEUT: Das Gefühl, das Sie haben – dass sie von Ihren Kämpfen berührt sind –, das ist Mitgefühl. Fühlen Sie diesen Wunsch, ihr aus Mitgefühl zu helfen. Sehen Sie, wie mutig sie ist, Ihre ängstliche Version, dass sie dableibt, auch wenn sie voller Schrecken ist. *(Wartet ein paar Sekunden.)*

JENNY: *(Sitzt still, mit geschlossenen Augen.)*

THERAPEUT: Stellen Sie sich vor, dass Ihre starke, mitfühlende Version da bei ihr sein könnte. Stellen Sie sich vor, dass Sie mit ihr da sind, und nur sie kann Sie sehen oder hören. Überlegen Sie, wie Sie für diese Version von sich, die kämpft, da sein würden – wie Sie ihr vielleicht helfen könnten, sich sicher zu fühlen, wie Sie ihr Mut machen könnten. Sie kennen sie besser als jeder andere und Sie wissen, was Sie brauchen würde. Wie würden Sie ihr helfen?

JENNY: Ich glaube nicht, dass ich ihr etwas sagen würde. Ich würde einfach bei ihr sitzen, vielleicht ihre Hand halten. Ich würde einfach versuchen, ihr zu helfen, sich sicher zu fühlen. Sie wissen lassen, dass sie okay ist, und dass ich für sie da bin.

THERAPEUT: Stellen Sie sich vor, wie Sie freundlich und verständnisvoll bei ihr sitzen und sie unterstützen. Sie verstehen, was sie durchmacht – sie merken, wie schwer es für sie ist und wie sehr sie sich anstrengt, um einfach nur da zu sein. Sie ist stark, sie stellt sich diesen Ängsten, aber sie versteht das noch nicht. Erlauben Sie sich, dass Sie sich gut fühlen, weil Sie sie in diesem Moment unterstützen können, und stellen Sie sich vor, dass sie von der Freundlichkeit, Hilfsbereitschaft und der Zuversicht erfüllt sind, mit der Sie da bei ihr sind. Können Sie sich das vorstellen?

JENNY: *(Sitzt still, mit geschlossenen Augen, den Tränen nahe, aber mit klarer Stimme.)* Ja, das kann ich.

THERAPEUT: *(Wartet ein wenig.)* Stellen Sie sich vor, dass Sie bereit ist, dieses Verständnis und die Unterstützung von Ihnen anzunehmen. Wie mag es ihr gehen?

JENNY: *(Hält inne.)* Besser. Sie hat immer noch Angst, aber es geht ihr besser. Sie fühlt sich unterstützt. Sie hat jemanden an ihrer Seite.

THERAPEUT: Was für eine Einsicht oder was für ein Verständnis würden Sie ihr aus dieser mitfühlenden Sicht wünschen?

JENNY: Dass alles gut wird. Und dass ich da bin, um ihr zu helfen.

THERAPEUT: *(Hält inne, lächelt.)* Das ist schön, Jenny. Nehmen wir uns noch ein paar Momente Zeit und stellen uns vor, dass wir bei dieser ängstlichen Version von Ihnen sind und ihr Mitgefühl und Unterstützung zukommen lassen.

Wenn Klienten sich darauf einlassen können zu imaginieren, dass sie einer Version von sich, die zu kämpfen hat, Mitgefühl entgegenbringen, kann das eine wirkungsvolle Erfahrung sein. Wir möchten Klienten dabei unterstützen, dass ihre Erfahrung lebendig ist, indem wir Sie so detailliert wie möglich imaginieren lassen, was sie in diesem Szenario fühlen, was sie tun und was sie erleben. Klienten mit tief verwurzelter Scham und Selbstentwertung haben anfangs manchmal mit solchen Übungen Mühe. Man kann ihnen helfen, wenn man ihnen behutsam Möglichkeiten vorschlägt, wie sie ihr kämpfendes Selbst unterstützen könnten. Für solche Klienten kann es nützlicher sein, wenn man sie damit anfangen lässt, sich eine Situation vorzustellen, in der jemand anderes kämpft, jemand, an dem dem Klienten liegt. Man kann sie dann auffordern, sich vorzustellen, wie es wäre, wenn sie diesem Menschen Mitgefühl entgegenbringen. Sobald ihre Selbstentwertung mit Hilfe von Übungen im mitfühlenden Denken oder anderer Praktiken ein wenig milder geworden ist, kann man darauf zurückkommen, dass sie sich selbst Mitgefühl entgegenbringen. Das kann dann entweder mittels dieser Übung oder durch mitfühlende Stuhlarbeit angebahnt werden, die wir ein wenig später vorstellen werden.

Für manche Klienten kann es fast unmöglich sein, sich vorzustellen, dass sie diese Qualitäten haben. Solchen Klienten fällt aber vielleicht jemand ein, von dem sie meinen, dass er diese Züge besitzt, und sie können sich in diese Person hineinversetzen und sich vorstellen, wie es wäre, aus der Sicht dieser Person zu fühlen, zu denken und zu handeln. Das Entscheidende ist, dass sie anfangen, die Fähigkeit zu entwickeln, in eine Perspektive zu wechseln, die von der Erfahrung von Mitgefühl und nicht von Bedrohung bestimmt ist.

Das mitfühlende Selbst in Aktion

Wenn man die Übung des mitfühlenden Selbst eingeführt hat, sollte man diese mitfühlende Perspektive stärken, indem man Klienten so oft und in so vielen verschiedenen Situationen wie möglich in diese Perspektive wechseln lässt. Man kann dies in den Sitzungen tun, entweder indem man in aufeinanderfolgenden Sitzungen mit einer kurzen Übung zum mitfühlenden Selbst beginnt oder indem man an verschiedenen Punkten einer Sitzung innehält, um in diese Perspektive zu wechseln, besonders wenn deutlich ist, dass der Klient unter dem Einfluss des Bedrohungssystems steht. Wichtig ist, dass man damit kein Vermeidungsverhalten einlädt oder begünstigt. Der Klient richtet seine Aufmerksamkeit von bedrohlichem Material oder einer bedrohlichen Situation weg, damit man die Dinge verlangsamen, in die Perspektive des mitfühlenden Selbst wechseln und dann *zurückkommen* kann, um mit der problematischen Emotion oder Situation zu arbeiten. Wir unterstützen einen Prozess, in dem Klienten lernen, achtsam wahrzunehmen, wenn sie wieder von Bedrohungsgefühlen eingeholt worden sind. Sie lernen, dieses Gewahrsein als Hinweis oder Signal zu nutzen, dass es sinnvoll ist, mit ihren Emotionen zu arbeiten, Dinge ein bisschen in ein Gleichgewicht zu bringen und zurückzukommen, um damit aus einer mitfühlenden Perspektive zu arbeiten. Das Zurückkommen ist entscheidend – sonst hilft man dem Klienten nur, Muster von Erfahrungsvermeidung zu etablieren, und das ist überhaupt nicht hilfreich.

Man kann auch mit Klienten zusammen einen Plan entwickeln, wie sie außerhalb der Sitzungen üben können. Es ist wichtig, dass diese Übung zu Beginn immer unter günstigen Bedingungen gemacht wird (also nicht, wenn der Klient von bedrohlichen Emotionen oder Situationen überwältigt ist). Man kann mit Klienten auch daran arbeiten, bestimmte Zeiten einzuplanen, in denen sie in die Perspektive ihres mitfühlenden Selbst wechseln und betrachten, wie sie von dieser Perspektive aus fühlen, denken, aufmerksam und zu bestimmtem Verhalten motiviert sein würden. Bevor sie bei der Arbeit zu einem Termin gehen oder ein Projekt beginnen, bevor sie die Kinder von der Schule abholen, wenn sie morgens aufstehen oder bevor sie abends schlafen gehen – entscheidend ist, dass sie Zeiten finden, in denen sie üben können, in die Perspektive des mitfühlenden Selbst zu gehen. Mit etwas Übung kann dieser Wechsel der Perspektive ziemlich schnell gemacht werden, zum Beispiel in dem man sich einfach Worte wie *freundlich, weise, mutig, mitfühlend* vergegenwärtigt. Man kann Klienten dann anregen, diese neue Perspektive nach und nach immer mehr in schwierigen Situationen anzuwenden, indem sie sich vorstellen, wie sie von dieser mitfühlenden Perspektive aus denken, fühlen, aufmerksam sein und zum Handeln motiviert sein könnten.

Wenn man solche Hausaufgaben plant, sollte man so herangehen, wie man an jede Praxis außerhalb der Sitzung herangehen würde: indem man potenzielle Hindernisse berücksichtigt und sich in jeder Hinsicht absichert, um die Übungen zu einem Erfolg werden zu lassen. Es kann für die Zusammenarbeit mit Klienten sehr wichtig sein, dass man plant, wie man die Motivation hochhalten kann, indem man klein anfängt und anfangs die Anwendung in Situationen üben lässt, in denen die Wahrscheinlichkeit groß ist, dass die Klienten sich erfolgreich fühlen. Ferner sollte man Gedächtnishilfen einbauen, damit sie daran denken zu üben. Man kann Techniken der Verhaltenstherapie wie zum Beispiel die Planung positiver Aktivitäten (Persons, Davidson & Tomkins, 2000) verwenden, um die Wahrscheinlichkeit zu erhöhen, dass die Klienten ihren Plan einhalten können.

Außerdem sollte man Klienten darauf vorbereiten, dass es anfangs schwierig sein kann, diese Perspektive einzunehmen, und dass sie vielleicht entdecken, dass sie Widerstand empfinden, das zu tun. Dafür kann es verschiedene Gründe geben, unter anderem, dass sie vielleicht einfach keine Lust dazu haben. Man sollte betonen, dass es schlicht darum geht, es zu versuchen – zu versuchen, sich vorzustellen, wie man in dieser Situation aus der Perspektive dieses freundlichen, weisen, mutigen und mitfühlenden Selbst fühlen, denken, aufmerksam sein und sich verhalten könnte. Man kann sogar die Situation, dass ein Klient „die Hausaufgabe nicht machen will", thematisieren und die Frage stellen: „Wie würde Ihr freundliches, weises, zuversichtliches, mitfühlendes Selbst Ihren Widerstand verstehen, diese Übung zu machen? Was könnte Sie ermutigen, sie zu machen?" Beim Üben zuhause kann der Fragebogen zur Beobachtung von Bedrohungsgefühlen eine Hilfe sein – ein Fragebogen, der aus der Kognitiven Verhaltenstherapie stammt und der Anregungen enthält, die Situation und die eigenen Reaktionen aus der Perspektive des mitfühlenden Selbst zu betrachten. (Dieser Fragebogen findet sich im Anhang dieses Buches.)

Mitfühlende Briefe schreiben

Besonders bei Klienten, die mit sozialer Angst oder mit Konzentrationsschwierigkeiten kämpfen, kann es schwierig sein, innerhalb der Sitzungen Übungen mit der Perspektive des mitfühlenden Selbst durchzuführen. Die Klienten sind vielleicht befangen oder spüren, dass sie „am wunden Punkt" sind, wobei die Erregung aufgrund der Aktivierung des Bedrohungssystems sie daran hindert, mit dieser mitfühlenden Perspektive in Kontakt zu kommen (oder sie zu verbalisieren). Wenn sie einen mitfühlenden Brief verfassen, kann ihnen das helfen, sich Mitgefühl entgegenzubringen, da sie die potenziellen Anforderungen einer Übung während einer Sitzung umgehen. Das lässt ihnen auch so viel Zeit zum Nachdenken über eine mitfühlende Botschaft an ihr verletzliches Selbst und zum Schreiben, wie sie möchten (Gilbert, 2011; 2013).

Außerdem ist das Ergebnis dieser Übung ein Produkt – der mitfühlende Brief –, das der Klient in Momenten lesen kann, wenn er mitfühlende Unterstützung, Ermutigung und Coaching braucht. So ein Brief kann in einer Sitzung verfasst werden, aber ich mache die Erfahrung, dass es oft zu einem wirkungsvolleren Brief führt, wenn man Klienten den Brief zuhause fertigschreiben lässt. Da können sie ein paar Tage lang überlegen, was sie schreiben wollen und sich soviel Zeit zum Schreiben nehmen, wie sie brauchen. Sie können sogar mehrere Briefe schreiben, mit denen sie sich in verschiedenen Situationen unterstützen können. Im Anhang dieses Buches finden Sie als Muster eine Liste von Hinweisen, die ich Klienten, die einen mitfühlenden Brief schreiben wollen, mit nach Hause gebe.

Anleitung zum Schreiben eines mitfühlenden Briefes

Diese Übung soll uns dabei helfen, das mitfühlende Selbst zu entwickeln. Wir möchten mentale Muster aufbauen und stärken, die uns helfen, den Mut zu finden, mit schwierigen Erfahrungen zu arbeiten, uns selbst zu akzeptieren und ein Gefühl von Frieden in uns aufzubauen, das wir mit anderen teilen können. Um zu lernen, mitfühlend zu denken und sich auch mitfühlend zu verhalten, kann es manchmal hilfreich sein, wenn man einen Brief an sich selbst schreibt. Bei dieser Übung schreibt man über seine Probleme, aber aus der Sicht des mitfühlenden Selbst. So ein Brief kann allgemein gehalten sein, man kann ihn aber auch zur Unterstützung auf eine besonders schwierige Situation zuschneiden.

- Nehmen Sie als erstes Papier und etwas zum Schreiben. Sie können auch ein spezielles Tagebuch oder Heft aussuchen.

- Atmen Sie ein paar Momente in dem besänftigenden Atemrhythmus. Lassen Sie sich langsamer werden und bleiben Sie ganz bei dem, was Sie in diesem Moment wahrnehmen und fühlen.

- Versuchen Sie nun, die Perspektive Ihres mitfühlenden Selbst einzunehmen. Gehen Sie in Kontakt zu Ihrem mitfühlenden Selbst und stellen Sie sich vor, dass Sie in Ihrer Bestform sind so ruhig, weise, fürsorglich, zuversichtlich und mutig wie möglich. Fühlen Sie, wie sie von Gefühlen der Freundlichkeit, Stärke und Zuversicht erfüllt sind. Stellen Sie sich vor, dass Sie dieser mitfühlende Mensch sind, der weise, verständnisvoll und entschlossen ist zu helfen. Versuchen Sie sich vorzustellen, wie Sie als dieses mitfühlende Wesen auftreten, wie sich Ihre Stimme anhört und wie Sie sich fühlen.

- Wenn wir in einer mitfühlenden inneren Verfassung sind, und sei es auch nur ein wenig, versuchen wir, unsere Lebenserfahrung weise anzuwenden. Wir wissen, dass das Leben hart sein kann. Wir haben tiefen Einblick in unsere eigene Perspektive und in die anderer Menschen, die an schwierigen Situationen beteiligt sind, und versuchen zu verstehen, inwiefern es Sinn macht, dass sie so fühlen und handeln. Wir bieten Stärke und Unterstützung an und versuchen mit Wärme da zu sein und weder zu bewerten noch zu verurteilen. Atmen Sie ein paarmal bewusst und fühlen Sie diesen weisen, verständnisvollen, zuversichtlichen und mitfühlenden Teil von sich aufsteigen dies ist der Teil von Ihnen, der den Brief schreiben wird.

- Wenn sich Gedanken des Selbstzweifels wie *Mach ich das richtig?* oder *Ich fühle es nicht wirklich* einstellen, nehmen Sie diese Gedanken als normale Kommentare wahr, die Ihnen durch den Kopf gehen, und beobachten Sie, was Sie wahrnehmen, während Sie so gut schreiben, wie Sie können. Es gibt kein Richtig oder Falsch… Sie üben und arbeiten einfach mit Ihrem mitfühlenden Selbst. Versuchen Sie beim Schreiben soviel emotionale Wärme und Verständnis aufzubringen, wie Sie können.

- Versuchen Sie, während Sie Ihren Brief schreiben, sich zu erlauben, Ihr Leid zu verstehen und zu akzeptieren. Sie können zum Beispiel so anfangen: *Ich bin traurig und ich leide. Mein Leid ist verständlich, weil…*

- Benennen Sie die Gründe machen Sie sich klar, dass Ihr Leid einen Sinn hat. Dann schreiben Sie weiter… *Ich möchte gern, dass ich weiß, dass…*

- Es geht darum, Verständnis, Anteilnahme und Wärme zu vermitteln, während wir uns helfen, an den Dingen zu arbeiten, die wir angehen müssen.

Wenn Sie Ihre ersten mitfühlenden Briefe geschrieben haben, lesen Sie sie mit einem offenen Geist und schauen Sie, ob sie wirklich Mitgefühl für Sie enthalten. Wenn sie das tun, schauen Sie, ob Sie in Ihrem Brief die folgenden Qualitäten entdecken können:

- Er drückt Sorge, echte Anteilnahme und Ermutigung aus.

- Er drückt Empfindsamkeit für Ihr Leid und Ihre Bedürfnisse aus.

- Er hilft Ihnen, sich Ihren Gefühle zu stellen und sie besser zu tolerieren.

- Er hilft Ihnen, mehr Verständnis für Ihre Gefühle, Schwierigkeiten und Dilemmas zu haben.

- Es bewertet und verurteilt nicht, sondern hilft Ihnen, sich sicher und akzeptiert zu fühlen.

- Ein echtes Gefühl von Wärme, Verständnis und Fürsorge erfüllt den Brief.

- Er hilft Ihnen, über Verhalten nachzudenken, das Sie möglicherweise brauchen oder lernen müssen, damit es Ihnen besser geht.

- Er erinnert Sie daran, warum Sie sich bemühen, sich weiterzuentwickeln.

Schauen wir uns ein Beispiel für einen mitfühlenden Brief an:

Lieber Josh,
dies war eine schwere Woche, und ich kann verstehen, dass es Dir
schlecht geht. Du hast Dich sehr bemüht, mit Deiner Wut zu arbei-
ten. Es ist leicht, Dich über Dich selbst zu ärgern, wenn Du nicht
Deine Erwartungen erfüllst. Denk daran, dass Du Dir nicht ausge-
sucht hast, so ein Bedrohungssystem zu haben, das diese Wut und die-
sen Ärger hervorbringt, und es ist nicht Dein Fehler, dass Du Dich
ärgerst oder wütend wirst. Es ist nichts verkehrt an Dir – es ist nur

Dein altes Gehirn, das Dich zu schützen versucht. Du hast gelernt, Wut zu empfinden, als Du Deinem Vater zugeschaut hast, und als Du in der Schule gemobbt wurdest. Das ist auch nicht Deine Schuld. Aber Du übernimmst dafür Verantwortung, ein besserer Mensch zu werden, und dazu gehört eine Menge Mut.

Ich weiß, dies fühlt sich schrecklich an, und manchmal möchtest Du aufgeben, aber es geht Dir besser, und ich weiß, Du kannst es schaffen. Auch wenn Du Angst hast, dass andere Dich attackieren, wie es Dein Vater und diese Kinder in der Schule gemacht haben, ist es jetzt wirklich anders. Er ist gestorben, und Maria liebt Dich und ist bei Dir geblieben, auch als die Dinge wirklich schlecht waren. Chloe und Arden schauen zu Dir auf, und Dir ist es sehr wichtig, dass Du ein guter Vater für sie bist. Du machst Fortschritte. Du musst einfach weitermachen. Diese Sache mit dem Mitgefühl hilft Dir zu sehen, dass stark zu sein und Wut zu haben zwei verschiedene Dinge sind. Du hast alles, was es braucht, um ein guter Mensch zu sein. Du kannst das. Es wird nicht leicht sein, aber Du kannst das.

Wenn du dies liest, dann wahrscheinlich deshalb, weil Du einen wirklich harten Tag gehabt hast. Vielleicht hast Du etwas gesagt oder getan, wofür Du Dich jetzt schlecht machst. Denk daran, dass diese Zeiten vorübergehen. Du brauchst einfach nur weiterzumachen. Denk an all die Male, als die Dinge schlecht aussahen, und Du es geschafft hast. Geh vielleicht ins Fitnessstudio und lass etwas Dampf ab. Du weißt, körperliche Anstrengung hilft. Halt Dich an Nathan. Atme langsamer. Denk vor allem daran, warum Du dies hier machst. Denk an Deine Familie, wie sehr alle Dich lieben, und wie sehr Du für sie da sein möchtest. Du bist in Sicherheit, und Du bist wirklich in Ordnung. Mit freundlichem Gruß,
Josh

Man kann Klienten ihre mitfühlenden Briefe zur Sitzung mitbringen lassen und sie auffordern, sie vorzulesen, wenn das für sie passt. Es kann für Klienten eine starke Erfahrung sein, sich selbst so mit Mitgefühl über ihre Probleme sprechen zu hören.

Manche Klienten fühlen sich blockiert, unfähig so einen Brief zu schreiben. Wenn es dabei um Motivation geht, ist es besser, nicht darauf zu bestehen, sondern stattdessen den Sokratischen Dialog zu verwenden, um den Widerstand zu untersuchen – und wieder: Man sollte Klienten nicht dazu bringen, *Widerstand* dagegen zu entwickeln, sich selbst Mitgefühl entgegenzubringen, indem wir es ihnen aufdrängen. Auf der anderen Seite werden Klienten manchmal einfach *nicht wissen*, wie sie sich auf diese mitfühlende Weise an sich selbst wenden sollen. In solchen Fällen kann man, wie in dem Beispiel oben beschrieben, eine Übung zum mitfühlenden Selbst in der Sitzung anleiten und den mitfühlenden Brief dann gemeinsam schreiben. Dabei gehen Therapeut wie Klient von der Perspektive ihres mitfühlenden Selbst aus. Der Therapeut kann seine Unterstützung, Sokratische Fragen und Vorschläge anbieten, wie sich der Klient mit Mitgefühl auf seine Probleme (und auf die problembehaftete Version von sich beziehen könnte.

ZUSAMMENFASSUNG

Bei der CFT ist die Arbeit mit dem mitfühlenden Selbst nicht nur eine Technik. Das mitfühlende Selbst kann als Rahmen für die Integration aller anderen Aspekte der Therapie und als eine Perspektive dienen, von der aus Klienten lernen können, mutig an die Auseinandersetzungen mit Ihren Problemen und an ihr Leiden heranzugehen und damit zu arbeiten. Wenn diese Perspektive einmal etabliert ist, kann sie als Bezugspunkt zur Problemlösung („Was würde Ihr mitfühlendes Selbst in dieser Situation denken oder tun?"), für Anteilnahme und Empathie („Wie würde es Ihrem mitfühlenden Selbst gehen, wenn es sieht, dass Sie sich so abmühen?" „Wie würde Ihr mitfühlendes Selbst verstehen, dass Sie sich so fühlen und verhalten?") und für die Motivation zu therapeutischer Arbeit dienen. Recht häufig frage ich Klienten, wenn wir einen Plan für Üben zuhause zwischen den Sitzungen entwickeln: „Was sollten Sie, wenn Sie auf Ihr mitfühlendes Selbst hören, im Laufe der nächsten Woche unbedingt tun?"

In den nächsten Kapiteln werden wir sehen, dass mit der Perspektive des mitfühlenden Selbst wichtige Arbeit in der Therapiesitzung vorbereitet wird, wie mitfühlende Arbeit mit leeren Stühlen und die Übung mit mehreren Versionen des Selbst. Letztlich ist das primäre Ziel der CFT die Stärkung dieser mitfühlenden Version des Selbst und der neuronalen Architektur, die ihr zugrunde liegt. Damit kann diese mitfühlende Weise zu sein und sich selbst und anderen gegenüber zu verhalten zu einem festen Bestandteil des täglichen Lebens unserer Klienten werden.

Mitfühlendes Denken und Argumentieren

In ihrem Ansatz zur Arbeit mit Gedanken enthält die CFT Bestandteile von Achtsamkeit wie auch von traditionelleren kognitiven Therapieformen. Im Einklang mit achtsamkeitsbasierten Ansätzen steht die CFT Klienten bei, eine Achtsamkeit und nicht bewertende Akzeptanz ihrer wenig nützlichen und schwierigen Gedanken als mentale Ereignisse zu entwickeln und darauf zu verzichten, an diesen Gedanken festzuhalten, sich mit ihnen zu streiten oder zu versuchen, sie aus dem Bewusstsein zu drängen. Die CFT erkennt die Macht der Gedanken sowohl als implizite Inputs für das emotionale Gehirn als auch als Organisatoren von Motivation und Verhalten an. Mit der Bedeutung, die für sie die bewusste Kultivierung nützlicher Denkmuster hat, bewegt sich die CFT mit vielen Modellen kognitiver Therapie auf gemeinsamem Boden. Arbeit an Gedanken ist bei der CFT durch die zentrale Rolle mitfühlenden Denkens gekennzeichnet, einem Denken, das darauf ausgerichtet ist, Verständnis zu entwickeln, ein Gleichgewicht der Emotionen herzustellen, das Selbst dazu ermutigen, sich schwierigen Situationen zu stellen, und zu helfen, mitfühlende Stärken zu entwickeln. Wie wir im Zusammenhang mit der Übung des Verfassens eines mitfühlenden Briefes im letzten Kapitel gesehen haben, ist mitfühlendes Denken warm, bestätigend, flexibel und auf Förderung nützlichen Handelns gerichtet.

Arbeit an Gedanken wird bei der CFT nicht als eine isolierte Reihe von Übungen gesehen. Vielmehr ist sie ein natürlicher Teil der fortgesetzten Entwicklung und Verfeinerung des mitfühlenden Selbst. *Wie würde diese freundliche, weise, zuversichtliche, mitfühlende Version von Ihnen über diese Situation denken? Wie würden Sie diese Erfahrung aus dieser tief mitfühlenden Perspektive verstehen? Was wäre bei der Arbeit mit dieser Situation nützlich?* Es geht nicht nur darum, mitfühlende Gedanken herzustellen – es geht darum, dass gelernt wird, vollständiger in diese mitfühlende Perspektive zu wechseln.

Wenn man mit Klienten über mitfühlendes Denken spricht, kann man sie daran erinnern, dass verschiedene Emotionen und soziale Mentalitäten die geistige und körperliche Erfahrung auf sehr verschiedene Weise organisieren. Damit werden ganz verschiedene, miteinander zusammenhängende Muster der Aufmerksamkeit, des Denkens, der inneren Bilder, der gefühlten Erfahrung, der Motivation und des Verhaltens hervorgerufen. Wenn Mitgefühl das Denken organisiert, geschieht das auf eine Weise, die besonders nützlich ist, wenn man sich Leid stellen und mit ihm arbeiten will.

Bevor wir mit mitfühlender Arbeit an Gedanken beginnen, ist es vielleicht nützlich, Klienten eine kurze Übung zum mitfühlenden Selbst machen zu lassen, um sie, bevor sie weiter gehen, in die Perspektive des mitfühlenden Selbst wechseln zu lassen. So verknüpfen wir die Arbeit an Gedanken mit dem Bogen der Gesamtgeschichte der Therapie – der Kultivierung und Stärkung dieser adaptiven, mitfühlenden Version des Selbst.

Von Bedrohung oder Gefahr bestimmtes Denken

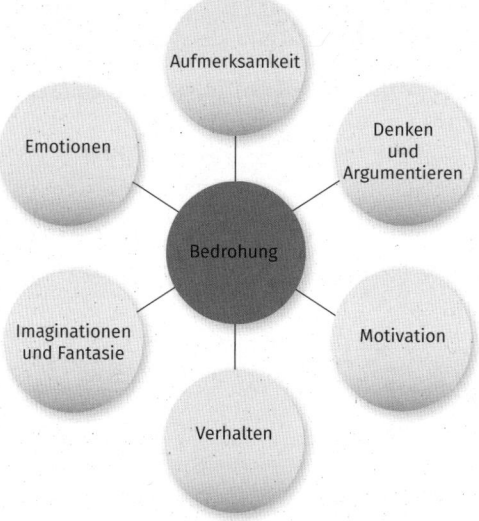

Mitfühlendes Denken

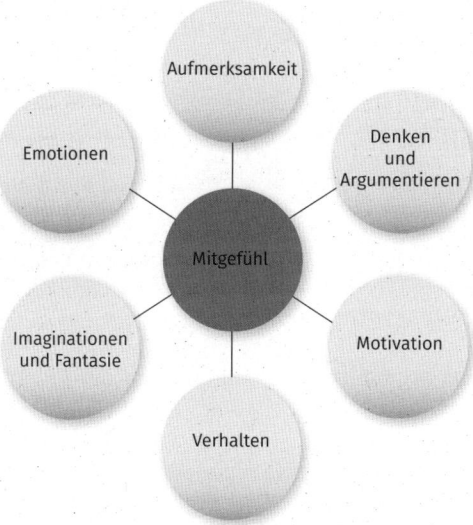

Abb. 5:   Wie Wahrnehmung von Bedrohung und Mitgefühl unsere Erfahrung beeinflusst
(Aus: Gilbert, P. (2011). *Mitgefühl: Wie wir Mitgefühl nutzen können, um Glück und Selbstak-zeptanz zu entwickeln und es uns wohl sein zu lassen.* Freiburg i. Br.: Arbor Verlag.

Arbeit an Gedanken, die auf Bedrohung fokussiert sind

Ein großer Teil psychischen Leidens der Klienten kann durch bestimmte Denkmuster ausgelöst und aufrechterhalten werden. Es gilt als gesichert, dass negative Denkmuster in Bezug auf sich selbst, auf die Welt und auf andere Menschen bei psychischem Leiden eine zentrale Rolle spielen (Beck, 1979). Achtsamkeit, die bei der Arbeit mit mitfühlendem Denken eine wichtige Rolle spielt, haben wir schon eingeführt. Wenn Klienten geübter darin werden wahrzunehmen, wann sich schwierige Gedanken einstellen, helfen Achtsamkeitsübungen zu vermeiden, sich mit solchen Gedanken zu identifizieren, darauf zu verzichten, sie zu bewerten, und zu lernen, die Aufmerksamkeit umzulenken, statt sich in Grübeleien zu verfangen.

Wie wir in einigen der Vignetten gesehen haben, wird der Therapeut, wenn Klienten tief verwurzelte Muster nicht nützlicher Gedanken haben, ihnen manchmal helfen, diese Gedanken als Folge davon zu erkennen, wie verschiedene Bedrohungsgefühle und gelernte Reaktionsmuster das Denken beeinflussen. Dies kann man mit Hilfe der Sprache machen, wenn man zum Beispiel sagt: „das ängstliche Selbst", „der oder die deprimierte (Name des Klienten)" oder „der selbstentwertende Kritiker", „Die "Ängstliche Jenny„ kennt sich also gut aus und kann alle Möglichkeiten auflisten, wie diese Situation schrecklich schief gehen könnte?" Oder: „Es hört sich so an, als hätte Ihr innerer selbstentwertender Kritiker heute eine Menge zu sagen".

Wenn man als Therapeut so eine Sprache verwendet, können sich Klienten leichter von diesen Gedanken oder kritischen Botschaften distanzieren und darauf verzichten, sie als Vorwurf gegen sich selbst zu verwenden. Es ist auch nützlich, wenn man diese Erfahrungen mit Themen mitfühlenden Verstehens verbindet, die die ganze Therapie durchziehen – dass man diese Gedanken als natürliche Folge davon versteht, dass starke Bedrohungsemotionen das Denken beeinflussen, um uns zu schützen, oder dass sie über soziale Prägung gelernt wurden. Wir lehnen das ängstliche oder wütende oder ärgerliche Selbst nicht ab – wir wollen es beruhigen und ihm helfen. Wenn man solche Gedanken so versteht, kann das helfen, ihnen den Stachel zu nehmen, und eine Struktur vermitteln, wie man mit ihnen mitfühlend arbeiten kann. Schauen wir uns an, wie das aussehen kann:

THERAPEUT: Jenny, Sie haben Ihre Achtsamkeitsübungen weitermachen können und haben wirklich regelmäßig geübt. Haben Sie etwas Neues beobachtet, als Sie das gemacht haben?

JENNY: Es hat ein paar Wochen gedauert, bis ich regelmäßig daran gedacht habe, die Übungen zu machen, aber jetzt geht es besser. Ich merke, dass ich alle diese Gedanken viel besser bewusst wahrnehmen kann, die im Laufe des Tages auftauchen – besonders die, die mich daran hindern, etwas zu tun.

THERAPEUT: Das klingt toll. Können Sie mir mehr darüber sagen, was Sie wahrgenommen haben?

JENNY: Also, ich habe gemerkt, dass ich, bevor ich etwas tue, viel Zeit damit verbringe, über all die Dinge nachzudenken, die schief gehen könnten, besonders, wenn es darum geht, Sachen mit anderen Leuten zu machen. Ich habe dauernd Gedanken wie: *Das wird schrecklich werden* oder *Ich kann das nicht* oder *Sie werden mich nicht mögen* oder *Ich werde wie ein Idiot dastehen.* Solche Sachen.

THERAPEUT: Es klingt also, als hätte die „Ängstliche Jenny" eine Menge zu sagen.

JENNY: *(Lächelt.)* Sicher hat sie das! Die „Ängstliche Jenny" arbeitet sehr schwer.

THERAPEUT: Sie strengt sich sehr an und versucht Sie zu beschützen, oder? Sie ist ein gebranntes Kind, und sie arbeitet sehr schwer, um dafür zu sorgen, dass Sie nicht wieder so verletzt werden. Können

Sie Ihre Perspektive verstehen? Macht es vor dem Hintergrund ihrer Erfahrung Sinn, dass sie wirklich wachsam ist?

JENNY: *(Hält nachdenklich inne.)* Das macht es. Es macht tatsächlich Sinn.

THERAPEUT: Der problematische Teil ist, dass die „Ängstliche Jenny" eine Sicht hat, die sehr eingeschränkt ist – sie sieht nur die Bedrohung, und manchmal sieht sie eine Bedrohung, wenn sie in Wirklichkeit nicht da ist. Hört sich das für Sie richtig an?

JENNY: Ja, das tut es. Ich rege mich über alle möglichen Dinge auf. Ich bekomme Angst wegen Dingen, von denen ich *weiß*, dass es kleine Fische sind. Sachen, die gar nicht wichtig sind. Und trotzdem beschäftigen sie mich.

THERAPEUT: Haben Sie schon einmal diese lebensgroßen Pappfiguren von Filmschauspielern gesehen?

JENNY: Ja. Ein Mädchen auf meinem Flur hat ein paar davon in ihrem Zimmer.

THERAPEUT: Von vorne gesehen sehen sie manchmal ziemlich echt aus – sie sind lebensgroß und zeigen eine Menge Einzelheiten. Aus der Entfernung kann man sie sogar für echte Menschen halten.

JENNY: Ja. Sie hat Justin Bieber.

THERAPEUT: Justin Bieber? *(Lächelt.)*

JENNY: Echt. Sie hat Justin Bieber. Ich hab es selbst gesehen.

THERAPEUT: *(Lacht.)* Das ist eigentlich ein guter Einstieg in das, wozu ich jetzt kommen wollte. Wenn wir an die „Ängstliche Jenny" denken – diese Version von Ihnen, die ganz um Furcht und Angst zentriert ist, dann ist es so, als würde sie genau von vorne auf so eine Pappfigur schauen, die richtig Angst macht, die wie eine echte Gefahr aussieht. Da gibt es also diese Pappfigur von jemandem, der Sie auslacht, oder von einem Lehrer, der Sie kritisieren wird ... oder von Justin Bieber. Und diese Gefahr ist genau vor Ihnen, und von vorn sieht sie wirklich echt aus. Sie sieht das also und bekommt richtig Angst, und man kann verstehen warum.

JENNY: *(Nickt.)*

THERAPEUT: Aber stellen Sie sich vor, dass die „Mitfühlende Jenny" auftaucht und sieht, was für eine Angst die „Ängstliche Jenny" bekommt. Die „Mitfühlende Jenny" ist freundlich und weise und mutig – so mutig, dass sie im Raum herumgeht und genau hinschaut und die Situation aus allen Blickwinkeln betrachtet. Was würde die „Mitfühlende Jenny" sehen? Was würde sie verstehen?

JENNY: Sie würde sehen, dass es nicht echt ist. Sie würde sehen, dass diese angstmachende Person nicht wirklich da ist, dass sie nicht wirklich gefährlich ist. Es ist nur Pappe.

THERAPEUT: Würde sie verstehen, warum sich die „Ängstliche Jenny" so aufregt? Dass die Figur von ihrer Seite, vor dem Hintergrund ihrer Erfahrung, wirklich beängstigend aussieht?

JENNY: Ja, das würde sie.

THERAPEUT: Die „Ängstliche Jenny" ist da und spult alle diese angstvollen Gedanken ab. *Kannst Du nicht sehen, dass es schrecklich ist? Sie werden uns attackieren! Wir schaffen das nicht!* Was denkt die „Mitfühlende Jenny" darüber?

JENNY: Die „Mitfühlende Jenny" würde nicht sehr viel darüber nachdenken. Sie weiß, dass die „Ängstliche Jenny" einfach ausrastet, weil sie Angst hat.

THERAPEUT: Das ist es! *Das* ist die Weisheit von Mitgefühl. Diese mitfühlende Version von Ihnen kann also die Gedanken erkennen und kann verstehen, woher sie kommen, aber sie kann Sie davon abhalten, ihnen zu glauben. Was könnte die „Mitfühlende Jenny" tun, wenn sie der „Ängstlichen Jenny" helfen wollte, sich sicher zu fühlen? Was würde diese freundliche, mitfühlende, weise Version von Ihnen sagen, wenn sie da wäre – was sollte die „Ängstliche Jenny" aus ihrer Sicht verstehen? Wie würden Sie sie beruhigen? Würden Sie ihr sagen, dass sie damit aufhören soll, so dumm zu sein? *(Lächelt.)*

JENNY: *(Lächelt.)* Nein. *(Hält inne.)* Ich würde ihr sagen, dass alles okay ist, dass diese Menschen, die ihr Angst machen, nicht real sind, dass sie nur deshalb so aussehen, weil sie da steht, wo sie steht. Ich könnte sie umarmen und dann an der Hand nehmen und sie an die Seite des Raumes führen, damit sie sehen kann, dass sie nur aus Pappe sind.

THERAPEUT: Das ist schön, Jenny. Was meinen Sie, wie sich die „Ängstliche Jenny" fühlen würde, wenn Sie das tun würden?

JENNY: Ich glaube, es würde ihr helfen.

THERAPEUT: Mir fällt ein, dass Sie in dem mitfühlenden Brief, den wir in der letzten Sitzung besprochen haben, auch eine Menge wirklich ermutigender Gedanken aufgeschrieben haben. Haben Sie das in dieser Woche noch einmal gelesen?

JENNY: Habe ich, und es hat wirklich geholfen. Es hat wirklich Spaß gemacht, den Brief zu schreiben, und ihn zu lesen hat mir geholfen, mich zu beruhigen, als die ängstlichen Gedanken intensiver wurden. Ich habe ihn gelesen, bevor sich meine Kleingruppe getroffen hat, um an dem Projekt meiner Kommunikationsklasse zu arbeiten, von dem ich Ihnen erzählt habe. Es ging ziemlich gut. Ich habe mich sogar ein- oder zweimal gemeldet.

THERAPEUT: Jenny, das ist fantastisch! Gute Arbeit. Ich bin stolz auf Sie.

JENNY: Ich bin auch stolz auf mich.

In dieser Vignette sind verschiedene Aspekte mitfühlender Arbeit an Gedanken im Spiel. Als erstes sehen wir eine bemerkenswerte Abwesenheit von *Lassen Sie uns diesen schlechten Gedanken mit diesem guten ersetzen*. Der Therapeut beginnt damit, dass er die Arbeit in Jennys fortlaufender Achtsamkeitspraxis verankert und die Gedanken aus einer achtsamen Perspektive diskutiert – aus der Sicht eines neugierigen, nicht wertenden Beobachters. Der Therapeut führt dann die Bezeichnung „Ängstliche Jenny" ein, benennt damit den Kontext der sorgenvollen Gedanken als Ausdruck davon, wie Angst das Denken organisiert. Die ängstliche Version des Selbst wird nicht als Feind beschrieben, der kritisiert oder abgelehnt werden sollte, sondern als eine anteilnehmende Gestalt, die zu helfen versucht, deren beschränkte Perspektive (charakterisiert durch die Metapher der Pappfigur) aber häufig verhindert, dass ihre Bemühungen wirklich hilfreich sind. Der Therapeut fordert Jenny dann auf, in die Perspektive des mitfühlenden Selbst zu wechseln. Damit bereitet er sie darauf vor, sich Denkweisen zuzuwenden, die sie eher beruhigen und hilfreicher sind und nicht darauf ausgerichtet, sich mit ängstlichen Gedanken auseinanderzusetzen oder innerlich zu streiten, sondern darauf, ihren ängstlichen Teil zu beruhigen und ihre Perspektive zu erweitern.

Als die Struktur etabliert war, konnte diese Diskussion dann zur Arbeit mit Gedanken in einer besonders schwierigen Situation fortschreiten, in der Jenny (aus der Sicht ihres mitfühlenden Selbst) angeregt werden konnte, Ermutigung, Verständnis, Führung und Problemlösung in Bezug darauf anzubieten, wie der Situation zu begegnen und mit ihr zu arbeiten war. In der Vignette geschah dies in Form einer Überleitung von der gegenwärtigen Diskussion zu einem mitfühlenden Brief, den wir im vorigen Kapitel eingeführt haben und den Jenny verwendet hat, um sich zu helfen, mit einer angstbesetzten Situation umzugehen. Als sich Jenny gegen Ende der Vignette selbst spontan mit Wärme („Ich bin auch stolz auf mich.") und nicht mit Kritik begegnet, wird sichtbar, wie dieser Erfolg in ihr eine positive Beziehung zu sich selbst nähren konnte.

Man muss die Sprache des „emotionalen Selbst" nicht verwenden, wenn sie einem nicht liegt. Stattdessen kann man solche Gedanken einfach als Produkte der Bedrohungsgefühle bezeichnen, die sie hervorgerufen haben: „Es klingt so, als hätten Sie eine Menge ängstlicher Gedanken." Wenn Klienten mit der Übung zum mitfühlenden Selbst gut vertraut sind, kann man sie auffordern, in diese Perspektive zu wechseln: „Was würde Ihr weises, freundliches, zuversichtliches, mitfühlendes Selbst über diese Situation denken? Wozu könnte es Ihnen raten?" Wieder geht es nicht darum, vom Bedrohungssystem bestimmte oder selbstentwertende Gedanken zu bestreiten. Es geht darum, sie anzuerkennen und einen Wechsel zu einer sich allmählich vertiefenden, mitfühlenden Sichtweise zu ermöglichen. Schauen wir uns das ein wenig näher an.

Mitfühlendes Denken und Argumentieren

Ein primäres Attribut des mitfühlenden Selbst ist die Fähigkeit, mit Mitgefühl zu denken und zu argumentieren und diese Denkweisen zu gewohnten Denkmustern werden zu lassen. Mitfühlende Arten von Denken und Argumentieren sind in zwei grundlegenden Zielen verankert: Leid *verstehen* und *helfen*, es anzugehen, zu erleichtern oder ihm vorzubeugen. Wenn man Klienten verstehen hilft, was mitfühlendes Denken ist, kann es nützlich sein, wenn man die mitfühlende Denkweise dem Denken gegenüberstellt, das von wahrgenommener Bedrohung bestimmt ist.

BEDROHTES DENKEN	MITFÜHLENDES DENKEN
Eng auf die Bedrohung fixiert	Weit gefasst, bezieht viele Faktoren in das Verständnis der Situation ein
Fokussiert auf Bewerten und Benennen	Fokussiert aufs Verstehen
Unflexibel und wiederkäuend	Flexibel, problemlösend
Aktiviert das Bedrohungssystem	Aktiviert das Sicherheitssystem, hilft uns, uns angenehm und friedvoll zu fühlen
Richtet Feindseligkeit, Angst oder Ekel auf andere und uns selbst	Richtet Freundlichkeit zu anderen und uns selbst
Bewertend und kritisch	Nicht-kritisch, empathisch und ermutigend
Fokussiert auf Vermeidung, Dominanz oder Bestrafung	Fokussiert darauf, uns und anderen zu helfen, Lösungen zu finden, die allen zuträglich sind und niemanden beeinträchtigen.

Wenn man diese Gegenüberstellung mit Klienten anschaut, ist es wichtig, dass man den Eindruck vermeidet: *Denken, das auf wahrgenommener Bedrohung beruht, ist schlecht, mitfühlendes Denken ist gut.* Klienten, die mit den drei Kreisen vertraut sind, können verstehen, warum das Bedrohungssystem das Denken auf so eine enge, einschränkende Weise ausrichtet – es ist so angelegt, damit es angesichts unmittelbarer physischer Gefahr funktioniert. Sie können aber zu der Einsicht gelangen, dass es wahrscheinlich viel nützlichere (oder wie ACT-Therapeuten sagen würden, *praktikablere)* Möglichkeiten gibt, Dinge zu verstehen und an sie heranzugehen, wenn solche Gefahren gar nicht existieren. Im Gegensatz zu einem Denken, das auf dem Bedrohungssystem beruht, nimmt mitfühlendes Denken häufig die Form von Fragen an (Gilbert, 2011).

- *Inwiefern macht es Sinn, dass ich (oder er oder sie) so fühlt (oder denkt oder handelt)?*

- *Was aktiviert hier mein Bedrohungssystem? Welche Gefühle kommen auf?*

- *Wie würde ich diese Situation aus der Sicht meines freundlichen, weisen, zuversichtlichen, mitfühlenden Selbst verstehen?*

- *Was könnte mir helfen, mich sicher zu fühlen, sodass ich mit dieser Situation besser umgehen kann?*

- *Was könnte mir helfen, wenn ich mich dieser Herausforderung stelle? Welche Ressourcen könnten mit helfen, mit dieser Situation zu arbeiten?*

- *Wie könnte er oder sie diese Situation verstehen?*

- *Was würde mein mitfühlendes Selbst in dieser Situation denken (oder fühlen oder sagen oder tun)? Wozu würde es mich ermutigen?*

Mentalisierung

Wenn man Klienten hilft, in ihrem Denken mitfühlendem Verstehen Gewicht zu geben, kann es manchmal nützlich sein, das Konzept der *Mentalisierung* einzuführen (Fonagy & Luyten, 2009; Liotti & Gilbert, 2011). Mentalisierung besteht darin, dass man Handlungen und Emotionen daraufhin anschaut, was im Denken des Menschen vor sich geht, der auf diese Weise fühlt oder sich verhält. Welche Wünsche, Gefühle, Bedürfnisse, Überzeugungen und Motivationen kommen in diesem Verhalten zum Ausdruck? So eine Überlegung stellt auch frustrierende oder extreme Verhaltensweisen in einen Kontext, der die Tür für Mitgefühl öffnet, wie zum Beispiel mit der Erkenntnis, dass ein Patient, der sich selbst verletzt, dies in dem verzweifelten Versuch tut, emotionalen Schmerz zu mildern.

Arbeit an Gedanken und mitfühlendes Verstehen

Wenn wir Klienten helfen, mitfühlende Denk- und Verhaltensmuster zu entwickeln, kann es nützlich sein, wenn wir das, was wir tun, damit in Beziehung setzen, wie die Dinge im Gehirn funktionieren – wenn wir die Arbeit an Gedanken mit dem mitfühlenden Verständnis verknüpfen, das wir entwickeln wollen. Man kann Klienten auffordern zu berücksichtigen, dass sich alles, was sie sagen, denken oder fühlen, in der Aktivierung entsprechender neuronaler Netzwerke von Zellen im Gehirn spiegelt. Und dass diese Neuronenverbände, wenn sie im Laufe der Zeit immer wieder aktiviert

von Zellen so eingespielt, dass sie leicht aktiviert werden können, häufig ohne dass sich der Klient dessen bewusst ist. Deshalb sind lang bestehende Gewohnheiten wie entwertendes selbstkritisches Denken so schwer zu verändern. Die Netzwerke, die ihnen im Gehirn zugrundeliegen, wurden tausendmal aktiviert und dadurch gestärkt. Diese Einsicht kann der Kultivierung von Selbstmitgefühl auf zweierlei Weise nützlich sein: Zum einen kann sie Klienten helfen, Selbstvorwürfe aufzugeben, wenn sie verstehen, dass es aufgrund der Tatsache, wie das Gehirn funktioniert, *schwer* ist, lange bestehende Gewohnheiten zu verändern, und nicht, weil sie schwach wären oder einen schwachen Willen hätten. Und es hilft deutlicher zu sehen, worin der Weg zu Veränderung besteht: Er besteht darin, dass *neue* Netzwerke im Gehirn etabliert und gestärkt werden, indem man wiederholt in die Perspektive des mitfühlenden Selbst wechselt und ständig und über längere Zeit mitfühlendes Denken, mitfühlende Aufmerksamkeit und mitfühlendes Verhalten einübt. Schauen wir uns an, wie dies in einer Therapiesitzung aussehen könnte, in der das Bild eines „Pfades im Wald" verwendet wird:

THERAPEUT: Wir haben nun ein wenig über mitfühlendes Denken gesprochen, und dass es uns in anderer Weise ausrichtet als ein Denken, das von Angst und dem Gefühl der Bedrohung bestimmt ist.

JENNY: *(Runzelt die Stirn und schaut nach unten.)*

THERAPEUT: Jenny, es sieht so aus, als wäre gerade etwas mit Ihnen passiert. Könnten Sie mir ein bisschen darüber sagen, wie es Ihnen in diesem Moment geht?

JENNY: Ich bin nur frustriert. Wir haben hierüber gesprochen, aber diese ängstlichen, kritischen Gedanken kommen einfach immer wieder. Ich versuche positiver zu denken, aber es ist so, als wären die ängstlichen Gedanken immer da, immer, wenn ich etwas tun will. Es ist echt entmutigend.

THERAPEUT: *(Beugt sich vor, schweigt.)*

JENNY: Es ist so, als kämen die Gedanken von selbst. Sie kommen einfach, und ich bleibe in ihnen hängen.

THERAPEUT: Es leuchtet mir ein, dass es sich entmutigend anfühlt. Manche Psychologen nennen solche Gedanken sogar *automatische Gedanken*. Ich wette, diese Gedanken der Angst sind in dieser Phase in gewisser Weise *wirklich* automatisch. Das heißt, automatisch *in Ihrem Gehirn*. Wäre es in Ordnung, wenn wir ein bisschen darüber sprechen, warum sie so sind?

JENNY: *(überlegt)* Klar.

THERAPEUT: Stellen Sie sich vor, dass es hinter meinem Haus einen Wald gäbe, und seit zehn Jahren würde ich in diesem Wald spazieren gehen – ich würde einen Weg gehen, den ich sinnvoll finde, jedes Mal denselben Weg.

JENNY: Sie würden einen Pfad machen.

THERAPEUT: Ganz sicher würde ich das. Und wo würde das Wasser entlangfließen, wenn es regnet?

JENNY: Den Weg entlang.

THERAPEUT: Genau. Warum würde es das tun? Würde sich das Wasser dafür *entscheiden*, den Pfad herunterzufließen?

JENNY: Nein, es würde das einfach tun. Es ist leichter, wenn es den Weg herunterfließt als irgendwo anders. Wie einen Weg des geringsten Widerstandes.

THERAPEUT: Genau. Wie wäre es, wenn ich nun meinte, dass unser Gehirn wie dieser Wald ist? Jedes Mal wenn wir auf eine bestimmte Weise denken oder uns verhalten, gehen wir so einen Pfad – aktivieren einen Zellverband im Gehirn –, und je mehr wir so denken oder uns verhalten, um so „eingeübter" wird das Zellenmuster. Das Muster wird mit der Zeit gestärkt und es wird so, dass es immer leichter aufleuchtet. Schließlich kann es fast automatisch aufleuchten – man denkt an eine soziale Situation, und dieses selbstentwertende Muster leuchtet einfach auf wie ein Weg des geringsten Widerstandes im Gehirn. Die selbstentwertenden Gedanken scheinen also automatisch aufzutauchen. Es ist nicht unsere Schuld. Unser Gehirn funktioniert nur einfach so.

JENNY: *(nach einer nachdenklichen Pause)* Das macht Sinn. Trotzdem ist es ätzend.

THERAPEUT: *(Lächelt.)* Es kann wirklich ätzend sein! Aber es gibt uns auch einen Hinweis darauf, wie wir Veränderung in unserem Leben bewirken können. Angenommen, ich würde diesen Pfad nicht mehr wollen, vielleicht weil das Wasser jedes Mal, wenn es regnet, den Pfad entlang in meinen Garten fließt und ihn überschwemmt. Wie würde ich das verändern können, angenommen, ich wollte meine Spaziergänge nicht aufgeben?

JENNY: Sie müssten aufhören, auf dem Weg zu gehen. Sie müssten einen anderen Weg für Ihre Spaziergänge finden.

THERAPEUT: Genau. Ich müsste einen Weg finden, der passender wäre, und dann diesen Weg gehen. Wahrscheinlich würde ich das manchmal vergessen und stattdessen aus Gewohnheit den alten Weg gehen. Meine Aufgabe wäre also zu versuchen zu merken, wenn das passiert, und dann zu dem neuen Weg zu wechseln, der da verläuft, wo ich möchte. Können Sie sehen, wie dies auch für die selbstentwertenden und ängstlichen Gedanken gilt?

JENNY: Ich glaube ja. Das sind die wirklich ausgetretenen Pfade.

THERAPEUT: Ja. Dieser Pfad ist wirklich leicht zu gehen – fast automatisch, weil er seit Jahren ausgetreten wurde. Der Weg des mitfühlenden Denkens braucht mehr Anstrengung.

JENNY: Ganz sicher.

THERAPEUT: Aber wenn ich mir wirklich Mühe gebe wahrzunehmen, wo ich gehe, und daran denke, meistens den neuen Weg zu gehen, wird es leichter. Mit der Zeit fängt der Wald an, anders auszusehen. Schließlich wächst der alte Weg wieder zu, und der neue gräbt sich langsam ein. Der Wald verändert sich aber nicht über Nacht, nur weil ich beschließe, dass mir der alte Weg nicht gefällt, sehen Sie? Es braucht lange Zeit beständige Anstrengung.

JENNY: Das macht Sinn.

THERAPEUT: Wenn ich mich bemühe, immer einen neuen Weg zu gehen, *wird* sich der neue mit der Zeit eingraben. So einfach ist das. Was mache ich also am besten, wenn ich merke, dass ich zufällig aus Gewohnheit den alten Weg gehe? Ich meine abgesehen davon, dass ich mich über mich ärgere? *(Lächelt und spricht mit Wärme.)* Sie wissen, dass ich das aus Spaß sage, oder?

JENNY: *(Lächelt.)* Ich verstehe. Nein, Sie brauchen nur anzuhalten und hinüber zu dem neuen Weg zu gehen.

THERAPEUT: Genau. Dies ist der Grund für den Ansatz, dem wir bei diesen selbstentwertenden und ängstlichen Gedanken folgen. Wir versuchen die Achtsamkeit zu erhöhen, damit Sie wahrnehmen, wann die Gedanken kommen – wenn Sie aus Gewohnheit den alten Weg gehen.

JENNY: *(Nickt.)*

THERAPEUT: … damit Sie immer wieder wechseln und den neuen Weg gehen können, um die Muster im Gehirn zu stärken, die mit der mitfühlenden Weise zu denken verbunden sind. Damit Mitgefühl zum Weg des geringsten Widerstandes wird. Wir setzen uns nicht mit den selbstentwertenden und von Angst bestimmten Gedanken auseinander. Wir nehmen dieses alte Muster nur wahr, lassen es los und gehen dazu über, das neue zu stärken. Was halten Sie davon?

JENNY: Klingt gut. Macht auf jeden Fall Sinn.

THERAPEUT: Stellen wir uns eine Situation vor, in der sich diese alten Muster zeigen. Dieses Gruppenprojekt in Ihrer Kommunikationsklasse läuft weiter, stimmt das?

JENNY: *(Krümmt sich ein bisschen zusammen.)* Ja… wir treffen uns während der nächsten zwei Wochen zweimal pro Woche.

THERAPEUT: Klingt so, als würden Sie sich immer noch nicht wirklich darauf freuen, obwohl es Ihnen beim letzten Treffen gut gegangen ist. Kommen diese Muster ängstlicher Gedanken vor den Treffen?

JENNY: *(Krümmt sich immer noch ein bisschen zusammen.)* Ja. Ich bekomme wirklich Angst davor.

THERAPEUT: Was für Gedanken tauchen denn zum Beispiel auf?

JENNY: Dass es schlimm werden wird. Dass ich dumm da stehe. In meinem Kopf laufen einfach alle verschiedenen Möglichkeiten ab, wie es schief gehen könnte.

THERAPEUT: Das ist also der alte Pfad. Lassen Sie uns daran arbeiten, wie der neue Pfad aussehen würde. Stellen wir uns vor, Sie hätten diese Gedanken achtsam wahrgenommen und losgelassen. Gehen Sie jetzt in die freundliche, weise, zuversichtliche Perspektive ihres mitfühlenden Selbst. Beginnen Sie mit etwa dreißig Sekunden Atmen in dem besänftigenden Rhythmus… lassen Sie den Körper langsam werden… lassen Sie den Geist langsam werden.

JENNY: *(Setzt sich ein wenig zurecht, schließt die Augen und atmet langsamer.)*

THERAPEUT: *(Wartet dreißig Sekunden bis eine Minute.)* Stellen Sie sich jetzt vor, dass Sie von Freundlichkeit, Weisheit und Mut erfüllt sind, wenn Sie zu der Perspektive des mitfühlenden Selbst übergehen. Dies ist der Teil von Ihnen, der diesen mitfühlenden Brief geschrieben hat – der Teil, der sieht, wie schwer es für Sie ist, Dinge wie diese Gruppenaktivität zu machen, und der Ihnen Mut machen und Ihnen helfen möchte, sich sicher zu fühlen. Nicken Sie einfach, wenn Sie das Gefühl haben, dass Sie mit dieser mitfühlenden Sichtweise in Kontakt gekommen sind.

JENNY: *(Wartet ein paar Momente, nickt.)*

THERAPEUT: Was würde diese mitfühlende Version von Ihnen denken, wenn Sie sich darauf vorbereiten, zu dem Gruppentreffen zu gehen? Wie würden Sie den Teil von sich freundlich ermutigen, der solche Angst hat? Was würden Sie als mitfühlendes Selbst sagen?

JENNY: Ich würde sagen, dass dies wirklich schwer ist, aber dass ich es schon früher gemacht habe und dass ich es wieder tun kann.

THERAPEUT: Was würden Sie sonst noch aus dieser mitfühlenden Perspektive sagen?

JENNY: Dass ich nicht allein bin. Und dass es Menschen in der Gruppe gibt, die mich anscheinend mögen, Menschen, mit denen ich gern zusammen bin. Ich würde mir sagen, dass ich stärker bin, als ich denke. Ich würde mich daran erinnern, dass letzte Woche nichts Schlimmes passiert ist, als ich mich gemeldet habe. Dass ich es schaffe.

THERAPEUT: Wie fühlt es sich an, wenn Sie sich diese Dinge sagen hören?

JENNY: Es fühlt sich gut an. Ein bisschen unecht, aber gut.

THERAPEUT: Macht es Sinn, dass es eine Weile dauert, bis sich der neue Pfad so leicht und natürlich wie der alte anfühlt?

JENNY: Es macht Sinn. Ich muss mich selbst daran erinnern.

THERAPEUT: Wie würde Ihr mitfühlendes Selbst Sie daran erinnern, wenn sich die mitfühlenden Gedanken ein bisschen unecht anfühlen?

JENNY: Es würde sagen, es liegt daran, dass es eine ganz neue Weise zu denken ist. Natürlich fühlt sie sich nicht so natürlich wie der alte Weg an.

THERAPEUT: Genau! Es klingt so, als würde Ihr mitfühlendes Selbst ein paar Sachen herausfinden.

JENNY: *(Lächelt.)* Es gibt sich Mühe.

Anfangs können Klienten entmutigt sein, wenn die Stimmen des entwertenden oder dem Bedrohungssystem-assoziierten Selbst so viel stärker als diese neuen mitfühlenden Denkweisen zu sein scheinen. Es geht darum, Klienten einen Kontext für ein Verständnis zu vermitteln, warum das so ist. Dies kann sogar die Grundlage für mitfühlende Anteilnahme vermitteln (*„Es ist wirklich schwer* für mich, dass diese ängstlichen

Gedanken so automatisch auftauchen"). Vor dem Hintergrund eines solchen Kontextes können Klienten sehen, welche starke Wirkung damit verbunden ist, wenn sie immer wieder in eine mitfühlende Perspektive wechseln. Das gilt sowohl für die Entwicklung mitfühlender Denkweisen im gegenwärtigen Moment als auch für die Stärkung der grundlegenden neuronalen Architektur, die dafür sorgen kann, dass sich diese Denkweisen in Zukunft eher einstellen.

ZUSAMMENFASSUNG

In diesem Kapitel haben wir Möglichkeiten untersucht, wie man Klienten helfen kann, ihrem Denken und Argumentieren mit Mitgefühl zu begegnen. Es geht darum, mitfühlende Denkweisen zu *kultivieren*, damit sich solche mitfühlenden Gedanken mit der Zeit immer häufiger spontan einstellen. Wir werden im nächsten Kapitel, dessen Thema die Arbeit mit mitfühlenden inneren Bildern ist, weiter untersuchen, wie sich Klienten ihren Kämpfen gegenüber mitfühlend verhalten können.

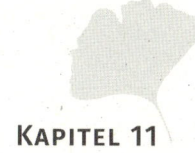

Mitfühlende Imaginationsübungen

Damit Mitgefühl für Klienten real werden kann, müssen sie es selbst erfahren und fühlen. Immer mehr entdecken wir, dass Imaginationsübungen eine effektive Methode darstellen, wie man die erfahrungsbasierte Arbeit mit Klienten fördern kann (Hackmann, Bennett-Levy & Holmes, 2012). Bei der Übung zum mitfühlenden Selbst haben wir Imaginationsübungen verwendet, um Klienten zu helfen, Perspektiven zu wechseln und Möglichkeiten zu praktizieren, wie sie in schwierigen Situationen mit Mitgefühl arbeiten können. In diesem Kapitel stellen wir Möglichkeiten vor, wie man mithilfe von Bildern Klienten helfen kann, mit Leid umzugehen und ihre Emotionen in ein Gleichgewicht zu bringen.

Eine Einführung in innere Bilder

Da die CFT häufig innere Bilder verwendet, wollen wir nun überlegen, wie man Klienten effektiv in die Arbeit mit Imaginationsübungen einführen kann. Oft denken sie, wenn sie „imaginieren" oder „innere Bilder" hören, bedeutete dies, „im Inneren lebendige Bilder herzustellen". Diese Vorstellung kann hinderlich sein, denn manchen Klienten gelingt es zwar mühelos, sich solche lebendigen inneren Bilder vorzustellen, vielen anderen fällt das aber schwer. Damit sie diese Blockade überwinden können, ist es entscheidend, Klienten verstehen zu helfen, dass es bei der Imaginationsarbeit nicht darum geht, lebendige Bilder herzustellen – es geht darum, sich *innere Erfahrungen* zu vergegenwärtigen (Gilbert, 2013). Paul Gilbert hat eine Methode entwickelt, wie man Klienten in diese Praxis einführen kann. Schauen wir sie uns an:

THERAPEUT: Wie ich in unserer letzten Sitzung erwähnt habe, werden wir heute ein paar Imaginationsübungen mit Bildern einführen. Sie können Ihnen helfen, Gefühle von Sicherheit zu wecken und Ihre Emotionen in ein Gleichgewicht zu bringen, wenn Ihr Bedrohungssystem stark aktiviert ist. Ich dachte, es wäre nützlich, ein wenig darüber zu sprechen, wie man Imaginationsübungen nutzen kann, bevor wir beginnen. Wie hört sich das an?

JENNY: Klingt gut.

THERAPEUT: Haben Sie außer bei den Übungen zum mitfühlenden Selbst, die wir gemacht haben, einmal Imaginationstechniken verwendet? Vielleicht die Augen geschlossen und versucht, sich etwas vorzustellen?

JENNY: Im letzten Jahr habe ich an einem Yoga-Kurs teilgenommen, und manchmal hat der Lehrer uns aufgefordert, uns Dinge vorzustellen – zum Beispiel, dass wir an einem Ort sind wie einem Strand, oder dass wir ein Baum sind, und das Leben strömt aus dem Boden unter uns in uns ein. So etwas.

THERAPEUT: Cool – wie hat es Ihnen gefallen?

JENNY: Es hat mir gefallen, aber manchmal ging es besser als bei anderen Malen. Ich sollte wieder an so einem Kurs teilnehmen, weil es wirklich entspannend war.

THERAPEUT: Klingt wie eine gute Idee – Yoga ist fantastisch und passt wirklich gut zu dem, was wir hier machen. Es ist gut, dass Sie schon Erfahrung mit Imaginationen haben. Manchmal haben Leute Mühe mit den Imaginationsübungen, weil sie denken, dass dazu gehört, dass man wirklich lebendige Bilder im Kopf erzeugt. Manche können das, aber andere müssen sich wirklich sehr anstrengen.

JENNY: Ich glaube, ich weiß, was Sie meinen. Ich bin nicht besonders gut darin.

THERAPEUT: *(Lächelt.)* Ich auch nicht – ich bin nicht gut darin, innerlich „Dinge zu sehen". Aber hier hat das, worum es geht, nichts damit zu tun, dass man lebendige innere Bilder herstellt, sondern es geht um innere *Erfahrungen*. Können wir eine kurze Übung machen, damit Sie sehen, was ich meine?

JENNY: *(Nickt interessiert.)* Klar.

THERAPEUT: Sehr gut. Beginnen Sie damit, dass Sie diese bequeme aufrechte Haltung einnehmen, die wir bei unseren Übungen verwendet haben... die Füße flach auf dem Boden, der Rücken gerade, Augen geschlossen. Atmen Sie etwa dreißig Sekunden im besänftigenden Atemrhythmus, um die Atmung zu verlangsamen, und richten Sie die Aufmerksamkeit auf die Empfindung, langsam zu werden. Den Körper langsamer werden lassen, den Geist langsamer werden lassen.

JENNY: *(Schließt die Augen und atmet langsam.)*

THERAPEUT: *(Wartet dreißig Sekunden.)* Ich werde Sie jetzt auffordern, sich ein paar verschiedene Situationen zu vergegenwärtigen. Wenn ich das tue, versuchen Sie einfach, sich die Situation vorzustellen, die ich beschreibe.

JENNY: *(Nickt.)*

THERAPEUT: Stellen Sie sich als Erstes vor, wie Sie heute Morgen hierher gekommen sind – stellen Sie sich die Strecke vor, die Sie selbst oder mit einem Verkehrsmittel gefahren sind oder die Sie zu Fuß gegangen sind. *(Wartet dreißig Sekunden.)*

Denken Sie jetzt an Ihre Lieblingsnachspeise. *(Wartet dreißig Sekunden.)*

Denken Sie jetzt an Ihren letzten Urlaub, oder wenn Ihnen keiner einfällt, an eine Urlaubsreise, die Sie gern machen würden. *(Wartet dreißig Sekunden.)* Wenn Sie soweit sind, öffnen Sie langsam wieder die Augen.

JENNY: *(Wartet einen Moment, öffnet dann langsam die Augen, verändert ihre Haltung und lächelt ein wenig.)* mmmm.

THERAPEUT: Konnten Sie ein inneres Gefühl von den Dingen bekommen, die ich genannt habe?

JENNY: Ja. Es war schön. Ich wollte gar nicht aufhören.

THERAPEUT: Schön! Es klingt so, als hätten Sie eine innere Erfahrung von diesen Dingen bekommen – von der Strecke, die Sie gefahren sind, von dem Nachtisch, von dem Urlaub – und als wären auch ein paar Emotionen aufgetaucht?

JENNY: Ja. Es hat sich schön angefühlt, mir vorzustellen, den Strand entlangzugehen, wie ich das im letzten Sommer gemacht habe.

THERAPEUT: Hervorragend! Das sind innere Bilder. Es geht darum, dass man sich eine Erfahrung vergegenwärtigt, damit man ein gutes Gefühl von ihr bekommt. Es klingt so, als hätten Sie schon eine der guten Wirkungen von Imaginationsübungen wahrgenommen – dass unser altes emotionales Gehirn auf Bilder reagiert, indem es verschiedene Emotionen erzeugt, wie zum Beispiel das angenehme Gefühl, dass Sie hatten, als Sie sich vorgestellt haben, dass Sie wieder am Strand sind.

Übungen wie diese können Klienten ein Gefühl dafür geben, wie die Arbeit mit Imaginationstechniken ist, und sie können ihnen Zuversicht vermitteln, dass Sie sie *mit Bildern arbeiten können.* Wir möchten einen inneren Kontext herstellen, in dem sich Klienten auf die Übungen mit Imaginationen konzentrieren können, und dabei die Ablenkungen minimieren, die durch selbstbewertende Gedanken, ob sie es richtig machen oder nicht, verursacht werden.

Einen sicheren Ort schaffen

Ein Ziel der CFT besteht darin, Klienten lernen zu helfen, mit den drei Kreisen zu arbeiten, um ihre Emotionen in ein Gleichgewicht zu bringen. Sie sollen sie besonders dann nutzen, wenn sie merken, dass ihr Bedrohungssystem aktiviert ist, wenn ein ausgeglichener Ansatz nützlich oder hilfreich wäre, oder wenn sie beobachten, dass sie durch Grübeln oder angstmachende Bilder ein Gefühl genährt haben, bedroht zu sein. Bilder können ein effektvolles Hilfsmittel sein, das Sicherheitssystem zu aktivieren. Eine Möglichkeit, wie man das tun kann, ist mit Hilfe von *Bildern eines sicheren Ortes.* (Manchmal werden sie gegenüber Klienten, die die Bezeichnung „sicherer Ort" nicht mögen, als Bilder eines „beruhigenden Raums" bezeichnet.)

Bei dieser Übung stellen sich Klienten vor, dass sie sich in einer Umgebung befinden, die Gefühle der Sicherheit und Ruhe, von Frieden und Zugehörigkeit hervorruft. Viele Therapeuten haben solche Bilder schon so verwendet. Wie bei anderen ähnlichen Übungen fordern wir Klienten auf, auf die vielfältigen sinnlichen Einzelheiten dieses beruhigenden Ortes zu achten. Bei der CFT fügen wir der typischen Übung „Sicherer Ort" eine weitere Dimension hinzu und führen eine Komponente der Verbundenheit ein. Das geschieht durch bestimmte Anweisungen wie: „Wenn es andere Menschen an diesem Ort gibt, stellen Sie sich vor, dass sie Sie willkommen heißen, dass sie Sie wertschätzen und sich freuen, Ihnen zu begegnen. Stellen Sie sich auch vor, dass der Ort selbst Ihre Anwesenheit wertschätzt – als wäre er mit Ihnen erst vollständig und würde sich freuen, dass Sie da sind." Schauen wir, wie diese Übung eingeführt und in einer Therapiesitzung angewendet werden könnte.

THERAPEUT: Jenny, da wir jetzt angeschaut haben, was mit Imaginationsübungen gemeint ist, möchte ich nun eine bestimmte Übung einführen, die Ihr Sicherheitssystem dazu bringen soll, für Sie zu arbeiten. Sie soll Ihnen helfen, mit Gefühlen von Ruhe und Frieden in Kontakt zu kommen, wenn Sie merken, dass Ihr Bedrohungssystem stark aktiviert ist. Wie ist das für Sie?

JENNY: Warum nicht?

THERAPEUT: Gut. In gewisser Weise haben Sie schon angefangen. Vor ein paar Momenten haben Sie gesagt, dass die Vorstellung, wieder an dem Strand aus Ihrem Urlaub zu sein, schön für Sie war – so sehr, dass Sie gar nicht mehr damit aufhören wollten. Was hat Ihnen daran gefallen?

JENNY: Ich liebe den Strand. Ich liebe alles daran – den Geruch, das Gefühl von Sand unter meinen Füßen, die Wellen sehen und hören, die Sonne. Ich mag es, stundenlang am Strand zu wandern. Es ist so friedlich.

THERAPEUT: Das klingt wunderbar.

JENNY: Das ist es. Es ist das, was ich am liebsten mache.

THERAPEUT: Das ist ein perfekter Übergang zu unserer nächsten Übung. Sie heißt „Übung mit einem sicheren Ort ". Wir werden uns vorstellen, dass wir an einem Ort sind, der uns hilft, uns sicher, angenehm, friedlich und beruhigt zu fühlen. Die Idee ist, eine innere Erfahrung dieses Ortes und der Gefühle herzustellen, die dazugehören, wenn man da ist. Manchmal braucht es Zeit herauszufinden, was für einen Ort man nehmen soll – aber es hört sich so an, als hätten Sie schon einen guten Ort im Sinn. Glauben Sie, der Strand würde bei dieser Übung gut passen?

JENNY: Der Strand wäre perfekt.

THERAPEUT: Toll. Machen wir also weiter und fangen an. Wir beginnen mit ein wenig Atmung in einem besänftigenden Rhythmus, um Körper und Geist langsamer werden zu lassen. Dann werde ich Ihnen vorschlagen, sich den Strand vorzustellen. Ich werde Sie auffordern zu beschreiben, wie es an dem Strand ist – als wären Sie wirklich da –, damit wir eine tiefe innere Erfahrung bewirken können. Dann werde ich still sein und Sie etwa fünf Minuten lang den Bildern überlassen. Wenn Sie innerlich abschweifen oder von Gedanken abgelenkt werden, ist das kein Problem – machen Sie es einfach so, wie Sie das bei der achtsamen Atmung machen. Sie nehmen wahr, dass Sie abgelenkt sind, und bringen sich einfach wieder zurück zum Strand. Sind Sie bereit?

JENNY: Fangen wir an.

THERAPEUT: Sitzen Sie in einer aufrechten, bequemen Haltung, schließen Sie sanft die Augen.

JENNY: *(Bewegt sich ein bisschen, schließt die Augen und atmet langsamer.)*

THERAPEUT: Lassen Sie den Atem einen langsamen, angenehmen Rhythmus annehmen. Fokussieren Sie auf die Empfindung, wie Sie langsamer werden. *(Wartet fünf Sekunden.)* Lassen Sie den Körper langsamer werden, lassen Sie den Geist langsamer werden. *(Wartet dreißig Sekunden bis eine Minute.)*

JENNY: *(Atmet langsam.)*

THERAPEUT: Stellen Sie sich jetzt vor, dass Sie an diesem schönen Strand sind. Öffnen Sie sich für die beruhigenden Empfindungen, die Sie haben, wenn Sie dort sind. Wenn Sie das Bild vor sich haben, beschreiben Sie, was Sie tun und was Sie empfinden. Stellen Sie sich vor, wie Sie da am Strand sind, mit all den Geräuschen, Gerüchen und den Bildern, die Sie lieben.

JENNY: *(Hält fünf bis zehn Sekunden inne.)* Ich gehe am Strand entlang, und ich kann spüren, wie der Sand unter meinen Füßen knirscht. Ich mag, wie es sich an meinen Zehen anfühlt.

THERAPEUT: Das ist sehr gut so, Jenny. Was sonst nehmen Sie wahr? Wie fühlt es sich an?

JENNY: Es ist warm und friedlich. Die Sonne scheint auf mein Gesicht, und der Wind weht leicht durch mein Haar. Ich kann die Wellen und das Schreien der Möwen hören. *(Hält ein paar Sekunden inne.)* Ich kann das Meer riechen.

THERAPEUT: Lassen Sie sich von den Gefühlen von Sicherheit, Frieden und der Freude füllen, dass Sie an diesem wunderbaren Ort sind. Vielleicht lassen Sie ein leichtes Lächeln über Ihr Gesicht gleiten, wenn Sie es schön finden, dass Sie hier sind.

JENNY: *(Lächelt.)* mmmm.

THERAPEUT: Stellen Sie sich vor, dass die Möwen, die Sie hören, sich freuen, dass Sie hier bei ihnen sind. Und auch, wenn andere Menschen oder Wesen an diesem Ort sind, stellen Sie sich vor, dass sie Sie willkommen heißen. Sie mögen Sie, sie freuen sich, dass Sie hier sind. *(Wartet zwanzig bis dreißig Sekunden.)* Stellen Sie sich vor, dass dieser Ort selbst Sie willkommen heißt. Er schätzt Ihre Anwesenheit, beinahe so, als würden Sie ihn erst vollständig machen. Er freut sich, dass Sie hier sind.

JENNY: *(Atmet friedlich.)*

THERAPEUT: Nehmen Sie sich etwas Zeit, sich vorzustellen, dass Sie an diesem Ort sind und von Gefühlen von Sicherheit, Frieden und Zufriedenheit erfüllt sind. Stellen Sie sich all die Empfindungen vor, die damit verbunden sind, dass Sie an diesem Ort sind.

JENNY: *(Atmet weiter friedlich.)*

THERAPEUT: *(Wartet fünf Minuten.)* Wenn Sie soweit sind, richten Sie Ihre Aufmerksamkeit auf die Empfindung des langsamen Atems und lassen Sie zu, dass sich Ihre Augen öffnen.

JENNY: *(Wartet etwa zwanzig Sekunden, öffnet dann langsam die Augen. Lächelt.)*

THERAPEUT: Wie war das?

JENNY: Das war wirklich schön. Wirklich friedlich.

THERAPEUT: Hatten Sie eine innere Erfahrung von diesem Ort und von den Gefühlen, die mit ihm verbunden sind?

JENNY: Ja, das hatte ich. Ich habe mich ganz angenehm und friedlich gefühlt.

THERAPEUT: Konnten Sie sich vorstellen, dass Sie diesem Ort und den Lebewesen an diesem Ort willkommen waren?

JENNY: Ja. Es war ein bisschen wie in einem dieser Kinderfilme, wo die Tiere komische Sachen machen. Ich habe mir vorgestellt, dass die Möwen neben mir her fliegen oder mich von da, wo sie am Strand standen, anschauten. Es hat Spaß gemacht, mir das vorzustellen.

THERAPEUT: Waren da noch andere Menschen am Strand?

JENNY: Zuerst nicht, aber nachdem Sie das gesagt hatten, habe ich mir ein paar vorgestellt, die auf Decken lagen, höher am Strand. Sie lagen einfach in der Sonne und genossen das. Es war richtig friedlich.

THERAPEUT: Das ist genauso, wie es funktionieren soll. Wären Sie bereit, das im Laufe der nächsten Woche zwei- oder dreimal zu üben? Es geht darum, dass Sie sich wirklich daran gewöhnen, diesen Ort innerlich zu besuchen und dabei die Teile Ihres Gehirns zu aktivieren, die Ihnen helfen, sich sicher, zufrieden und in Frieden zu fühlen.

JENNY: Würde ich gern.

THERAPEUT: Fantastisch. Anfangs kann es hilfreich sein zu üben, wenn Sie sich schon ziemlich ruhig fühlen, um gut darin zu werden, die Bilder aufzurufen. Wenn Sie das Gefühl haben, dass Sie das beherrschen, versuchen Sie, die Bilder zu benutzen, wenn Ihr Bedrohungssystem aktiviert ist und Sie die Dinge ein wenig ausgleichen wollen, indem Sie mit Gefühlen der Sicherheit in Kontakt kommen. Macht das Sinn?

JENNY: Klar macht es das.

In dieser Vignette liefen die Dinge wirklich glatt, als Jenny in der vorangegangenen Imaginationsübung einen möglichen „sicheren Ort" gefunden hatte. Gelegentlich ist es ein Vorteil, wenn man einen „Lieblingsferienort" anspricht, wenn man die Imaginationsübungen einführt. Das Bild des Strandes konnte sie sehr gut annehmen. Sie konnte auch schnell in die inneren Bilder hineingehen und sie in der Therapie beschreiben. Es wird nicht immer so leicht gehen. Manche Klienten haben keinen Ort, an den sie sich erinnern können, dann überlegen wir mit ihnen zusammen, was so ein Ort sein könnte. Manchmal beginne ich damit, dass ich kurz ein paar meiner eigenen „Orte" erwähne – ein Spaziergang an einem Strand an der Nordwestküste, eine Stelle in einem Tannenwald, an der ich sitze, auch die Einkehr zu einem Bier in einem englischen Lieblingspub, umgeben von lächelnden Gesichtern und 300 Jahre alter Eiche, in der Nase den beruhigenden Duft von Steak-und-Ale-Pie.

Bei Klienten, die sich nicht so leicht auf innere Bilder einlassen können wie Jenny, kann man sinnliche Anker verwenden, indem wir unser Wissen darüber nutzen, was für den Klienten beruhigend sein könnte. „Stellen Sie sich vor, wie Sie die Sonne im Gesicht spüren, die Gerüche und die Geräusche des Meeres …" Man sollte gerade genug sagen, um die Bilder und die friedlichen und beruhigenden Gefühle, die sie begleiten, zu ermöglichen, und dann langsam zurücktreten, um den Klienten bei den Bildern sein zu lassen. Manche Klienten werden mit ein paar verschiedenen „Orten" experimentieren müssen, bevor sie einen finden, an dem sie sich niederlassen können. Schließlich ist Körperarbeit wichtig – Vorbereitung mit Atmen in besänftigendem Rhythmus und die Anregung eines leichten Lächelns als weiteren impliziten Input für das emotionale Gehirn können Klienten helfen, mehr in die Erfahrung hineinzugehen.

Ich kann wirklich nicht genug über diese Übung sagen. Obwohl keine Übung bei jedem funktioniert, habe ich Männer gesehen, die wegen Gewaltverbrechen im Gefängnis saßen und die Jahrzehnte damit verbracht hatten, gegen Wut zu kämpfen, und die diese Übung verwendet haben, um sich zu beruhigen, wenn sie gemerkt haben, wie Wut in ihnen aufstieg. Diese Männer verwendeten die inneren Bilder, um ihre Emotionen in ein Gleichgewicht zu bringen und sich wieder darauf einzulassen, effektiv und durchsetzungsfähig mit Situationen umzugehen, die früher zu verbaler oder physischer Gewalt geführt hätten.

Die Übung mit dem idealen mitfühlenden inneren Bild

Die britische Psychologin Deborah Lee hat eine Übung entwickelt, die der „vollkommene Versorger" oder das „ideale mitfühlende Bild" heißt (Lee, 2005). Diese Übung wurde entwickelt, um Klienten, die sich selbst entwerten, zu helfen, sich selbst zu beruhigen oder zu trösten und Gefühle zu entwickeln, angenommen und umsorgt zu sein. Dazu stellen sie sich eine ideale Gestalt vor, die sie versteht, Mitgefühl mit ihnen hat, freundlich, unterstützend und ermutigend zu ihnen ist. Bei dieser Technik arbeitet der Therapeut mit dem Klienten zusammen, um die Eigenschaften zu benennen, die der ideale Versorger haben würde – vielleicht Akzeptanz, freundliche Sorge und Zuneigung – und ein tiefes Verständnis für das, was der Klient durchmacht. Im Gegensatz zu den Erfahrungen, die die Klienten vielleicht in ihrem Leben mit anderen Menschen gemacht haben, wird betont, dass dieser Versorger den Klienten unterstützt, umsorgt sowie ermutigt und niemals verurteilt, entwertet oder beschämt. Der Therapeut hilft ihm auch, ein Bild zu entwickeln, wie dieser Versorger aussieht und wie er sich anhört, und wie sie beide miteinander interagieren könnten. Wie bei der Übung mit einem sicheren Ort geht es darum, dem Klienten zu helfen, dass er eine lebendige innere Erfahrung machen kann. Wenn er jemanden kennt, der diese Qualitäten verkörpert oder von dem er sich vorstellen kann, dass er diese Qualitäten verkörpert – zum Beispiel einen spirituellen Lehrer –, kann er ihn bei dieser Visualisierung verwenden.

Manche Klienten haben mit der Übung vielleicht anfangs Schwierigkeiten und wenden ein, sie wären noch nie einem Menschen wie diesem begegnet. In dem Fall kann man darauf hinweisen, dass wirklich niemand jemanden wie diesen getroffen hat – jemanden, der so vollkommen verständnisvoll, unterstützend und nicht bewertend ist. Es geht darum, sich vorzustellen, wie ein Wesen wie dieses wäre, und sich vorzustellen, dass dieser Mensch uns Freundlichkeit, Verständnis und Akzeptanz entgegenbringt. Schauen wir, wie diese Praxis in einer Therapiesitzung aussehen könnte:

THERAPEUT: Jenny, ich bin froh, dass Ihnen diese Bilder eines sicheren Ortes, die wir in der letzten Sitzung eingeführt haben, zusagen. Wir ging es damit in der letzten Woche?

JENNY: Richtig gut. Das ist bisher meine Lieblingshausaufgabe. Ich habe sie letzte Woche dreimal gemacht.

THERAPEUT: Hervorragend! Wiederholtes Üben ist wirklich entscheidend. Haben Sie, wenn Sie die Übung gemacht habe, etwas bemerkt, was Ihnen hilft oder was Sie behindert?

JENNY: Also, es hilft, wenn ich einen ruhigen Platz habe, wo ich üben kann. Mein Studentenheim kann abends ziemlich laut sein, und das ist die Tageszeit, zu der ich Zeit habe. Dann habe ich Kopfhörer genommen und so versucht, mehr Ruhe zu haben. Und dann ist mir eingefallen, ich könnte wahrscheinlich eine mp3-Datei mit Meeresrauschen herunterladen. Ich bin dann also ins Internet gegangen und habe das gemacht. Wenn ich jetzt die Übung mache, höre ich das Meeresrauschen, und das macht es noch realer.

THERAPEUT: Wow! Sie sollten diejenige sein, die diese Dinge unterrichtet! Das ist ein perfektes Beispiel für mitfühlendes Denken, Jenny – wenn man ein Problem oder Hindernis wahrnimmt und sich dann, statt sich darin zu verfangen oder aufzugeben, fragt: *Was könnte dabei nützlich sein, wenn ich hiermit arbeite?* Als Sie das gemacht haben, konnten Sie sich nicht nur mit dem Hindernis auseinandersetzen, sondern Sie haben auch eine Möglichkeit gefunden, wie die Übung noch besser wirkt. Eine Möglichkeit, die nicht einmal Ihrem Therapeuten eingefallen war.

JENNY: Das ist ziemlich cool.

THERAPEUT: Ganz sicher. Die Idee mit der Meeresrauschen-MP3 werde ich Ihnen übrigens klauen. Das ist reines Gold!

JENNY: *(Lacht.)* Können Sie gern machen.

THERAPEUT: Ich dachte, wir könnten eine andere Übung mit einem Bild ausprobieren. Ist das für Sie okay?

JENNY: Sicher.

THERAPEUT: Wie wir besprochen haben, war für Sie Selbstentwertung ein Problem, und Sie haben erlebt, wie Sie von anderen entwertet und gemobbt wurden – wirklich schmerzhafte Erfahrungen.

JENNY: *(Bekommt einen schmerzhaften Gesichtsausdruck, senkt den Blick, spricht langsam.)* Ja.

THERAPEUT: Ich weiß, diese Erinnerungen – diese inneren Erfahrungen – lösen immer noch viel Schmerz aus. Wir wollen Imaginationsübungen verwenden, die Ihnen helfen können, ganz andere Erfahrungen zu machen – die Erfahrung, gemocht, akzeptiert und verstanden zu werden.

JENNY: *(Schaut den Therapeuten an.)*

THERAPEUT: Wir werden uns einen vollkommenen Versorger vorstellen – jemanden, der zu Ihnen steht, Sie akzeptiert, Sie von Grund auf versteht und Ihnen Gutes wünscht. Jemanden, der Sie nie verurteilen oder beschämen würde. Wie hört sich das an?

JENNY: Ich kann mir das schwer vorstellen. Ich hatte nie jemanden, der so ist.

THERAPEUT: Keiner von uns hatte in Wirklichkeit so jemanden. Reale Menschen können uns nicht so vollkommen unterstützen – und Ihr mitfühlendes Bild muss nicht einmal ein Mensch sein. Es kann auch ein Tier oder eine andere Art Lebewesen sein. Ich kenne Leute, die zum Beispiel einen uralten Baum genommen haben. Es geht darum, sich ein Wesen vorzustellen, dass Ihnen helfen könnte, sich sicher, akzeptiert, verstanden und unterstützt zu fühlen. Beginnen wir damit, dass Sie sich die Qualitäten vorstellen, die ein Wesen haben würde, das für Sie fürsorglich ist. Wie wäre so ein Wesen? Was für eine Beziehung würde dieses Wesen mit Ihnen haben?

JENNY: Also, so ein Wesen wäre nett zu mir und würde mir nie das Gefühl geben, dass ich dumm bin. Es würde mich einfach so nehmen, wie ich bin.

THERAPEUT: Das ist toll. Es wäre also freundlich und akzeptierend. Noch etwas?

JENNY: Es würde mich nicht bewerten oder kritisieren. Es würden mich einfach mögen.

THERAPEUT: Es würde Sie nicht bewerten. Vielleicht würde es Sie auch vollkommen verstehen, verstehen, woher Sie kommen … Sie wirklich mögen und Ihnen helfen und Mut machen wollen, wenn Sie Probleme haben.

JENNY: Ja, das klingt gut.

THERAPEUT: Fangen wir mit diesen Eigenschaften an: Freundlichkeit, Akzeptanz, Verständnis und Ermutigung. Versuchen Sie sich vorzustellen, wie dieses freundliche Wesen sein könnte – ob es ein Mensch ist oder nicht, ob es ein Geschlecht hat, wie es aussehen könnte, so etwas. Was meinen Sie, wie Ihr vollkommenes mitfühlendes Bild sein könnte?

JENNY: Ich weiß nicht… *(Hält inne, denkt nach.)*

THERAPEUT: *(Wartet schweigend.)*

JENNY: Ich glaube, es wäre eine Frau. Eine ältere Frau, die es selbst durchgemacht hat und weiß, wie es ist, als Frau aufzuwachsen und all das durchzumachen.

THERAPEUT: Jemand, der wirklich versteht, weil sie es selbst durchgemacht hat.

JENNY: Genau. Sie könnte vielleicht etwas von sich selbst in mir sehen und sie weiß, wie sie mir helfen kann hindurchzugehen, weil sie da selbst hindurchgegangen ist.

THERAPEUT: Wie könnte sie aussehen? Wie hört sie sich an? Wie würde sie handeln?

JENNY: Sie hätte graues Haar, und ein richtig freundliches Lächeln. Sie hätte eine sanfte Stimme und würde viel lachen. Sie hätte einen guten Humor.

THERAPEUT: Es klingt so, als wäre sie Ihrem mitfühlenden Selbst sehr ähnlich – freundlich, weise und zuversichtlich. Sie könnte Ihnen helfen, mit allem fertig zu werden, was auf Sie zukommt.

JENNY: Genau.

THERAPEUT: Ich glaube, wir haben einen sehr guten Anfang gemacht. Möchten Sie jetzt mit der Übung anfangen?

JENNY: Klar. *(Nimmt eine aufrechte Haltung ein, schließt die Augen und atmet langsamer.)*

THERAPEUT: Fangen Sie mit einer Minute Atmen in dem besänftigenden Rhythmus an… *(Wartet zwanzig bis dreißig Sekunden.)* Lassen Sie den Körper langsam werden, den Geist langsam werden… *(Wartet zwanzig bis dreißig Sekunden.)*

JENNY: *(Atmet ruhig.)*

THERAPEUT: Vergegenwärtigen Sie sich das Bild dieser freundlichen, weisen, zuversichtlichen Frau, die sehr an Ihnen Anteil nimmt, die Sie versteht und die da ist, um Sie zu unterstützen.

JENNY: *(Ihr Gesicht entspannt sich ein bisschen, sie atmet ruhig.)*

THERAPEUT: Stellen Sie sich vor, dass sie bei Ihnen ist und wie sie Sie freundlich anlächelt. Stellen Sie sich vor, dass sie Sie mag und möchte, dass Sie sich verstanden fühlen. Stellen Sie sich vor, wie sie Ihnen Freundlichkeit und Mitgefühl entgegenbringt, und zwar auf eine Weise, die für Sie hilfreich und tröstlich ist. Stellen Sie sich vor, was sie tun oder sagen könnte. Stellen Sie sich vor, dass Sie von Ihrer Freundlichkeit, von ihrem Verständnis und von ihrer Akzeptanz erfüllt werden.

JENNY: *(Atmet weiter ruhig.)*

THERAPEUT: *(Wartet fünf Minuten.)* Wenn bei Ihnen Angst oder andere schwierige Emotionen auftauchen, stellen Sie sich vor, dass sie da ist und dass sie Sie versteht und unterstützt. Stellen Sie sich vor, wie sie Sie unterstützt, wenn es für Sie gerade sehr schwierig ist, und dass sie an Sie glaubt. Sie versteht, wie schwer es sein kann, und dass das nicht Ihr Fehler ist. Stellen Sie sich vor, dass sie Ihnen Freundlichkeit und Unterstützung entgegenbringt, wenn Sie mit diesen Problemen konfrontiert sind.

JENNY: *(Atmet ruhig.)*

THERAPEUT: *(Wartet fünf Minuten.)* Wenn Sie soweit sind, öffnen Sie langsam die Augen und bringen Sie die Gefühle, akzeptiert, verstanden und unterstützt zu sein, mit in diesen Raum.

JENNY: *(Hält ein paar Momente inne, öffnet dann langsam die Augen.)*

THERAPEUT: Wie war das?

JENNY: Es hat mir wirklich gefallen. Es war sogar richtig schön.

THERAPEUT: Können Sie mir davon erzählen?

JENNY: Ich konnte sie sehen, und sie war mit mir da... und an einem bestimmten Punkt habe ich herausgefunden, dass dies mein zukünftiges Selbst war. Und sie hat genau verstanden, was ich durchmache und... *(Fängt an, still zu weinen.)*

THERAPEUT: *(Wartet still mit einem freundlichen Lächeln, Tränen in den Augen.)*

JENNY: *(Weint immer noch.)* ... und sie wollte, dass ich glücklich bin. Und sie wusste, dass alles gut wird. Dass ich es schaffen werde. *(Lächelt still.)*

THERAPEUT: *(Beugt sich vor, spricht mit sanfter Stimme.)* Sie werden es *wirklich* schaffen, Jenny.

JENNY: *(Lächelt.)* Ich fange an, das zu glauben.

In diesem Beispiel sehen wir, wie wirksam diese Übungstechnik sein kann. Bestimmte Elemente werden gezeigt, die die erfahrungsorientierten Aspekte der Methode vertiefen können. Erstens sehen Sie, dass der Therapeut, bevor er die Übung einführt, andere Imaginationsübungen anspricht, um zu sehen, ob es Hindernisse gibt, die sie besprechen sollten. Wie viele andere Klienten konnte Jenny das Hindernis erkennen, eine Lösung finden und ihre Praxis vertiefen, worin der Therapeut sie mit Wärme bestärkt. Als er zu der praktischen Arbeit in der gegenwärtigen Sitzung übergeht, spricht er ein mögliches Hindernis an – dass Jenny niemanden in ihrem Leben hat, der so ist –, indem er es verallgemeinert („Keiner hat jemanden, der so ist") und etwas über die Eigenschaften des Versorgers sagt.

Bevor sie mit der Imaginationsübung beginnen, regt der Therapeut eine gemeinsame Untersuchung der Qualitäten an, die dieser Versorger für Jenny haben sollte – sowohl der emotionalen Qualitäten und der Eigenschaften seiner Haltung Jenny gegenüber als auch der körperlichen Qualitäten, die die Imagination fördern sollen. Während der Übung fordert der Therapeut Jenny auf, sich zuerst vorzustellen, dass der Versorger sie unterstützt, und dann, wie dies in Situationen aussehen könnte, wenn sie Angst oder anderen Schwierigkeiten ausgesetzt wäre. Wie immer fragt der Therapeut nach der Übung, wie es Jenny gegangen ist, um der Rückmeldung über ihr ideales mitfühlendes Bild Hinweise zu entnehmen, wie er Jenny unterstützen kann.

Schließlich sehen Sie, dass der Therapeut sichtlich bewegt ist, als er von Jennys Erfahrung mit dem inneren Bild hört. Obwohl das kein von der CFT geplanter Teil ist – das wäre unaufrichtig –, habe ich es aufgenommen, weil mir die Tränen kamen, als ich die Vignette aufschrieb und mich an solche Erfahrungen in der Therapie erinnert habe. Natürlich sollte die Emotionalität des Therapeuten nie in einer Weise in Erscheinung treten, die die Therapie beeinflusst oder von ihr ablenkt, indem sie den Fokus vom Klienten zum Therapeuten verschiebt. Ich habe aber die Erfahrung gemacht, dass es für Klienten eine starke Erfahrung sein kann, wenn sie gelegentlich sehen, dass der Therapeut von ihrer Arbeit in der Therapie aufrichtig bewegt ist. Es ist wichtig, dass der Therapeut ein wirklicher Mensch mit realen Gefühlen ist. Wenn man zulässt, dass sich das manchmal zeigt, kann das zu bedeutsamen Momenten führen, die die Erfahrung der Therapie vertiefen. Es kann für Klienten, die vielleicht Mühe damit haben, sich zu erlauben, ihre eigenen Emotionen zu erleben oder auszudrücken, auch ein Modell für Mut und Akzeptanz sein.

Wie Sie vielleicht vermuten, verläuft die Übung nicht immer so glatt wie bei Jenny. Wie bei allen Techniken, sollte man nicht versuchen, etwas zu erzwingen, wenn deutlich wird, dass Klienten sich auf Übungen nicht einlassen können – obwohl man auch nicht beim ersten Anzeichen eines Widerstandes aufgeben sollte. Ich hatte zum Beispiel einmal eine Klientin, bei der diese Übung ständig tiefen Schmerz auslöste, der mit ihrer Erfahrung zusammenhing, dass sie anscheinend nie jemanden gehabt hatte, der ihr aufrichtige Fürsorge entgegengebracht hatte. Der Versuch, sich vorzustellen, dass jemand so freundlich zu ihr sein könnte, aktivierte ihr Bindungssystem auf eine sehr bedrohliche Weise. Für diese Klientin war es viel hilfreicher, wenn sie die Übung zum mitfühlenden Selbst verwendete, um mit sich selbst Mitgefühl zu haben – was nicht dieselben starken emotionalen Erinnerungen auslöste –, sowie daran zu arbeiten, Beziehungen im wirklichen Leben zu entwickeln, die ihr Erfahrungen von Akzeptanz und Unterstützung in der wirklichen Welt verschafften.

Übungen mit anderen inneren Bildern

Ich habe bisher die Übungen mit einem sicheren Ort und mit einem idealen inneren Bild in den Mittelpunkt gestellt, aber es gibt eine Vielzahl anderer Imaginationsübungen, die in der CFT bekannt sind. Ein wiederkehrendes Thema bei diesen Übungen ist das Fließen von Mitgefühl –

von außen in das Selbst, vom Selbst zum Selbst (oder zu Aspekten des Selbst wie Schmerz) und vom Selbst zu anderen. Bei jeder dieser Übungen geht es darum zu versuchen, Erfahrungen vermitteln, wie Mitgefühl empfangen oder andererseits ausgesendet wird. Dazu gehören motivationale Aspekte (Mitgefühl entgegenzubringen oder zu bekommen), die gefühlte Erfahrung, von Mitgefühl oder von der Wärme des Gebens erfüllt zu werden; ferner gehören dazu Komponenten innerer Bilder (von Mitgefühl erfüllt zu werden oder davon, wie es aus einem selbst zu anderen strömt) und manchmal Sätze, die wiederholt werden können (z. B. *Mögest du Glück, Frieden und Unbeschwertheit empfinden).* Es gibt eine Reihe von Quellen mit ausführlichen Beispielen von Imaginationsübungen, die auf Mitgefühl fokussieren (z. B. Germer, 2010; Kolts & Chodron, 2016). Ein paar dieser Praktiken werde ich kurz beschreiben.

Mitgefühl mit Leid, mit Bedrohungsgefühlen und mit Schmerz

Bei dieser Übung wechselt der Klient in die freundliche, weise, zuversichtliche Perspektive des mitfühlenden Selbst und imaginiert, dass er Teilen des Selbst, die Not, Schmerz und Bedrohungsgefühle wie Angst, Wut oder Traurigkeit empfinden, Mitgefühl entgegenbringt (Gilbert, 2011; Kolts, 2012; Gilbert & Choden, 2014). Der Klient stellt sich vor, dass Gefühle von Mitgefühl und Wärme in ihm aufsteigen, und dass er Schmerz und unangenehmen Empfindungen mit diesem Mitgefühl begegnet. Dazu kann eine Visualisierung gehören, bei der Mitgefühl als Licht in warmen Farben vorgestellt wird, die der Klient aussucht. Das Licht umgibt, beruhigt und umhüllt freundlich die Anteile des Selbst, die Schmerzen leiden.

Mitgefühl für das Selbst

Bei dieser Praxis, die vielen buddhistischen Praktiken und Übungen ähnelt, stellt sich der Klient vor, dass er aus einer äußeren oder inneren Quelle mit Mitgefühl erfüllt wird. Eine Variante besteht darin, sich vorzustellen, dass vom Universum oder von einer äußeren Quelle aus (wie zum Beispiel dem eigenen mitfühlenden Bild) Mitgefühl in Form farbigen Lichts durch das Herz oder den Scheitelpunkt hereinkommt, den Körper erfüllt und Gefühle der Sicherheit und Leichtigkeit hervorruft, wenn es einströmt und einen erfüllt.

Eine andere Variante dieser Übung besteht darin, dass der Klient in die Perspektive des mitfühlenden Selbst wechselt und sich vorstellt, dass er einer kämpfenden Version von sich Mitgefühl entgegenbringt. Bei dieser Übung imaginiert man nach einer kurzen mitfühlenden Einstimmung die verletzliche Version des Selbst (das ängstliche Selbst, das selbstentwertende Selbst, das wütende oder ärgerliche Selbst usw.), vielleicht wenn es sich in einer schwierigen Situation befindet. Aus der Perspektive des mitfühlenden Selbst stellt sich der Klient vor, dass er dem Selbst, das sich abmüht und kämpft, warme freundliche Gefühle entgegenbringt – weil er davon bewegt ist, wie sehr sich dieses verletzliche Selbst anstrengt. Vielleicht gelingt es ihm, mit den Gefühlen und guten Absichten hinter dem Leid in Kontakt zu kommen. (Im Falle Jennys kann zum Beispiel die Angst Ausdruck davon sein, wie sehr sie sich in Wirklichkeit nach Kontakt mit anderen sehnt.) Er imaginiert dann, dass er dieser verletzlichen Version des Selbst so, wie auch immer es hilfreich, tröstend und beruhigend wäre, Mitgefühl entgegenbringt. Zu dieser Übung kann auch gehören, dass der Klient bestimmte Sätze laut oder in der Vorstellung wiederholt, mit einer warmen Stimme und auf das zugeschnitten, was für ihn am hilfreichsten wäre. Übliche Sätze, die bei der Meditation zu Mitgefühl oder Liebender Güte (wobei sich Mitgefühl in dem Wunsch ausdrückt, der Mensch möge frei von Leiden sein, und Liebende Güte in dem Wunsch, er möge glücklich sein) verwendet werden, sind zum Beispiel folgende:

Mögest du frei von Leiden sein, (Name).

Mögest du glücklich sein, (Name).

Mögest du blühen, (Name).

Mögest du Frieden finden, (Name).

(Gilbert & Choden, 2014)

Varianten dieser Sätze können formuliert werden, um Versionen des Selbst Mitgefühl entgegenzubringen, die bestimme Formen von Problemen erleben, zum Beispiel Angst *(Mögest du frei von Aufregung und Angst sein. Mögest du dich sicher fühlen.),* Wut oder entwertende Selbstkritik *(Mögest du frei von dem Schmerz sein, der diese Selbstentwertung verursacht.)* (Gilbert & Choden, 2014). Aussagen, bei denen es um „frei sein" von schwierigen Gefühlszuständen geht, sollten am besten in eine Praxis eingebettet sein, die darauf zielt, Gefühle von Sicherheit, Frieden und Gleichgewicht aufzubauen.

Mitgefühl mit anderen

Zunehmend zeigt die Forschung, dass Praktiken wie die Meditation Liebender Güte und die Meditation zu Mitgefühl, die auf das Wohlbefinden anderer fokussiert, messbare positive Wirkungen für das Selbst sowohl in Bezug auf Glück als auch auf der Verhaltens eben ein Bezug auf Achtsamkeit, Sinn im Leben, soziale Unterstützung und eine Reduzierung von Erkrankungen hat (z. B. Frederickson, Cohn, Coffey, Pek & Finkel, 2008). Während die CFT viel Gewicht auf die Entwicklung von Selbstmitgefühl legt, denke ich, dass es wichtig ist, dass der Fokus eigentlich darauf liegt, Mitgefühl für *alle* zu entwickeln, wobei man anerkennt, dass man selbst darin eingeschlossen ist. Vor dem Hintergrund der Tatsache, dass das Sicherheitssystem von der Evolution so entwickelt wurde, dass es auf Verbundenheit mit Menschen reagiert, ist der soziale Gewinn, der durch Entwicklung erhöhten Mitgefühls für andere bewirkt werden kann, für Klienten eindeutig wünschenswert. Außerdem kann eine Vertiefung von

Mitgefühl mit anderen Menschen eine wesentliche Rolle spielen in der Behandlung von Klienten, die mit Verhaltensweisen Probleme haben, die andere Menschen wirklich schädigen können, wie z. B. problematische Wut (Kolts, 2012). Eine Reihe von Praktiken kann bei der Kultivierung von Mitgefühl und Liebender Güte für andere verwendet werden. Viele von ihnen wurden aus buddhistischen Quellen übernommen (Salzberg, 2003).

• Meditation Liebender Güte: Der Klient stellt sich vor, dass er einem anderen Menschen Mitgefühl schickt – einem Menschen, der ihm nahesteht, jemandem, der leidet oder auch jemandem, mit dem der Klient Probleme hat. (Normalerweise ist es leichter, mit jemandem zu beginnen, der dem Klienten wichtig ist und dem er helfen möchte.) Der Klient wechselt in die Perspektive des mitfühlenden Selbst und visualisiert, dass er dem anderen Menschen Freundlichkeit, Wärme und mitfühlende Wünsche schickt. Dazu kann gehören, dass er sich vorstellt, dass er dem anderen Menschen seine Freundlichkeit und sein Mitgefühl in Form vom Licht schickt, das diesen Menschen mit Frieden, Unbeschwertheit und Glück erfüllt. Es kann auch dazu gehören, dass Sätze wie die im Abschnitt über „Mitgefühl für das Selbst" beschriebenen gesagt werden, diesmal an den anderen Menschen gerichtet. Die Sätze können auf die bestimmten Bedürfnisse des Empfängers zugeschnitten sein. Dabei liegt die Betonung auf Gefühlen von Wärme und Mitgefühl sowie auf dem Wunsch, dem anderen Menschen zu helfen.

• Der Klient kann einen anderen Menschen visualisieren (oder den anderen Menschen wirklich anschauen) und sich daran erinnern, dass dieser Mensch, genauso wie jeder andere nur glücklich sein und nicht leiden möchte. Diese kurze Übung kann man beim Gehen oder beim Warten an einer Ampel oder in irgendeinem Moment machen, wenn die andere Person anwesend ist. Die Idee dabei ist, die Gewohnheit anzunehmen, sich anderer Menschen mit Mitgefühl bewusst zu werden.

- Als Erweiterung der vorigen Übung kann der Klient einen anderen Menschen mit dem Bewusstsein visualisieren, dass dieser Mensch so wie jeder andere ein Leben hat, das so tief gegründet ist, wie das eigene – ebenso von Hoffnungen, Träumen, Triumphen und Höhen, Tragödien, Enttäuschungen und der ganzen Vielfalt menschlicher Erfahrungen erfüllt ist. Die andere Person kann visualisiert werden, wie sie den ganzen Kreislauf des Lebens durchlebt, von Geburt bis zum Tod, geboren als hilfloses Kind, heranwachsend und reifend (mit allem, was dazu gehört), älter werdend und sterbend. Dabei stellt sich der Meditierende vor, dass er diesem Menschen während dieses ganzen Prozesses Mitgefühl und Liebende Güte entgegenbringt. In Verbindung mit dem eigenen tiefen Wunsch, dass andere Menschen Glück und Freiheit von Leiden erlangen, kann diese Übung den Gedanken betonen: *Was für ein Leben würde ich diesem Menschen wünschen, wenn ich zu seinem Leben beitragen könnte?* (Kolts & Chodron, 2016).

Es gibt viele andere Übungen zu Mitgefühl und Liebender Güte, die motivierte Klienten nutzen können, um ihre Erfahrung von Mitgefühl mit sich und mit anderen zu vertiefen. Zusätzlich zu Büchern (z. B. Kolts & Chodron, 2016; Gilbert & Choden; 2013; Germer, 2010; Neff, 2012) führt eine schnelle Suche im Internet unter „compassion and loving kindness meditation" zu zahlreichen Anleitungen in Textform von Texten und als Tonaufnahmen, die man verwenden kann, um Mitgefühl mit sich selbst und mit anderen zu kultivieren. Ich würde empfehlen, mit Klienten zusammen auf die Suche zu gehennach Übungen, die für *sie* passen. Entscheidend ist, dass man Möglichkeiten findet, wie Klienten lernen können, sich berühren zu lassen (warme Anteilnahme statt strenger Kritik), wenn sie mit ihrem Leid und mit dem Leid anderer konfrontiert sind, und Gefühle der Wärme und freundlicher Motivation zu helfen zu entwickeln.

ZUSAMMENFASSUNG

Imaginationsübungen können ein wichtiges Hilfsmittel sein, wenn die Fähigkeit der Klienten wächst, mit Emotionen zu arbeiten und sich selbst und anderen Mitgefühl entgegenzubringen. Wenn man in der Therapie Imaginationsübungen verwendet, ist entscheidend, mit einer Vorstellung davon zu beginnen, welche grundlegenden psychischen Prozesse man fördern möchte. Will man dem Klienten helfen, in sich selbst Gefühle der Sicherheit hervorzurufen? Geht es darum zu lernen, von einer äußeren Quelle Mitgefühl anzunehmen? Oder geht es darum, Mitgefühl mit dem eigenen Schmerz und mit schwierigen Emotionen zu entwickeln? Mitgefühl mit anderen Menschen zu entwickeln und auszudrücken? Mit diesen Prozessen im Sinn kann man Imaginationsübungen auswählen und einen Übungsplan entwerfen, der den Klienten helfen kann, mit der Zeit ihre Fähigkeit zu vertiefen, sich selbst zu trösten und zu beruhigen und echtes Mitgefühl mit sich selbst und mit anderen zu empfinden.

KAPITEL 12

Mitgefühl verkörpern:

Stuhlarbeit in der CFT

Wenn man Klienten hilft, mit schwierigen Emotionen mitfühlend zu arbeiten, versucht die CFT die Dinge so erfahrungsnah wie möglich zu machen. Eine sehr wirksame Weise, wie man das machen kann, ist die Stuhlarbeit, z. B. die Arbeit mit einem Stuhl, mit zwei Stühlen und mit mehreren Stühlen. Arbeit mit Stühlen ermöglicht eine Unmittelbarkeit und Intensität, die Klienten erlaubt, mitfühlend mit schwierigen Emotionen in Echtzeit zu arbeiten.

Die CFT greift dabei sehr auf die Arbeit einer Pionierin moderner Stuhlarbeit, Leslie Greenberg, zurück, die diese Methode zusammen mit ihren Kollegen zu einem zentralen Bestandteil der Emotionsfokussierten Therapie (EFT) gemacht und sie intensiv mit Patienten, die sich selbst entwerten, angewendet hat (Greenberg, Rice & Elliot, 2003; Greenberg & Watson, 2006; Pos & Greenberg, 2012). Eine jüngere Pilotstudie belegt, dass die Arbeit mit dieser Methode nützlich ist, um Selbstmitgefühl und

Selbstbewusstsein bei Klienten, die sich selbst entwerten, zu steigern, sowie entwertende Selbstkritik und Symptome von Angst und Depression zu verringern (Shahar et al., 2012).

Stuhlarbeit in der CFT

Die CFT baut auf dem Ansatz der EFT zur Stuhlarbeit auf und betont dabei die Rolle des mitfühlenden Selbst. Bei der CFT liegt der Akzent darauf, dass das mitfühlende Selbst entwickelt und bei der Arbeit mit schwierigen Emotionen und entwertender Selbstkritik angewendet wird (Gilbert, 2013). In diesem Kapitel stelle ich ein paar Varianten vor, wie diese Stuhlarbeit in der Therapie angewendet werden kann.

Arbeit mit einem leeren Stuhl

Wenn man mit Klienten arbeitet, die sich entwerten und denen es schwerfällt, ihre Probleme aus einer mitfühlenden Perspektive zu sehen, kann die Stuhlarbeit eine gute Möglichkeit sein, wie man beginnen kann. Man kann diese Arbeit mit einem leeren Stuhl kurz nach der Übung mit dem mitfühlenden Selbst in die Therapie einführen, und zwar als eine Möglichkeit, wie Klienten mit dieser mitfühlenden Perspektive, und besonders damit, wie sie sich auf sie selbst anwenden lässt, tiefer in Kontakt kommen können. Bei dieser Technik stellt man gegenüber dem Stuhl des Klienten einen weiteren Stuhl auf. Man beginnt mit der Übung mit dem mitfühlenden Selbst und fordert dann den Klienten auf, sich einen anderen Menschen vorzustellen, vielleicht jemanden, der dem Klienten wichtig oder der ihm nahe steht, und der ihm gegenüber auf dem anderen Stuhl sitzt. Der Klient soll sich nun vorstellen, dass dieser Mensch ein Problem hat, das dem des Klienten sehr ähnlich ist, und dessentwegen er sich kritisiert hat. Der Klient malt sich dann aus, wie es sich anfühlen würde, mit dieser nahestehenden Person aus der freundlichen, weisen und zuversichtlichen Perspektive des mitfühlenden Selbst zu interagieren. Schauen wir uns an, wie diese Übung verlaufen könnte:

THERAPEUT: Josh, wir haben über Ihre Probleme mit Wut und darüber gesprochen, dass Sie deshalb viel Scham empfinden.

JOSH: Ja … ich fühle mich deshalb vollkommen wertlos. Dies hier hat geholfen, aber manchmal komme ich von der Arbeit nach Hause und ich möchte es einfach mit meiner Frau und mit den Kindern gut haben. Dann raste ich wegen irgendeiner kleinen Sache aus – die Kinder jammern wegen ihrer Hausaufgaben oder was anderes – und ich merke, wie ich stattdessen laut werde. Ich sehe, wie sie erstarren, und sie sehen mich alle an, als wäre ich das Problem. Ich sehe, wie sie in meiner Nähe wie auf Eiern gehen. Es macht mich krank. Ich versuche, mich zusammenzureißen, aber ich mach es einfach immer wieder. Ich bin ein schrecklicher Ehemann und Vater.

THERAPEUT: Das muss sich schrecklich anfühlen.

JOSH: Ja, aber es ist mein eigener verdammter Fehler.

THERAPEUT: Ich frage mich, ob Sie bereit wären, eine Übung auszuprobieren, die Ihnen helfen könnte, etwas Mitgefühl in dieser Situation zu haben. Etwas, um das mitfühlende Selbst zu stärken, das wir aufgebaut haben, damit es Ihnen hilft, mit Ihrer Wut zu arbeiten?

JOSH: Ich schätze, an diesem Punkt bin ich bereit, alles auszuprobieren.

THERAPEUT: Das ist die Art Mut, die uns wirklich helfen wird, wenn wir diesen Prozess durchmachen. Dies wird eine Übung mit einem

„leeren Stuhl" sein, deshalb stelle ich diesen Stuhl genau hierhin Ihrem gegenüber, okay?

JOSH: Okay … *(ein bisschen zweifelnd)*

THERAPEUT: *(Lächelt.)* Vertrauen Sie mir … es gibt einen Grund für den Stuhl. Als ich diese Techniken mit einem Stuhl kennengelernt habe, fand ich es auch ein bisschen komisch. Aber jetzt bin ich sehr davon angetan.

JOSH: Okay.

THERAPEUT: Fangen wir mit der Übung mit dem mitfühlenden Selbst an, die wir in der letzten Sitzung eingeführt haben. Sie beginnen mit ein wenig Atmen in einem besänftigenden Rhythmus und richten Ihre Aufmerksamkeit dabei darauf, den Körper langsam werden zu lassen, den Geist langsam werden zu lassen.

JOSH: *(Richtet sich auf, schließt die Augen und atmet langsamer.)*

THERAPEUT: *(Wartet etwa eine Minute.)* Gehen Sie jetzt in die freundliche, weise, zuversichtliche Perspektive des mitfühlenden Selbst. Stellen Sie sich vor, dass Sie von dem freundlichen Wunsch erfüllt sind, anderen und sich selbst nützlich zu sein. *(Wartet dreißig Sekunden.)* Erfüllt von einer tiefen Weisheit und der Fähigkeit, Dinge aus vielen Perspektiven zu sehen. *(Wartet dreißig Sekunden.)* Und von einer tiefen, mutigen Zuversicht und dem Wissen, dass *Sie, was immer geschieht, auch damit arbeiten können. (Wartet dreißig Sekunden.)* Wenn Sie soweit sind, öffnen Sie langsam die Augen und bringen Sie diese mitfühlende Perspektive mit sich in diesen Raum.

JOSH: *(Wartet ein bisschen, öffnet dann langsam die Augen.)*

THERAPEUT: Josh, ich möchte, dass Sie sich vorstellen, dass auf diesem Stuhl jemand sitzt, den Sie mögen und an dem Ihnen liegt… vielleicht ein guter Freund, mit dem Sie gern zusammen sind und dem Sie gern helfen würden. Kennen Sie so jemanden?

JOSH: Ja. Mein Freund Nathan ist so, wir sind viel zusammen, sehen zusammen Sport und so was. Wir reden auch viel – er ist eigentlich der einzige, mit dem ich über diese Sache rede.

THERAPEUT: Es ist schön zu hören, dass Sie jemanden haben, mit dem Sie reden können. Es hört sich so an, als stünden Sie sich ziemlich nahe.

JOSH: Nathan versteht es. Er ist wie ein Bruder.

THERAPEUT: Perfekt. Josh, stellen wir uns vor, dass Nathan hier auf dem Stuhl sitzt und dass er gerade sehr verletzlich ist. Er hat Ihnen erzählt, dass er sein ganzes Leben Probleme mit Ärger und Wut gehabt hat und dass er wirklich hart daran gearbeitet hat, das zu kontrollieren, aber dass es so aussieht, dass nichts funktioniert. Er hat Ihnen erzählt, dass er manchmal trotz aller Anstrengung, die er aufbringen kann, gegenüber seiner Frau und seinen Kindern laut wird. Er weiß, dass sie in seiner Nähe wie auf Eiern gehen. Er hat sogar eine Therapie angefangen und versucht da, Hilfe zu bekommen. Das war für ihn wirklich schwer. Er erzählt Ihnen, dass er sich wie ein schrecklicher Ehemann und Vater fühlt. Er schämt sich sehr.

JOSH: Ich glaube, ich sehe, worauf Sie hiermit hinauswollen…

THERAPEUT: Darauf wette ich. Aber schauen wir, ob wir da mitgehen können, oder? Wenn Nathan hier auf diesem Stuhl säße und er Ihnen gerade all das über seine Kämpfe mit seiner Wut erzählt hätte, was würden Sie ihm gegenüber fühlen? Würden Sie ihn verurteilen?

JOSH: Ihn verurteilen? Nein, ich würde ihm sagen, dass ich weiß, wie es ist.

THERAPEUT: Was würden Sie fühlen, wenn Sie ihn mit dieser Wut kämpfen sehen und sehen, wie schwer dies für ihn ist?

JOSH: Er täte mir schrecklich leid. Und ich glaube, ich würde ihn bewundern, weil er so aufrichtig ist und weil er sich Hilfe sucht. Das ist schwer.

THERAPEUT: Ganz bestimmt. Von dieser Stelle des Mitgefühls aus – wenn Sie sehen, wie er sich abquält, und ihm helfen möchten –, was wünschen Sie ihm, was er verstehen sollte? Wie könnten Sie ihn beruhigen?

JOSH: Ich möchte, dass er versteht, dass er nicht der einzige ist… dass ich auch so fühle, manchmal. Ich würde ihm etwas von dem erzählen, worüber wir gesprochen haben – dass es nicht seine Schuld ist, dass er gelernt hat, Wutausbrüche zu haben und dass er Dinge lernen kann, die helfen. Ich würde ihm sagen, dass die Tatsache, dass er darum besorgt ist, was für ein Ehemann und was für ein Vater er ist, wahrscheinlich bedeutet, dass er ein ziemlich guter ist. Und dass ich weiß, dass er mit Sicherheit ein verdammt guter Freund ist. Und zur Therapie gehen – das ist hart.

THERAPEUT: Josh, das ist wunderbar. Ihr mitfühlendes Selbst hat Nathan eine Menge zu sagen. Was meinen Sie, wie er sich fühlen würde, wenn er das hören würde?

JOSH: Ich glaube, er würde sich besser fühlen. Ich weiß, mir ist es besser gegangen, wenn er mir solche Sachen gesagt hat.

THERAPEUT: Er hat Sie also in der Vergangenheit auch so ermutigt?

JOSH: Ja. Wie ich gesagt, er ist wie ein Bruder zu mir.

THERAPEUT: Ich habe gesehen, dass sich die Dinge, die Sie Nathan sagen würden – und die Dinge, die er Ihnen sagt –, sehr von der verurteilenden Art unterscheiden, mit der Ihr innerer entwertender Kritiker mit Ihnen spricht, wenn Sie Probleme mit Wut hatten. Welche Art und Weise zu sprechen ist hilfreicher – die mitfühlende Beruhigung und Ermutigung oder die verurteilende Selbstkritik? Welche Weise, mit Ihnen selbst zu sprechen, hilft Ihnen, aus dem wütenden, bedrohten Selbst heraus und in den Mann zu gehen, der Sie sein wollen?

JOSH: Ich denke, ich verstehe. Auf mich einzuschlagen macht es schlimmer.

THERAPEUT: Das ist wahr. Wir sprechen aber nicht nur darüber, wie Sie darauf verzichten können, auf sich einzuschlagen. Es geht darum, Möglichkeiten zu finden, wie Sie sich mit Mitgefühl bestätigen und sich Mut machen können, es besser zu machen – dass Sie sich selbst so helfen, wie Sie jemandem helfen würden, an dem Ihnen viel liegt, wie Nathan. Oder wie Nathan Ihnen helfen würde. Glauben Sie, das wäre hilfreicher, als auf sich einzuschlagen?

JOSH: Wahrscheinlich wäre es das.

THERAPEUT: Wenn Sie abends nach Hause kommen und nur möchten, dass alles gut geht, und eines Ihrer Kinder fängt an zu jammern – dann könnten Sie vielleicht sogar versuchen, ein paarmal Atem zu holen, die Dinge langsam werden zu lassen und sich vorzustellen, was diese mitfühlende Version von Ihnen tun könnte. Oder Sie stellen sich zudem vor, was Nathan sagen könnte, um Ihnen zu helfen, sich davon abzuhalten, wütend zu werden.

JOSH: Ich glaube, das könnte helfen. Ich denke, ich werde das ausprobieren.

Grundlage dieses Beispiels sind zahlreiche Sitzungen, in denen ich die Stuhlarbeit bei Klienten angewendet habe, die Probleme mit Wut haben. Es war sehr hilfreich, dass Josh einen guten Freund nennen konnte – Nathan –, dem gegenüber Josh leicht Mitgefühl empfinden und ausdrücken konnte. Es war auch nützlich, dass Josh und Nathan eine Freundschaft hatten, in der sie wirklich über Dinge sprachen. Daher war es für Josh leichter, Zugang zu einer mitfühlenden, ermutigenden Sicht auf Ärger und Wut zu bekommen. Dies ist nicht immer der Fall, besonders bei Menschen (und vielleicht stärker noch bei Männern), die mit Ärger und Wut Probleme haben. Daher braucht es manchmal mehr Arbeit, um das innere Bild eines Menschen zu finden, dem gegenüber sich der Klient wahrscheinlich mitfühlend verhalten kann und den er nicht verurteilt oder abwertet. Dies ist ein Grund, weshalb ich häufig CFT anwende, wenn ich in Gruppen mit Wut arbeite. In Gruppen kann man etwas wie Kameradschaft unter den Teilnehmern und mitfühlendes Verständnis zwischen ihnen herstellen. Sie wissen, wie schwer es ist, und können so füreinander Modell sein, wie Nathan in dem Beispiel oben ein Modell für Josh war: ein Modell für mitfühlendes Verständnis und Ermutigung.

Arbeit mit zwei Stühlen

Die Hoffnung besteht, dass mittlerweile durch frühere Stufen der Therapie (die therapeutische Beziehung, Verständnis des in der Evolution entstandenen Gehirns und soziale Prägung des Selbst) das Fundament für Selbstmitgefühl gelegt ist, wenn wir zur Stuhlarbeit kommen. Wenn das so ist, können wir diese Arbeit verwenden, um bei Klienten die Empfindung von Selbstmitgefühl zu vertiefen, indem wir es unmittelbar im gegenwärtigen Moment ansprechen. Es gibt verschiedene Möglichkeiten, wie man das machen kann. Zum einen kann man untersuchen, wie es ist, wenn man das mitfühlende Selbst auf den einen Stuhl und das verletzliche (oder das ängstliche, depressive, wütende Selbst) auf den anderen Stuhl setzt und einen Dialog zwischen ihnen anregt. Im zweiten Fall kann man den Klienten begleiten, wenn er mit entwertender Selbstkritik arbeitet, indem er einen Dialog zwischen dem mitfühlenden und dem selbstkritischen Selbst führt. Bei dieser Arbeit geht es darum, die freundliche, weise, mutige Perspektive des mitfühlenden Selbst zu entwickeln und zu stärken, damit Klienten diese Qualitäten immer besser in ihrem Leben anwenden können.

Förderung des Dialogs zwischen dem mitfühlenden und dem verletzlichen Selbst

Bei dieser Übung werden zwei Stühle aufgestellt, und der Therapeut begleitet den Klienten, wenn er einen Dialog zwischen einer Version von sich, die die problematische Emotion repräsentiert (zum Beispiel Angst, Depression oder Wut), und seinem weisen, freundlichen zuversichtlichen mitfühlenden Selbst führt. Normalerweise lässt man den Klienten auf dem Stuhl seines verletzlichen Anteils beginnen und lädt diese Version des Selbst ein, ihren Part zu sprechen – sodass Angst, Traurigkeit oder Wut wirklich fließen können. Manchmal wird sich bei dem Klienten mehr als eine dieser Emotionen zeigen, dann kann man die Übung mit mehreren Versionen des Selbst verwenden, die in Kapitel 14 vorgestellt wird.

Wenn die Version des Selbst, die unter dem Einfluss von Bedrohung steht, zu Wort gekommen ist, fordert man den Klienten auf, zum anderen Stuhl, dem des mitfühlenden Selbst, zu wechseln. Bei diesem Wechsel in die Perspektive des mitfühlenden Selbst leitet ihn der Therapeut an. Von dieser Perspektive aus wendet sich der Klient dann mit Mitgefühl dem verletzlichen Selbst zu und bietet ihm Bestätigung, Verständnis, Freundlichkeit und Ermutigung an (wenn nötig mit Unterstützung des Therapeuten). Sollte der Klient merken, dass er aus der Perspektive des mitfühlenden Selbst herausgeht und zurück in die Sprache wechselt, die von Bedrohung bestimmt ist, ist das kein Problem – der Therapeut fordert ihn einfach auf, wieder die Stühle zu wechseln, bis das verletzliche Selbst ausgedrückt hat, was es zu sagen hat. Schauen wir uns an, wie das aussehen könnte:

THERAPEUT: Jenny, wir haben angeschaut, wie Sie mit der Übung des Mitfühlenden Selbst und mit Dingen wie dem mitfühlenden Brief Ihren Ängsten mit Mitgefühl begegnen können. Ich habe den Eindruck, dass sie nützlich waren. Ist das richtig?

JENNY: Das waren sie wirklich. Es war schön, die Dinge aus dieser Sicht zu sehen. Der Brief hat wirklich geholfen – ich habe ihn oft gelesen, und er hat mir geholfen, mir Mut zu machen, Dinge zu tun, die ich normalerweise nicht tue.

THERAPEUT: Das ist toll. Wie wir besprochen haben, besteht ein großer Teil der mitfühlenden Arbeit mit Angst darin, sich selbst zu helfen, sich den Ängsten zu stellen – Dinge tun zu können, auch wenn man Angst vor ihnen hat, damit man lernen kann, dass man sie tatsächlich tun *kann*.

JENNY: Ja, ich habe mehr solche Dinge getan. Es scheint zu helfen, auch wenn es keinen Spaß macht.

THERAPEUT: Das kann ich mir vorstellen – es ist schwer, sich den Dingen zu stellen, die uns Angst machen, und Sie machen das sehr gut. Heute möchte ich eine andere Übung vorstellen, die wir benutzen können, um diese Arbeit zu vertiefen und diesem Teil von Ihnen, der Angst hat, Mitgefühl entgegenzubringen und ihm Mut zu machen. Wie hört sich das an?

JENNY: Ich bin dabei.

THERAPEUT: Sehr gut! Dies ist eine Übung mit zwei Stühlen, deshalb werde ich Sie auffordern, sich ein bisschen hin und her zu bewegen. *(Steht auf und stellt in der Mitte des Raums zwei Stühle einander gegenüber.)* Dies ist der „ängstliche Stuhl". *(Zeigt auf den einen Stuhl.)* Auf diesen Stuhl setzen wir die „Ängstliche Jenny" und lassen sie ihre ganzen Ängste ausdrücken.

JENNY: *(Nickt.)* Okay.

THERAPEUT: *(Zeigt auf den anderen Stuhl.)* Auf diesen Stuhl setzen wir die „Mitfühlende Jenny", die der „Ängstlichen Jenny" zuhört und Mitgefühl mit ihr hat. Sie hat Mitgefühl mit ihr, Verständnis für sie und macht ihr Mut. Macht das Sinn?

JENNY: Ich glaube ja. Es wirkt trotzdem ein bisschen komisch.

THERAPEUT: Zu Beginn *kann* es ein bisschen so wirken. Keine Sorge – ich bin hier, um es bisschen leichter zu machen. Ich werde Ihnen Anregungen geben, woran zu denken und was zu tun ist, Sie anleiten, wann Sie die Stühle wechseln und so etwas. Wie wär's, wenn Sie sich hier auf den „ängstlichen Stuhl" setzen, wenn Sie soweit sind?

JENNY: Okay. *(Geht zum Stuhl der „Ängstlichen Jenny".)*

THERAPEUT: Auf diesem Stuhl geben wir der „Ängstlichen Jenny" das Mikro, damit wir wirklich hören können, wie sie die Dinge sieht. Sie haben eine Menge Dinge, an denen Sie arbeiten – dieses Gruppenprojekt, Ihr Wunsch, immer mehr an sozialen Aktivitäten teilzunehmen, und auch anzufangen, sich zu Dates zu verabreden. Hat die „Ängstliche Jenny" viel dazu zu sagen?

JENNY: Klar hat sie das.

THERAPEUT: Gut, hier hat sie dazu Gelegenheit. Nehmen Sie sich ein paar Minuten Zeit und lassen Sie sich Ihre Furcht und die Angst vor den Dingen, die Sie machen möchten, fühlen. Spüren Sie, wie sich die Angst in Ihrem Körper anfühlt. Stellen Sie sich vor, wie Sie in dem Gruppenprojekt arbeiten, wie Sie mit Freunden ausgehen, wie Sie sich zu Dates verabreden. Was für Ängste kommen auf? Sprechen Sie darüber, wie Sie sich in diesem Moment fühlen.

JENNY: *(Schließt einen Moment die Augen, dann öffnet sie sie.)* Da sind alle diese Dinge, die ich machen möchte, aber ich habe schreckliche Angst davor.

THERAPEUT: Wovor haben Sie Angst?

JENNY: Ich habe Angst, dass ich mich aussetze, und dass sie mich alle hassen. Ich werde das Falsche sagen und dumm dastehen. Ich habe Angst, dass sie mich gerade dann, wenn ich anfange, mich wohl zu fühlen, lächerlich machen und mich ablehnen. *(Ihr kommen die Tränen.)*

THERAPEUT: Sie sind toll, Jenny. Lassen Sie diese Ängste kommen.

JENNY: Wenn sie mich kennenlernen, mich wirklich kennenlernen, werden sie mich nicht mögen. Ich bin nicht wie sie, und sie sehen das. *(Weint offen.)* Es wird so sein, wie es vorher war. Was ist falsch an mir? Warum mögen sie mich nicht?

THERAPEUT: *(Beugt sich freundlich vor, wartet schweigend.)* Gibt es noch mehr, was die „Ängstliche Jenny" sagen möchte?

JENNY: *(Tupft ihre Tränen weg und lächelt.)* Nein, ich glaube, das ist alles.

THERAPEUT: Glauben Sie, dass Sie soweit sind, die Stühle zu wechseln?

JENNY: Ich glaube ja. *(Steht auf und wechselt die Stühle.)*

THERAPEUT: Lassen Sie Ihren Atem langsam werden. *(Wartet dreißig Sekunden.)* Rufen Sie sich die freundliche, weise und mutige Sicht des mitfühlenden Selbst in Erinnerung. Stellen Sie sich noch einmal vor, dass Sie von diesen Qualitäten erfüllt sind: von dem freundlichen Wunsch, sich selbst und anderen zu helfen, von der Weisheit, aus vielen Perspektiven Dingen auf den Grund zu gehen. Und Sie sind von dem Mut erfüllt, sich den Dingen zu stellen, die Angst machen. Stellen Sie sich vor, dass Sie voller Mitgefühl sind.

JENNY: *(Schließt die Augen und atmet langsam und ruhig.)*

THERAPEUT: Wenn Sie soweit sind, öffnen Sie die Augen und schauen Sie die „Ängstliche Jenny" an, die da sitzt und uns von ihren Ängsten erzählt. Sie möchte einfach nur akzeptiert sein – mitmachen, Freunde haben, sich zu Dates verabreden. Sie tut ihr Bestes, aber sie hat aufgrund der Dinge, die ihr passiert sind,

Angst. Was fühlen Sie ihr gegenüber aus dieser mitfühlenden Perspektive – voller Freundlichkeit?

JENNY: Sie tut mir schrecklich leid. Es ist so schwer für sie. Sie möchte nur dazugehören, möchte, dass die Leute sie mögen. Sie hat solche Angst, dass sie wieder verletzt wird.

THERAPEUT: Es macht Sinn, dass sie so fühlt, oder?

JENNY: Es macht Sinn, nach allem, was ihr passiert ist.

THERAPEUT: Ich möchte, dass Sie aus dieser mitfühlenden Sicht mit Jenny sprechen – sie bestätigen, ihr Mut machen – und ihr anbieten, was ihr helfen könnte. Sprechen Sie mit Jenny, als säße sie in diesem Moment hier auf diesem Stuhl.

JENNY: *(Hält inne, denkt nach.)* Jenny, du hast seit langer Zeit Angst, und du hast versucht, dich von der Welt abzuschließen, damit du nicht wieder verletzt wirst. Aber was dir passiert ist, war nicht deine Schuld. *(Hält inne.)* Ich weiß nicht, warum diese Mädchen getan haben, was sie getan haben, aber es hatte nichts mit Dir zu tun. Das war vor langer Zeit. Seitdem bist du vielen Menschen begegnet, die nett zu dir waren und die dich mögen. *(Macht eine Pause.)*

THERAPEUT: Das ist toll, Jenny. Können Sie ihr Mut machen? Was wünschen Sie ihr, was sie verstehen sollte?

JENNY: Jenny, es macht Sinn, dass du Angst hast, aber du arbeitest hart daran, und es lohnt sich. Die anderen Mitglieder der Gruppe mögen dich. Die Mädchen auf deinem Flur laden dich ein, mit ihnen auszugehen, und das bedeutet, dass sie dich sicher mögen. Es ist Zeit, dass Du anfängst, mehr zu riskieren.

THERAPEUT: Diese Jenny *(zeigt auf den anderen Stuhl)* hat Angst, dass sie sie ablehnen, wenn sie sie wirklich kennenlernen. Was wünschst du ihr, was sie wissen sollte?

JENNY: *(Schaut zum anderen Stuhl.)* Du bist ein guter Mensch. Du bist freundlich, und du denkst an andere, bevor du an dich selbst denkst. Du tust dein Bestes. *(Hält inne.)* Es ist nichts verkehrt an Dir. *(Bekommt rote Augen.)*

THERAPEUT: Jenny, könnten Sie das noch einmal sagen?

JENNY: An Dir ist *nichts verkehrt. (Weint, lächelt still.)*

Wie wir hier sehen, liegt die Stärke der Arbeit mit zwei Stühlen darin, dass mit ihrer Hilfe das, was das mitfühlende Selbst versteht, in gefühlte und erlebte Einsichten übersetzt werden kann. Das können in der Therapie starke Momente sein, wenn Klienten lernen, was es bedeutet, sich selbst gegenüber wirklich Freundlichkeit und Mitgefühl zu empfinden und auszudrücken. Der Therapeut schafft die Voraussetzungen dafür, dass es zu dem Austausch kommen kann, und verwendet Sokratischen Dialog, um ihn zu ermöglichen. Aber er lässt Raum, damit der Dialog direkt von dem Klienten kommen kann. Er hilft nur, wenn der Klient Hilfe braucht, um in Kontakt mit den Versionen des emotionalen Selbst zu kommen, sich mit Mitgefühl zu verbinden und es auszudrücken. Diese Arbeit ist sehr viel leichter (und tendiert dazu, glatter zu gehen), wenn die Grundlagen gelegt wurden, wie in den vorigen Kapiteln beschrieben.

Förderung des Dialogs zwischen dem mitfühlenden, dem verletzlichen und dem selbstkritischen Selbst

Eine andere Weise, wie man Arbeit mit mehreren Stühlen nutzen kann, besteht darin, dass man dem Klienten hilft, einen Dialog zwischen dem mitfühlenden, dem verletzlichen und dem selbstentwertenden Selbst zu führen. Diese Arbeit erinnert an das, was man von der Emotionsfokussierten Therapie kennt, bei der die Stuhlarbeit verwendet wird, um dem

Klienten zu helfen, dem inneren selbstentwertenden Kritiker unmittelbar zu begegnen (Greenberg, Rice & Elliot, 2003; Greenberg & Watson, 2006; Pos & Greenberg, 2012). Wie wir oben gesehen haben, unterscheidet sich die CFT davon durch die starke Betonung der Entwicklung und Anwendung des mitfühlenden Selbst in Bezug darauf, wie Klienten das verletzliche Selbst und den inneren selbstentwertenden Kritiker verstehen, trösten und beruhigen und wie sie sich ihm gegenüber verhalten können.

Dies kann sich auf verschiedene Weise abspielen, je nach der Motivation des internalisierten selbstentwertenden Kritikers. Man kann diese Motivation ansprechen, indem man Sokratische Fragen stellt wie: „Was möchte Ihr innerer selbstentwertender Kritiker?" „Was ist seine Motivation?" „Wovor hätten Sie Angst, wenn Ihr innerer selbstentwertender Kritiker zu reden aufhörte?" Für manche Klienten hat Selbstkritik eine grundlegende Funktion für ihr Verhalten und ist einfach die Strategie, die sie gelernt haben und die sie benutzen, um sich zu motivieren. Wie wir bei Jenny gesehen haben, kann sie ein Hilfsmittel sein, das trotz seiner Nachteile manchmal zu funktionieren scheint *(Du bist so erbärmlich. Jeder kann das. Mach einfach.)* Bei anderen Klienten kann der innere selbstentwertende Kritiker von Angst motiviert sein. Er hat die Funktion, sie auf Kurs zu halten und sie zu bremsen, um Verhaltensweisen zu verhindern, die riskant sein könnten *(Du wirst das einfach vermasseln. Es hat keinen Sinn, das auch nur zu versuchen.)*

Bei anderen Klienten wurzelt Selbstkritik jedoch in einem tiefen Gefühl von Selbstekel oder Selbstablehnung, das häufig durch Erfahrungen von Missbrauch, Trauma oder die Erfahrung erworben wurde, dass sie etwas getan haben, was ihren Werten widerspricht. In diesem Fall kann der Kritiker aus der internalisierten Stimme eines Täters entstehen, der den Klienten missbraucht hat, oder aus dem Wunsch, sich selbst zu verletzen oder zu bestrafen (Gilbert, 2013). Es kann nützlich sein, wenn man hierfür vorher ein Gefühl hat, denn es betrifft die zugrundeliegende Motivation des inneren selbstentwertenden Kritikers – zu helfen oder wehzutun. Bei dem Klienten, der Selbstkritik benutzt, um sich zu motivieren, kann man den Dialog rund um das mitfühlende Selbst so anlegen, dass deutlich wird, dass der innere selbstentwertende Kritiker nur zu helfen versucht, und dass er unterstützend interveniert, indem er die Rolle des Selbstmotivators übernimmt. Mit Hilfe der Stuhlarbeit kann man die Motivation erforschen, die hinter dem inneren selbstentwertenden Kritiker steckt, um zu erkennen, ob es eine internalisierte Stimme eines Täters ist, und um ein achtsames Bewusstsein der emotionalen Wirkung der selbstkritischen inneren Stimme zu entwickeln. Die Übung kann auch Klienten helfen, angesichts entwertender Selbstkritik Toleranz für Leid zu entwickeln sowie zu lernen, die Perspektiven zwischen dem kritischen, dem verletzlichen und dem mitfühlenden Selbst zu wechseln. Schauen wir uns ein Fallbeispiel an, in dem eine Reihe der oben erwähnten selbstkritischen Dynamiken sichtbar werden:

THERAPEUT: Sie haben bei der Übung mit den Stühlen in der letzten Woche sehr gut gearbeitet. Als Sie sich vorgestellt haben, wie Ihr Freund Nathan mit seiner Wut kämpft, hatte ich den Eindruck, dass Sie mit Ihrem mitfühlenden Selbst in Kontakt kommen konnten, so wie Sie ihn verstanden und sich ihm gegenüber verhalten haben.

JOSH: Ja, das lief wohl ziemlich gut.

THERAPEUT: Es klingt so, als würde sich die mitfühlende Weise, die Sie in dieser Übung gegenüber Nathan gezeigt haben, sehr davon unterscheiden, wie Sie häufig mit sich selbst sprechen. Wie in der letzten Sitzung, als Sie sich einen „schrecklichen Vater" nannten. Es klingt so, als könnte Ihr innerer selbstentwertender Kritiker manchmal ziemlich laut werden.

JOSH: Ja. Ich finde mich selbst abstoßend. Ich versuche immer wieder, mich selbst zusammenzureißen, und es scheint eine Weile zu halten, und dann mach ich es einfach alles wieder kaputt.

THERAPEUT: Klingt so, als hätte Ihr selbstentwertender Anteil eine Menge zu sagen. Jetzt haben Sie ja Erfahrungen damit gemacht, wie sich Ihre weise, freundliche, mitfühlende Version gegenüber Nathan verhalten würde. Ich frage mich, ob wir nicht noch eine andere Stuhlübung machen könnten, bei der Sie die unterschiedlichen Perspektiven von Selbstentwertung und Mitgefühl anschauen, wenn Sie mit diesen Gefühlen arbeiten. Sind Sie dabei?

JOSH: Klar. Ich weiß aber wirklich nicht, was ich tun soll.

THERAPEUT: Gut, schauen wir, ob wir das deutlich machen können. Ich stelle hier diese drei Stühle auf. *(Stellt drei Stühle in einem Dreieck auf, wobei jeder Stuhl nach innen zu den anderen hin gerichtet ist.)* Dieser Stuhl *(zeigt auf den ersten Stuhl)* ist für Ihren selbstentwertenden Anteil. Immer, wenn Sie etwas Kritisches über sich zu sagen haben, können Sie loslegen… solange Sie auf diesem Stuhl sitzen. Dieser Stuhl *(zeigt auf den zweiten Stuhl)* ist für Ihr verletzliches Selbst – den Teil von Ihnen, den der Kritiker kritisiert und attackiert. Dies ist der Teil von Ihnen, der die Wirkung der Kritik fühlt. Der hier *(zeigt auf den dritten Stuhl)* ist für Ihr mitfühlendes Selbst. Dies ist der weise, freundliche, mutige Teil von Ihnen, der diesen beiden anderen Teilen des Selbst helfen möchte – dem kritisierten Selbst möchte er helfen, sich sicher zu fühlen und mit seinen Emotionen umzugehen, und dem selbstkritischen Teil möchte er helfen, damit er nicht immer attackieren muss. Macht das soweit Sinn?

JOSH: *(sieht ein bisschen skeptisch aus)* Ich glaube…

THERAPEUT: Gut. Wie wäre es, wenn Sie sich auf diesen Stuhl setzen *(zeigt auf den Stuhl des verletzlichen Selbst)* und mir von einer Situation in letzter Zeit erzählen, in der Sie mit Wut zu kämpfen hatten?

JOSH: Okay. *(Geht zu dem Stuhl.)* Vor zwei Abenden habe ich den Hund in unseren Garten gelassen. Meine Tochter Chloe und ihre Freunde hatten draußen gespielt und hatten das Tor aufgelassen. Der Hund haut also durch das offene Tor ab und fängt an, in der Nachbarschaft herumzulaufen. Ich war so sauer. Ich musste hinter ihm herjagen und ich habe ihn angeschrien, als ich ihn in das Haus zurückgetragen habe. Als ich drinnen war, habe ich ihn einfach fallenlassen und Chloe angeschnauzt, weil sie das Tor nicht zugemacht hatte. Sie und ihre Mutter haben mich einfach nur angeschaut, als wäre ich ein Monster, und sind mir den Rest des Abends aus dem Weg gegangen.

THERAPEUT: Wie war das für Sie?

JOSH: Ich war einfach so wütend, als es passierte – auf den Hund, auf Chloe. Ich habe wie ein Idiot ausgesehen, als ich den Hund in der Nachbarschaft herumgejagt habe. Warum kann sie nicht einfach das verdammte Tor zumachen, verstehen Sie? Aber dann habe ich es mit dem Schreien und Anschnauzen noch schlimmer gemacht. Ich mache es immer nur noch schlimmer.

THERAPEUT: Es klingt so, als hätte Ihr selbstentwertender Kritiker viel dazu zu sagen. Wollen Sie zu diesem Stuhl hier kommen? *(Zeigt auf den Stuhl des selbstentwertenden Teils.)*

JOSH: *(Wechselt die Stühle.)* Okay.

THERAPEUT: Auf diesem Stuhl können Sie die Kritik rauslassen. Wenn Sie zurück zu diesem Stuhl schauen *(zeigt auf den Stuhl, auf dem Josh eben gesessen hat)*, sehen Sie diese Version von sich… die, die wütend geworden ist, hinter dem Hund hergelaufen ist, geschrien hat, den Hund fallengelassen und Chloe angeschnauzt hat. Der, von dem Sie gesagt haben, dass er es immer schlimmer macht. Was hat ihm Ihr selbstentwertender Kritiker zu sagen? Stellen Sie sich vor, dass Sie direkt mit ihm sprechen, so wie letzte Woche.

JOSH: Du machst alles kaputt. *(Sieht den Therapeuten an.)* So?

THERAPEUT: *(Nickt, zeigt zu dem Stuhl des verletzlichen Selbst.)* Genauso.

JOSH: *(Schaut zum Stuhl zurück.)* Du bist ein Idiot. Du bist ein schrecklicher Vater und Ehemann. Was zum Teufel ist mit Dir los, machst aus allem ein Riesending? Wenn sie bei Verstand wären, würden sie einfach weggehen! Warum musst du immer alles kaputt machen? Du ekelst mich an! *(Schüttelt den Kopf und schaut nach unten.)*

THERAPEUT: *(Wartet schweigend etwa 30 Sekunden.)* Noch etwas?

JOSH: Ich glaube, das trifft es so ziemlich.

THERAPEUT: Dann gehen Sie zu diesem Stuhl zurück… *(Zeigt auf den Stuhl des verletzlichen Selbst.)*

JOSH: *(Wechselt die Stühle.)*

THERAPEUT: Lassen Sie alles, was der selbstentwertende Kritiker zu sagen hatte, auf sich wirken. *(Zeigt auf den Stuhl des selbstentwertenden Teils.)* Er hat Sie einen schrecklichen Vater und Ehemann genannt, hat Ihnen vorgeworfen, dass Sie immer alles kaputt machen… Wie fühlt es sich an, wenn Sie das hören?

JOSH: *(Sinkt in den Stuhl und schaut nach unten.)* Es fühlt sich schrecklich an. Es fühlt sich wahr an. Ich möchte es besser machen, aber es sieht so aus, dass ich immer alles kaputt mache.

THERAPEUT: Schauen Sie ihn an. *(Zeigt auf den Stuhl des selbstentwertenden Teils.)* Was fühlen Sie ihm gegenüber?

JOSH: Ich habe Angst vor ihm. Er klingt genau wie mein Vater. Ich möchte, dass er mich einfach in Ruhe lässt.

THERAPEUT: Ihr Vater hat sie also so kritisiert.

JOSH: Andauernd. Ich konnte nie etwas richtig machen.

THERAPEUT: Das klingt für mich wie mitfühlende Weisheit – wenn Sie herausfinden, woher ein Teil dieser selbstentwertenden Stimme und vielleicht ein Teil der Wut kommt, gegen die Sie ankämpfen. Wie wäre es, wenn Sie den mitfühlenden Stuhl ausprobieren? *(Zeigt auf den Stuhl des mitfühlenden Selbst.)*

JOSH: Okay. *(Wechselt zu dem Stuhl des mitfühlenden Selbst.)*

THERAPEUT: Nehmen Sie sich ein paar Momente, um Ihre Atmung langsamer werden zu lassen und mit diesen Qualitäten des mitfühlenden Selbst Fühlung aufzunehmen. *(Wartet zehn Sekunden.)* Stellen Sie sich vor, dass Sie von dem freundlichen Wunsch erfüllt sind, diesen beiden Männern zu helfen *(zeigt auf die zwei leeren Stühle)* …mit der Weisheit, Dingen auf den Grund zu gehen und Dinge aus anderen Perspektiven zu sehen … und mit dem Mut, mit den wirklich schwierigen Sachen zu arbeiten.

JOSH: *(Sitzt still.)*

THERAPEUT: Wie können Sie diese zwei Männer aus dieser weisen, mitfühlenden Sicht verstehen? Beginnen wir mit diesem. *(Zeigt auf den Stuhl des verletzlichen Selbst.)* Er sitzt da, er schämt sich für das, was er getan hat, und hört sich diese ganze Kritik an. Wie geht es ihm?

JOSH: Er fühlt sich schrecklich. Hoffnungslos. Er möchte nur in Ruhe gelassen werden.

THERAPEUT: Er hat das Gefühl, dass er immer alles kaputt macht?

JOSH: Also, er macht immer alles kaputt.

THERAPEUT: Das hört sich an, als tauchte Ihr selbstentwertender Kritiker wieder auf. Sollten Sie besser die Stühle wechseln? *(Zeigt auf den Stuhl des selbstentwertenden Teils.)*

JOSH: Nein, mir geht es gut.

THERAPEUT: Was verstehen Sie also von ihm hier *(zeigt zurück zum verletzlichen Selbst)*, wenn Sie ihn aus dieser freundlichen mitfühlenden Perspektive anschauen? *Will er mit Absicht* alles kaputt machen? Ist es das, was er will?

JOSH: Nein. Er versucht nicht, es kaputt zu machen. Es geht ihm schrecklich damit. Er macht es nicht mit Absicht.

THERAPEUT: Seine Motivation ist also eigentlich, es besser zu machen, aber es ist schwer für ihn?

JOSH: Ja. Er möchte es besser machen, aber er weiß nicht wie.

THERAPEUT: (Zeigt zu dem Stuhl des selbstentwertenden Teils.) Was ist mit ihm? Was ist seine Geschichte?

JOSH: Er möchte einfach, dass dieser da *(zeigt zum Stuhl des verletzlichen Selbst)* aufhört, so ein Penner zu sein. Er ist es einfach satt.

THERAPEUT: Er ist ziemlich grob… Sie haben gesagt, dass er sich wie Ihr Vater anhört?

JOSH: Ja. Das ist genau das, was mein Vater mir immer gesagt hat.

THERAPEUT: Sie können also verstehen, wie der selbstentwertende Kritiker gelernt hat, so zu sein?

JOSH: Oh ja…

THERAPEUT: Wenn also Ihr selbstentwertender Kritiker ihn attackiert *(zeigt auf den Stuhl des verletzlichen Selbst)*, nützt das etwas? Hilft es ihm, es besser zu machen?

JOSH: *(Hält einen Moment inne.)* Nein. Das macht nur, dass es ihm schlecht geht.

THERAPEUT: Das hört sich für mich wie mitfühlendes Verstehen an. Es hört sich an, als verstünden Sie, wie der selbstentwertende Kritiker gelernt hat, so hart zu sein – von Ihrem Vater. Aber

Sie wissen, dass die Härte nicht weiterhilft. Was würden Sie ihm aus dieser mitfühlenden, verständnisvollen Perspektive gern sagen? *(Zeigt auf den Stuhl des selbstentwertenden Teils.)*

JOSH: *(Wendet sich zum Stuhl des selbstentwertenden Teils.)* Schau, ich verstehe. Du bist es satt. Wir haben es alle satt. Aber ihn attackieren und fertigmachen, hilft nicht weiter. Es macht dich nur rasend und es macht es schwerer für ihn. *(Zeigt auf den Stuhl des verletzlichen Selbst.)* Du willst nicht wie Pa werden. *(Lässt den Kopf hängen.)*

THERAPEUT: Josh, Sie machen das wirklich gut. Das fühlt sich wirklich verletzlich an. Wie wäre es, wenn Sie wieder zu diesem Stuhl gingen? *(Zeigt auf den Stuhl des verletzlichen Selbst.)*

JOSH: *(Wechselt die Stühle.)*

THERAPEUT: Es hört sich an, als hätte ein Teil von Ihnen wirklich Angst hat, wie Ihr Vater zu werden.

JOSH: Ja… Ich meine, er war ein toller Mann. Aber als ich klein war, hatte ich sehr oft Angst vor ihm. Er konnte wegen jeder Kleinigkeit so wütend werden. Ich bin ihm einfach wenn möglich aus dem Weg gegangen. Ich möchte nicht, dass es meinen Kindern mit mir so geht. Ich möchte nicht, dass meine Kinder das von mir lernen, wie ich es von ihm gelernt habe.

THERAPEUT: Wie möchten Sie, dass sie sich Ihnen gegenüber fühlen?

JOSH: *(den Tränen nahe)* Ich möchte, dass sie mich lieben. Und dass sie wissen, dass ich sie liebe. Aber ich mache es immer wieder kaputt. Ich muss es besser machen.

THERAPEUT: Das ist der Grund, weshalb Sie hier sind, oder? Weil sie es besser machen möchten. Und Sie haben sehr hart daran gearbeitet, oder?

JOSH: Ja, ich wünschte mir nur, es würde schneller wirken.

THERAPEUT: Josh, wären Sie bereit, zurück zu diesem Stuhl zu wechseln? *(Zeigt zum Stuhl des mitfühlenden Selbst.)*

JOSH: Klar. *(Geht hinüber.)*

THERAPEUT: Schauen Sie aus dieser mitfühlenden Perspektive den Josh hier auf diesem Stuhl an. *(Zeigt auf den Stuhl des verletzlichen Selbst.)* Er ist hier in Therapie und versucht zu lernen, es besser zu machen, ein gutes Modell für die Kinder zu sein. Es ist nicht leicht für ihn, oder?

JOSH: Nein, es ist wirklich schwer.

THERAPEUT: Was fühlen Sie ihm gegenüber?

JOSH: Er tut mir sehr leid, wissen Sie?

THERAPEUT: Möchten Sie ihm helfen?

JOSH: Das möchte ich. Ich meine, ich würde es tun, wenn ich könnte.

THERAPEUT: Gut, Sie haben gesehen, wie sehr er an sich gearbeitet hat. Hat er Fortschritte gemacht?

JOSH: Ich glaube, das hat er. Ein paarmal diese Woche habe ich – ich meine, hat *er* – angefangen auszurasten, und dann hat er sich beruhigt. Ich weiß nicht, ob das überhaupt jemand gemerkt hat, aber ich habe es gemerkt. Es waren Momente, wo ich mich hätte hineinsteigern können, und ich habe stattdessen einfach eine Weile nur geatmet. Ich habe auch mehr Zeit Spaß mit den Kindern gehabt, so wie wir darüber gesprochen haben.

THERAPEUT: Sie haben also gesehen, wie sich seine Anstrengungen ein bisschen gelohnt haben. Aber er sitzt da, hat keine Hoffnung und findet sich schrecklich – er hat schreckliche Angst, dass er seine Kinder dazu bringt, dass sie sich so fühlen, wie er sich gegenüber seinem Vater gefühlt hat. Was möchten Sie ihm sagen? Was wünschen Sie ihm, das er verstehen sollte? *(Zeigt zum Stuhl des verletzlichen Selbst.)*

JOSH: *(Schaut zum Stuhl.)* Du bist nicht Pa, wenigstens nicht seine schlechten Seiten. Er hat es nie auch nur als Problem gesehen, und es war ihm mit Sicherheit vollkommen egal, wie wir es gefunden haben. Dich berührt es, und du versuchst es besser zu machen.

THERAPEUT: Wie könnten Sie ihm Mut machen, weiter zu machen?

JOSH: Du arbeitest hart, und es bringt etwas. Natürlich wirst du wieder manchmal Mist bauen, aber du kannst nicht erwarten, dass du vollkommen bist.

THERAPEUT: Das ist sehr gut … machen Sie weiter …lassen Sie ihn wissen, dass Sie sehen, was er richtig macht.

JOSH: Du hast das sehr gut gemacht, als du dich beruhigt hast und dir Zeit genommen hast, mit den Kindern Fußball zu spielen. Das hat ihnen viel Spaß gemacht. *(Wendet sich an den Therapeuten.)* Das hat wirklich Spaß gemacht.

THERAPEUT: Das hört sich ganz so an. Würde Ihr mitfühlendes Selbst empfehlen, dass Sie mehr solche Sachen mit Ihren Kindern machen?

JOSH: Sicher würde es das.

THERAPEUT: Wie wäre es, wenn Sie zum Schluss noch einmal zurück zu diesem Stuhl gehen? *(Zeigt auf den Stuhl des verletzlichen Selbst.)*

JOSH: *(Wechselt die Stühle.)*

THERAPEUT: Nehmen Sie sich einen Moment Zeit, um diese Dinge wirken zu lassen, die dieser „Mitfühlende Josh" gesagt hat – er hat festgestellt, wie sehr Sie daran arbeiten, es besser zu machen. Die Erfolge, die Sie gehabt haben, und er hat Sie ermutigt, weiter zu machen. Wie fühlt sich das an?

JOSH: Es fühlt sich gut an. Ein bisschen eigenartig.

THERAPEUT: Ein bisschen eigenartig …

JOSH: Ja, ich habe noch nie so mit mir selbst gesprochen.

THERAPEUT: Aber es fühlt sich gut an?

JOSH: Ja … nicht so hoffnungslos. Macht Mut, schätze ich.

THERAPEUT: Welche dieser Stimmen scheint nun hilfreicher zu sein, wenn es darum geht, was Ihnen hilft, mit der Wut umzugehen und die Beziehungen mit Ihrer Familie zu verbessern? *(Zeigt auf die leeren Stühle.)*

JOSH: Diese da. *(Zeigt auf den Stuhl des mitfühlenden Selbst.)*

THERAPEUT: Es hört sich so an, als hätte Ihr selbstentwertender Kritiker nicht mehr so viel zu sagen, wenn Sie einmal wirklich zulassen, dem „Mitfühlenden Josh" zuzuhören.

JOSH: Nein, das hat er wirklich nicht.

Sie sehen, dass in dieser Vignette eine Menge Dinge passieren. Der Therapeut regt einen Dialog zwischen dem inneren selbstentwertenden Kritiker und dem verletzlichen Selbst an, um ein Gefühl für die Dynamik von Joshs Selbstkritik zu bekommen. Der Kritiker scheint wenigstens zum Teil eine internalisierte Stimme von Joshs Vater zu sein, der Modell für eine Menge Wut war. Der Kritiker hat auch einen Beigeschmack von Ekel sowie vielleicht die fehlgeleitete Absicht, Josh dazu zu bringen, besser zu werden, indem er ihn attackiert. Sie sehen, wie auf eine Anweisung des Therapeuten, die Stühle zu wechseln, häufig schnell eine Aufforderung folgt, die Josh mit der affektiven Dynamik der Interaktion in Kontakt bringen soll: „Was fühlen Sie ihm gegenüber?" „Wie fühlt es sich an, wenn Sie das hören?" Mit mitfühlendem Verständnis wird sowohl die Perspektive des verletzlichen Selbst – das sich Mühe gibt, aber immer noch kämpft – als auch die Perspektive des Kritikers betrachtet, der ein Drehbuch voller Wut und Selbstentwertung auslebt, das auf Erfahrungen in der Kindheit beruht.

Schließlich wird das mitfühlende Selbst – mit Hilfe und Bestärkung durch den Therapeuten – dazu gebracht, dem verletzlichen Selbst Verständnis, Freundlichkeit und Ermutigung entgegenzubringen. Dann werden die Wirkung dieser mitfühlenden Interaktion und die der früheren kritischen Interaktionen einander gegenübergestellt. Sie sehen, dass wir nicht versuchen, mit dem inneren selbstentwertenden Kritiker zu streiten oder ihn zu besiegen. Vielmehr liegt der Fokus darauf, dass ein mitfühlendes Verständnis möglich wird. Der Platz, der hier zur Verfügung steht, erlaubt nur eine kleine Kostprobe dessen, was diese Übung enthalten kann – überlegen Sie, wie Sie hätten fortfahren können, um diese Übung dafür zu nutzen, Josh zu helfen, mehr über seinen inneren Dialog zu lernen, zwischen diesen Perspektiven zu wechseln und sich mit Mitgefühl gegenüber verschiedenen Aspekten des Selbst zu verhalten.

ZUSAMMENFASSUNG

In diesem Kapitel haben wir untersucht, wie man die Stuhlarbeit mit Stühlen verwenden kann, um Klienten besonders durch unmittelbares Erfahren an das mitfühlende Selbst heranzuführen und um mit ihnen die Dynamik entwertender Selbstkritik zu untersuchen und wie sie ihr mitfühlend begegnen können. Je mehr wir Mitgefühl in gefühlte Erfahrungen, Gedanken und Verhaltensweisen im gegenwärtigen Moment übersetzen können, um so besser. Im nächsten Kapitel werden wir untersuchen, welche Rolle eine Fallkonzepterstellung dabei spielen kann, wenn wir strukturieren, wie wir unsere Klienten und ihre Probleme verstehen.

KAPITEL 13

Mitfühlende Integration:

Fallkonzepterstellung bei der CFT

Eine Reihe von Therapieformen verwenden Fallkonzepterstellungen als Rahmen für die Entwicklung eines strukturierten Verständnisses der Ursprünge von Problemen, der aufrechterhaltenden Faktoren und der Interventionen der Behandlung, in dessen Mittelpunkt der einzelne Klient steht (Eells, 2010). Besonders bei komplexen Fällen stellt eine Fallkonzepterstellung für Therapeuten eine Form dar, in der alle Informationen, die die Klienten ihnen geben, auf eine Weise organisiert werden, die theoriebasierte Interventionen ermöglicht und vorbereitet. In diesem Kapitel behandeln wir Fallkonzepterstellungen bei der CFT.

Schlüsselelemente einer Fallkonzepterstellung der CFT

Den Fokus einer Fallkonzeptbildung und -formulierung bei der CFT kann man sich wie ein „Auspacken" der Bedrohungsreaktion vorstellen, damit man verstehen kann, wie frühere lebensgeschichtliche und aktuelle Faktoren bei den Klienten Bedrohungserfahrungen ausgelöst haben, die ihre Verhaltensreaktionen (und mit der Zeit ihren Lebensstil) sowie die Weise, wie sie sich auf sich selbst und andere beziehen, geprägt haben. Eine Fallkonzepterstellung bei der CFT stellt eine Parallele zu unserem Fokus auf Entpathologisierung der Schwierigkeiten von Klienten dar, insofern sie uns deren Probleme in einem Entwicklungskontext verstehen hilft, in dem sie Sinn machen. Gilbert (2013) beschreibt die Fallkonzepterstellungen der CFT als Entwickeln eines Verständnisses von *angeborenen und lebensgeschichtlichen Einflüssen, die entscheidende äußere und innere Bedrohungen und Ängste* entstehen lassen, die wiederum zu *fokussierten äußeren und inneren Sicherheitsstrategien* führen. Diese Strategien haben *unbeabsichtigte problematische Folgen*, die sich auf die *Beziehungen des Klienten zu sich selbst und zu anderen* auswirken, was seinerseits aktuelle Sicherheitsstrategien beeinflusst. Das CFT-Arbeitsblatt zur Fallkonzepterstellung bildet diese Elemente in Beziehung zueinander ab. Schauen wir uns die Bestandteile der Konzepterstellung kurz an.

CFT Arbeitsblatt Fallkonzepterstellung

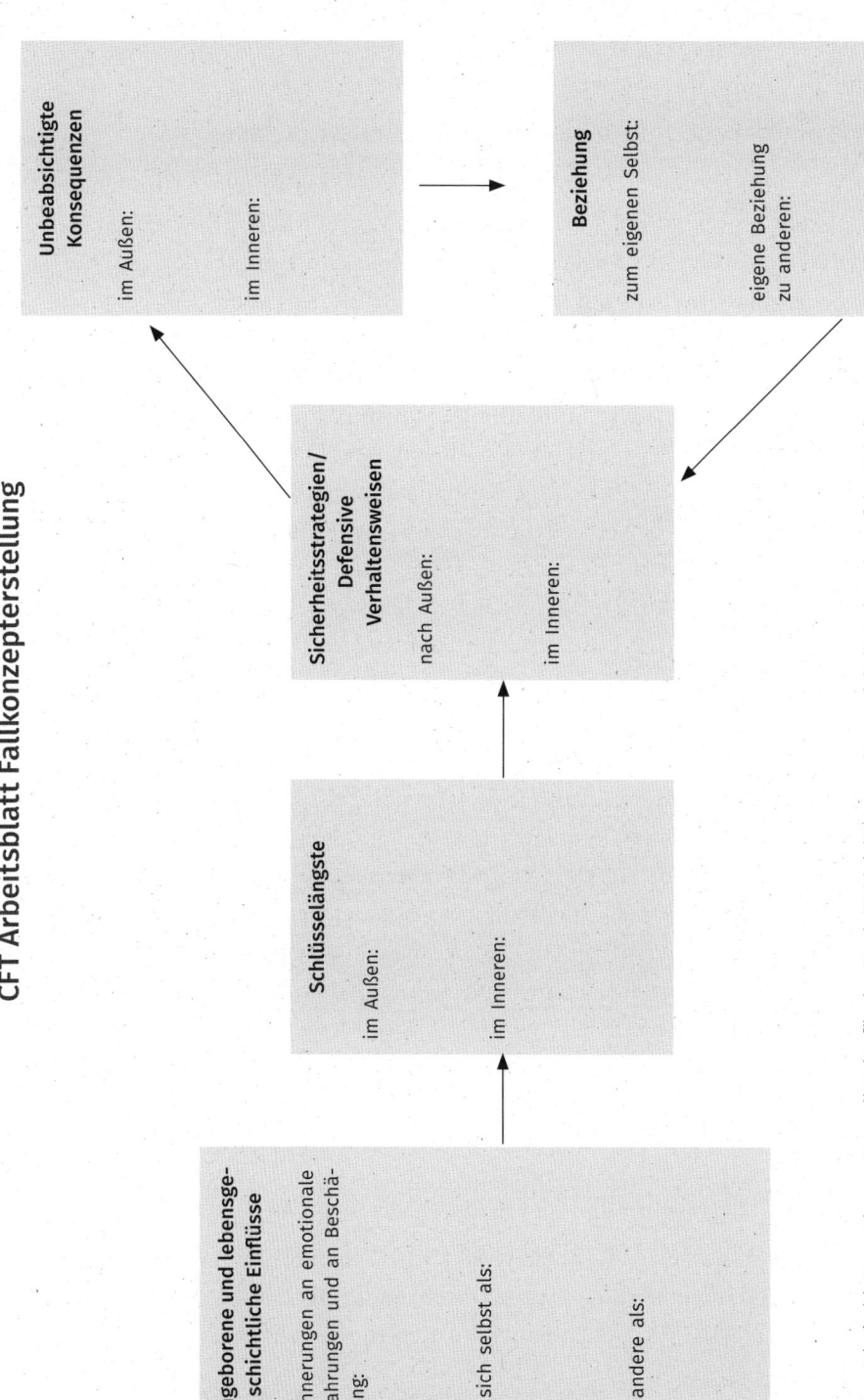

Angeborene und lebensgeschichtliche Einflüsse

Erinnerungen an emotionale Erfahrungen und an Beschämung:

an sich selbst als:

an andere als:

Schlüsselängste

im Außen:

im Inneren:

Sicherheitsstrategien/ Defensive Verhaltensweisen

nach Außen:

im Inneren:

Unbeabsichtigte Konsequenzen

im Außen:

im Inneren:

Beziehung

zum eigenen Selbst:

eigene Beziehung zu anderen:

Dieses Arbeitsblatt wurde von Russell Kolts für das Buch *CFT leicht gemacht* entwickelt. Es beruht auf der Arbeit von Paul Gilbert und der Compassionate Mind Foundation (http://www.compassionatemind.co.uk). Erlaubt ist die kostenlose Vervielfältigung und Verbreitung dieses Blattes für therapeutische Zwecke und im Rahmen von Ausbildung.

Angeborene und lebensgeschichtliche Einflüsse

Wie wir in früheren Kapiteln gesehen haben, beruht ein mitfühlendes Verständnis der Probleme und Verhaltensweisen unserer Klienten darauf, dass man begreift, inwiefern diese Probleme im Kontext der verschiedenen biologischen und sozialen Einflüsse, die das Leben der Klienten geprägt haben, einen Sinn machen. In diesem Abschnitt der Fallkonzepterstellung greifen wir auf Erinnerungen des Klienten an signifikante Lebensereignisse sowie auf Bindungserfahrungen und die Lerngeschichte zurück, die wir in Kapitel 6 besprochen haben. Die Betonung liegt dabei auf emotionalen Erinnerungen an Fürsorge, Bedrohung, Vernachlässigung, Missbrauch, Verlassenheit, Scham und alle anderen Erfahrungen, die stark geprägt haben können, wie der Klient sich selbst und andere erlebt (Gilbert, 2013). Wie Sie sich vielleicht vorstellen können, findet diese Aufnahme der Geschichte im Laufe der Zeit statt, wenn in der therapeutischen Beziehung Sicherheit entstanden ist. Bei jeder Enthüllung hat man die Gelegenheit, Mitgefühl vorzuleben und den Klienten zu unterstützen, sich seinen eigenen Erfahrungen gegenüber mit Mitgefühl, Anerkennung ihrer Gültigkeit und Verständnis, wie diese Erfahrungen sein Leben dauerhaft geprägt haben, zu verhalten.

Diese Exploration kann uns verstehen helfen, wie Klienten gelernt haben, sich auf sich selbst (als kompetent, verletzlich, fehlerhaft, der Liebe und Fürsorge wert oder nicht usw.) und auf andere (als sicher, gefährlich, vertrauenswürdig oder nicht) zu beziehen. Kognitive Therapeuten und Schema-Therapeuten nennen diese Grundideen Selbstschemata (oder Schemata von anderen), während bindungsorientierte Therapeuten sie als innere Arbeitsmodelle bezeichnen könnten. Bei der CFT betonen wir die Beziehung zwischen diesen Kernrepräsentanzen des eigenen Selbst bzw. dem anderer und emotionalen Erinnerungen an Interaktionen mit anderen sowie dem „Felt Sense", den sie erzeugen können. Sie treten in Form von starken emotionalen und körperlichen Reaktionen in Erscheinung, die Klienten mühsam zu verstehen oder zu verbalisieren versuchen (Gilbert, 2013). Man kann auch überlegen, wie solche Erfahrungen die

Erfahrung unserer Klienten von den drei Kreisen prägen – das In-Beziehung-Gehen zu sich selbst und zur Welt über Muster von Gefahr, Erregung und Sicherheit. Eine weitere Frage wäre, ob sie dazu neigen, starr in Erfahrungen von Bedrohung oder Erregung steckenzubleiben oder ob sie in der Lage sind, sich in Reaktion auf verschiedene Situationen leicht zwischen Emotionen, Motiven und Perspektiven zu bewegen.

Schlüsselängste

Eine CFT-Fallkonzepterstellung hält fest, wie diese Einflüsse aus der Vorgeschichte des Klienten Schlüsselängste, Kernbedrohungen und unbefriedigte Bedürfnisse entstehen lassen können. Diese Ängste haben häufig ihren Ursprung in der Kindheit und organisieren sich um Kernthemen wie Verlassenheit, Ablehnung, Scham und Verletzung oder Missbrauch (Gilbert, 1989, 2013; Beck, Davis & Freeman, 1999). Bei der CFT wird zwischen äußeren Bedrohungen und inneren Bedrohungen unterschieden (Gilbert, 2013). Äußere Bedrohungen wurzeln in Erfahrungen mit anderen und mit der Außenwelt. Dabei geht es um Themen wie Ablehnung, Ausbeutung oder Verletzungen durch andere. Zu inneren Bedrohungen gehören Angst vor Kontrollverlust, die Angst, grundlegend fehlerhaft oder nicht liebenswert zu sein oder von Depression, Angst oder Wut überwältigt zu werden. Identifizieren der Kernängste kann nützlich sein, wenn man Klienten helfen will, sich ihren Kämpfen gegenüber mitfühlend zu verhalten, da sie anfangen, Beziehungen zwischen ihrer Geschichte, ihren Grundängsten und schwierigen Erfahrungen in der Gegenwart zu verstehen.

Die Methode des nach unten gerichteten Pfeils

Vor dem Hintergrund der reinen Masse an Material, mit dem Klienten uns konfrontieren können, kann es sich manchmal schwierig anfühlen, die Schemata der Kernängste eines Klienten zu erkennen. Eine sehr wirksame direkte Methode, wie man das tun kann, ist die Methode *des nach unten gerichteten Pfeils*, die aus David Burns' CFT-Arbeit entnommen ist (Burns, 2006). Bei der Methode des *nach unten gerichteten Pfeils* beginnt der Therapeut damit, dass er einen verstörenden Gedanken oder eine problematische Situation identifiziert, die den Klienten belastet. Wenn die Situation oder der Gedanke identifiziert ist, geht der Therapeut darauf ein mit den Fragen, die unmittelbar aufeinanderfolgen: „Warum regt Sie das auf? Was bedeutet es?" (Wenn es passt, können am Ende der zweiten Frage die Worte „für Sie" eingefügt werden). Wenn der Klient geantwortet hat, werden die Fragen wiederholt, bis der Klient und der Therapeut sich am Kern dessen befinden, was bedrohlich ist – ein Moment, der häufig durch eine sichtbare Veränderung im nonverbalen Verhalten des Klienten gekennzeichnet ist, wenn ihn die emotionale Realität der Formulierung der Kernbedrohung trifft. Statt zu versuchen, die Formulierung der Fragen zu variieren, kann es nützlich sein, wenn man dem Klienten die Technik erklärt, wie zum Beispiel in dieser Vignette:

THERAPEUT: Josh, Sie haben erzählt, dass Sie sich kürzlich sehr über das Verhalten Ihres Sohns in seiner Klasse aufgeregt haben. Obwohl sein Zeugnis gut war, hört es sich so an, als machten Sie sich Sorgen um sein Verhalten im Unterricht?

JOSH: Ja, ich war wirklich außer mir deswegen. Bei unserem Elternabend sagte die Lehrerin, Aiden hätte einfach seinen Platz verlassen und würde manchmal übermäßig viel reden und andere Schüler ablenken. Mich hat wirklich die Wut gepackt – weit mehr, als angemessen war, denn seine Noten sind gut. Es ärgert mich einfach sehr.

THERAPEUT: Schauen wir, ob wir dieser Sache auf den Grund gehen können. Häufig gibt es Kernängste unter den Gedanken und Situationen, die uns beunruhigen und die uns wirklich beschäftigen. Ich möchte eine Technik ausprobieren, die sich der *nach unten gerichtete Pfeil* nennt. Was wir tun werden, ist, dass ich

Sie nach dieser Situation frage und dann eine Reihe von Fragen immer wieder wiederholen werde, wenn Sie antworten. Lassen Sie sich davon nicht irritieren – diese Fragen werden uns genau zu Ihrer Kernangst führen. Klingt das okay für Sie?

JOSH: Warum nicht?

THERAPEUT: Gut. Sie haben erwähnt, dass Sie sich sehr über Aidens Verhalten im Unterricht aufgeregt haben. Warum regt Sie das auf? Was bedeutet das?

JOSH: Also, es ist ein Problem. Ich meine, die Lehrerin hat ihn als jemanden bezeichnet, der manchmal stört.

THERAPEUT: Sie hat also gesagt, dass er manchmal stört. Warum regt Sie das auf? Was bedeutet das?

JOSH: Also, in jeder Klasse gibt es ja ein paar „Problemkinder". Ich mache mir Sorgen, Aiden könnte als eines der Problemkinder in seiner Klasse bezeichnet werden.

THERAPEUT: Warum regt Sie das auf? Was bedeutet es?

JOSH: Sie wissen, was Leute mit diesen Kindern machen. Sie geben den Eltern die Schuld. Sie geben immer den Eltern die Schuld.

THERAPEUT: Warum regt Sie das auf? Was bedeutet das?

JOSH: Es bedeutet, dass die Lehrerin oder die anderen Eltern denken könnten, dass ich ein schlechter Vater bin.

THERAPEUT: Sie könnten also denken, dass Sie ein schlechter Vater sind. Warum regt Sie das auf? Was bedeutet das?

JOSH: *(Macht eine Pause, schaut nach unten.)* Vielleicht *bin* ich ein schlechter Vater.

THERAPEUT: *(Macht eine Pause.)* Meinen Sie, das könnte Ihre Kernangst sein? Dass Sie ein schlechter Vater sein könnten?

JOSH: *(Sieht nachdenklich aus, nickt langsam.)* Ja. Ich glaube, das ist es. Das hat mich schon beschäftigt, bevor Aiden geboren wurde.

Wir sehen hier, dass sich Joshs Kernangst auf eine innere Bedrohung bezieht – dass es an ihm etwas gibt, weshalb er als Vater mit Sicherheit versagt. Je nach ihrem Hintergrund können Klienten auch Kernängste haben, die sowohl mit äußeren wie mit inneren Bedrohungen zu tun haben. Jenny zum Beispiel zeigt die äußere Angst, dass Menschen sie letztlich ablehnen werden, gleich was sie tut, und eine damit zusammenhängende innere Angst – dass mit ihr vielleicht etwas nicht stimmt, was so eine Ablehnung hervorrufen könnte. Wenn man diese Kernängste versteht, bekommt man häufig einen mitfühlenden Kontext, von dem aus die Entwicklung „fehlangepasster" Bewältigung aufseiten des Klienten verständlich wird.

Sicherheitsstrategien und Abwehrverhalten

Kernängste können bei Klienten großes Leid bewirken, und viele ihrer Probleme wurzeln in ihren Versuchen, dieses Leid zu vermeiden. Bei der CFT nennt man diese Versuche häufig *Sicherheitsstrategien* – Abwehrverhalten, um Leid, das auf Bedrohung zurückgeht, zu minimieren. Diese Strategien, die häufig in Vermeidungsverhalten wurzeln, sind bei vielen unserer Klienten zu beobachten – der PTBS-Patient, der Situationen vermeidet, die ihn an das Trauma erinnern, und trinkt, um Erinnerungen daran zu bewältigen; der depressive oder an einer Panikstörung leidende Patient, der nicht das Haus verlässt; der wütende Klient, der allen anderen die Schuld an seinen Ausbrüchen gibt; der akut verzweifelte Teenager, der sich ritzt, um mit mächtigen Emotionen umzugehen. Wenn man den Sokratischen Dialog verwendet, um die aktuellen Probleme von Klienten zu untersuchen, werden Beispiele für solche Sicherheitsstrategien häufig deutlich erkennbar.

Der Schlüssel zum Erkennen von Sicherheitsstrategien – seien es akute Verhaltensweisen zur Bewältigung oder seit langem bestehende Entscheidungen über den Lebensstil – besteht darin, dass sie häufig *durch Wahrnehmung von Gefahr oder Bedrohung ausgelöst werden* und oft mit Vermeidung zu tun haben. Solche Strategien sind darauf gerichtet, den Kontakt mit bedrohlichen Situationen, Gedanken, Erinnerungen und Erfahrungen zu minimieren – nicht darauf, die Art Leben aufzubauen, das Klienten eigentlich haben möchten. Mitgefühl entsteht, wenn diese Verhaltensweisen in ihrem Kontext verstanden werden. So unsinnig oder sogar schädlich sie für sich genommen erscheinen mögen, sieht man doch, dass sie im Zusammenhang mit den Kernbedrohungen und dem biographischen Hintergrund vollkommen Sinn machen. Der Klient tut alles, was er kann, um die Bedrohung zu bewältigen, häufig mit Hilfe von Strategien, die ihm offen oder verdeckt auf eine Weise vermittelt wurden, die wir besprochen haben. Man kann sich jedoch vorstellen, dass solche defensiven Strategien häufig unbeabsichtigte und unerwünschte Konsequenzen haben – was uns zu dem nächsten Schritt der Fallkonzepterstellung führt.

Unbeabsichtigte Konsequenzen

Sicherheitsstrategien haben sehr häufig Formen der Fehlanpassung als unbeabsichtigte Konsequenzen. Sie können dazu beitragen, dass die Probleme des Klienten aufrechterhalten werden oder sich verschlimmern, oder führen zu anderen Schwierigkeiten (Gilbert, 2013; Salkovskis, 1996). Häufig gehört dazu Vermeidung, wenn der Klient versucht, Kontakt mit aversiven emotionalen Erfahrungen, Gedanken (wie im Fall einer Zwangsstörung) und Situationen einzuschränken. Diese unbeabsichtigten Konsequenzen können behindernd sein, was man bei Klienten sehen kann, die an sozialen Phobien leiden und die soziale Situationen meiden, um die Angst zu umgehen, die ihnen solche Situationen machen, und so potenziell wichtige Gelegenheiten im Leben verpassen. Klienten wie Jenny, die Angst vor Ablehnung haben, können emotional ehrliche Gespräche aus Angst vermeiden, beurteilt und abgewertet zu werden (Gilbert, 2013). Diese Folgen können für den Klienten oder für andere Menschen auch offen schädlich sein, wie man bei Klienten beobachten kann, die mit Selbstschädigung und Substanzmissbrauch kämpfen, um emotionales Leid zu bewältigen, oder die Aggressionen ausagieren, um Gefühle von sozialer Dominanz zu erzeugen, damit Gefühle von Verletzlichkeit abgewehrt werden können.

Man kann Sokratischen Dialog verwenden, wenn man Klienten dabei helfen will, mit Mitgefühl zu untersuchen, wie ihre Sicherheitsstrategien zu ihrem Hintergrund und zu ihren Kernängsten in Bezug stehen und wie diese Strategien zu unerwünschten Konsequenzen in ihrem eigenen Leben führen. Wie wir oben gesehen haben, konnte Jenny beobachten, dass ihre Strategien von Vermeidung und Rückzug von sozialen Situationen Sinn machten im Lichte der traumatischen Ablehnungserfahrungen, die sie erlebt hatte, als sie jünger war. Zugleich hielten ihre Strategien sie davon ab, die potenziell fürsorglichen sozialen Kontakte wahrzunehmen, die sie sich letztlich wünschte (und die ihr helfen würden zu lernen, sich in Beziehungen zu anderen sicher zu fühlen).

Josh hat eine nuanciertere Sicherheitsstrategie – seine Tendenz, nach einem seiner Wutausbrüche seiner Frau und seinem Kind die Schuld daran zu geben, dass sie „ihn wütend gemacht" haben. In einem Gespräch, das hier aus Platzgründen nicht wiedergegeben werden kann, konnte Josh mit Hilfe eines Sokratischen Dialoges erkennen, dass es fast unmittelbar nach seinen Ausbrüchen einen intensiven Schub an emotionalem Schmerz und Scham gibt (der wahrscheinlich mit der Aktivierung seiner Kernängste zu tun hat, ein schlechter Vater und Ehemann zu sein). Fragen könnten zum Beispiel sein: „Wie verlaufen diese Situationen normalerweise?" „Wie fühlt es sich an, wenn Sie sehen, dass Ihre Frau oder Ihr Sohn durch etwas verletzt wurden, was Sie gesagt haben?" und „Was passiert als Nächstes?" Um diesem Schmerz nicht zu fühlen, ging Josh fast sofort dazu über, seiner Familie die Schuld zu geben und damit sich selbst von der Verantwortung dafür freizusprechen, wie er sie behandelt hatte. Man kann sich denken, dass dieses Verhalten für Josh zu noch mehr Problemen führt, da seine Familie auf sein unberechenbares Verhalten und seine Vorwürfe damit reagiert, dass sie sich von ihm distanziert und „wie auf Eiern geht", wenn er in der Nähe ist. Josh beobachtet dann diesen Rückzug, was sein Gefühl, dass er ein schlechter Vater und Partner ist, verstärkt.

Die unbeabsichtigten Konsequenzen dieser Sicherheitsstrategien können fortwährend die Beziehungsmuster zu sich selbst und zu anderen prägen, die Klienten in ihrem Bedrohungskreis blockiert halten. Während sie Drehbücher ausleben, die sie immer tiefer in Selbst-Schemata eingraben, die auf Scham beruhen, halten diese Drehbücher sie davon ab, fürsorgliche Beziehungen mit anderen Menschen einzugehen.

Verhalten gegenüber sich selbst und anderen

Bei der letzten Komponente einer CFT-Fallkonzepterstellung überlegt man, wie die oben beschriebenen unbeabsichtigten Konsequenzen prägen und verstärken können, wie Klienten sich gegenüber sich selbst und anderen gegenüber erleben und verhalten. Es gibt nichts Kaltes oder Formelhaftes an einer CFT-Fallkonzepterstellung, denn bei jedem Schritt beziehen wir uns auf die affektiven Kernerfahrungen des Klienten. Diese affektiven Erfahrungen sind besonders im Hinblick darauf wichtig, wie die impliziten Gefühle des Klienten gegenüber sich selbst und gegenüber anderen mit der Zeit durch die Ausformung und die Konsequenzen der Sicherheitsstrategien geprägt werden. Vermeidung von Kontakt aus Angst vor Ablehnung führt zu Distanz und einem Verkümmern sozialer Kontakte. Das verstärkt die Selbstwahrnehmung der Klienten, nicht liebenswert zu sein, und das Erleben anderer als kalt und abweisend. Substanzmissbrauch als Versuch, traumatische Erinnerungen zu bewältigen, kann zu Beziehungsproblemen und verringerter Handlungsfähigkeit führen, wodurch ein schambesetztes Bild von sich selbst als gebrochen und inkompetent verstärkt wird. Wenn Klienten die Folgen ihrer Sicherheitsstrategien beobachten (oder einfach *fühlen)*, kann ihre Erfahrung von sich selbst und von anderen auf eine Weise verarbeitet werden, die überwältigend und unausweichlich erscheint.

Wie Kernängste können diese Beziehungsmuster (und das damit zusammenhängende Leid) zu der Entwicklung von weiteren Sicherheitsstrategien führen, die noch problematischere unabsichtliche Konsequenzen zur Folge haben. Mit der Zeit kann es dazu kommen, dass sich Klienten in einem Kreislauf gefangen fühlen, in dem alles, was sie versuchen – wobei jede Anstrengung im Licht der früheren Erfahrungen vollkommenen Sinn macht –, ihre Probleme zu vertiefen scheint. Wenn man die Verknüpfungen zwischen den verschiedenen Komponenten der Fallkonzepterstellung untersucht, kann man Klienten unterstützen, die Faktoren, die ihr „Feststecken" aufrechterhalten, mit Mitgefühl zu verstehen. Mit diesem Verständnis können wir dann gemeinsam daran arbeiten, ihnen zu helfen, Sicherheitsstrategien mit Formen effektiver und mitfühlender Lebensbewältigung und Beziehung zu ersetzen. Dies wird positive Folgen in ihrem Leben haben und zu positiven Erfahrungen führen, dass sie mitfühlend und kompetent sein können. Schauen wir uns ein ausgefülltes Arbeitsblatt mit einer Fallkonzepterstellung für Josh an.

CFT Arbeitsblatt Fallkonzepterstellung: JOSH

Unbeabsichtigte Konsequenzen

im Außen:
- Frau, Kind distanziert, "gehen wie auf Eiern"
- Angespannte Beziehungen mit Mitarbeitern
- Wenig Empathie mit anderen

im Inneren:
- Gefühle der Isolation
- Anhaltende Wut

Beziehung

zum eigenen Selbst:
- "außer Kontrolle"
- "schlechter Vater, Ehemann"
- "Mit mir stimmt etwas nicht."
- beziehungsunfähig

eigene Beziehung zu anderen:
- Andere als ablehnend, gleichgültig, nicht bereit, seine Bedürfnisse zu erfüllen, unfähig, mit ihm umzugehen

Sicherheitsstrategien/ Defensive Verhaltensweisen

nach Außen:
"Stark sein und die Kontrolle haben." "Andere wegstoßen, bevor sie mir wehtun können." Anteilnahme und Zuneigung fordern anderen an Ausbrüchen die Schuld geben

im Inneren:
Wutverhalten rationalisieren, Grübeln –
"Ich kann es allein achen."
"Ich brauche niemanden."
"Es ist ihr Fehler."

Schlüsselängste

im Außen:
Verlassenheit und Ablehnung, "Sie werden mich verlassen. Niemand wird mich wollen."

im Inneren:
nicht liebenswert, unfähig –
"Ich bin ein schlechter Vater." "Ich bin ein schlechter Ehemann."

Angeborene und lebensgeschichtliche Einflüsse

Erinnerungen an emotionale Erfahrungen und an Beschämung: Unsicher-ambivalente Bindung – missbräuchlicher Vater, distanzierte Mutter. Von Gleichaltrigen in der Grundschule gemobbt. Später wenig Freunde auf der Highschool, frustrierende Vorgeschichte mit Mädchen.

an sich selbst als:
Nicht liebenswert, unakzeptabel

an andere als:
Ablehnend, unbeständig, reagieren auf Wut, indem sie ihn alleinlassen

Eine gute Fallkonzepterstellung führt häufig direkt zur Planung der Behandlung. Wenn man sich die Fallkonzepterstellung von Josh anschaut, kann man vermuten, dass er wahrscheinlich von Sokratischem Dialog profitieren würde, denn er könnte ihm helfen, mit Mitgefühl zu verstehen, wie seine Wut und seine Probleme im Zusammenhang mit seinem Temperament und seiner sozialen Prägung Sinn machen. Achtsamkeitstraining würde ihm helfen zu lernen, anschwellende Wut und Reizbarkeit zu erkennen sowie Gedanken von Ablehnung, des Nicht-liebenswert-Seins sowie negatives Grübeln über sich selbst und andere. Strategien wie der besänftigende Atemrhythmus, Imaginationsübungen mit inneren Bildern von einem sicheren Ort und das Verfassen mitfühlender Briefe könnten ihm helfen, sich in solchen Situationen selbst zu beruhigen und zu trösten. Das würde ihn befähigen, in eine mitfühlendere Perspektive zu wechseln und seinen früheren Kreislauf von Ausbrüchen, Schuldzuweisungen und Selbstbeschämung zu vermeiden. Josh würde wahrscheinlich auch von mitfühlender Arbeit an sich selbst profitieren, die die Entwicklung spezifischer Fertigkeiten wie Mentalisierung und Empathie für andere und sich selbst betont. Diese Arbeit würde darauf zielen, mitfühlendes Zwiegespräch mit sich selbst und anpassungsfähige Möglichkeiten zu entwickeln, sich gegenüber seiner Familie und seinen Mitarbeitern zu verhalten, ähnlich einem Selbstbehauptungstraining.

ZUSAMMENFASSUNG

Einige Klienten werden eine schwindelerregende Menge an Problemen mitbringen, die es schwierig machen können zu wissen, wo man mit der Behandlung anfangen soll. Die Fallkonzepterstellung hilft, unsere Beobachtungen über Klienten zu organisieren und wirksame Behandlungsstrategien zu planen. Man kann sich vorstellen, dass der Prozess der Entwicklung eines Konzepts und der Erforschung mit dem Klienten emotional sein kann. Es kann für Klienten herzzerreißend sein, wenn sie sehen, wie ihr Leben auf eine Weise geprägt wurde, die mit der Zeit zu schrecklichem Leiden geführt hat, zu einem Leiden, das von ihren eigenen Bewältigungsversuchen vielleicht noch verschärft wurde. Bei der CFT wurzelt dieser Prozess immer in mitfühlendem Verständnis und in der Verbindung unserer Exploration mit der affektiven Erfahrung des Klienten. Im nächsten Kapitel stellen wir eine wirksame Übung vor, mit der man Klienten helfen kann, ihre Emotionen durch den Prozess der Stuhlarbeit (die im vorigen Kapitel vorgestellt wurde) zu untersuchen: die Übung mit den mehrfachen Versionen des Selbst.

Affekte untersuchen:

Die Übung mit mehreren Versionen des Selbst

Ein primäres Ziel der CFT ist es, Klienten zu helfen, ihren emotionalen Erfahrungen mit Mitgefühl zu begegnen. Wir haben besprochen, wie verschiedene Affekte und Motivationen die Erfahrungen der Klienten auf sehr verschiedene Weise beeinflussen können. Wir haben die Arbeit mit dem mitfühlenden Selbst als einen organisierenden Rahmen für die Entwicklung einer anpassungsfähigen, warmen, zuversichtlichen Version des Selbst vorgeschlagen. In diesem Kapitel werden wir eine Stuhlübung vorstellen, die all dies verbindet: die Übung mit mehreren Versionen des Selbst (Kolts, 2012).

Mehrere Versionen des Selbst

Bei der Übung mit mehreren Versionen des Selbst, die Paul Gilbert entwickelt hat, werden Klienten durch eine Erkundung geleitet, wie verschiedene Affekte und Motive ihre Erfahrung prägen. Man fordert Klienten auf, sich eine Situation auszuwählen, die für sie schwierig war, und hilft ihnen, ihre Reaktion auf die Situation im Hinblick auf die Gefühle, Gedanken und Motivationen zu untersuchen, die mit verschiedenen emotionalen Zuständen verbunden sind. Dazu führen wir die Klienten in die verschiedenen Versionen des emotionalen „Selbst" hinein und wieder heraus. Die Übung mit mehreren Versionen des Selbst fokussiert im Allgemeinen auf Wut (das „wütende Selbst"), Angst (das „ängstliche Selbst") und Traurigkeit (das „traurige Selbst"), aber man kann stattdessen auch andere Versionen des „Selbst" nehmen, je nach den aktuellen Themen des Klienten. Wenn der Klient die Perspektiven dieser verschiedenen Versionen des Selbst untersucht hat, wird er angeleitet, in die Perspektive des mitfühlenden Selbst zu wechseln, und aufgefordert, die Situation wie auch die Perspektive der anderen Versionen des Selbst aus dieser mitfühlenden Perspektive zu betrachten. Dies kann man gut als Übung mit leeren Stühlen machen, bei der für jede Version des emotionalen Selbst ein anderer Stuhl genommen wird. Klienten können die Übung aber auch zuhause schriftlich machen, oder auch in einem Gruppensetting, wobei man ein Blatt Papier verwendet, das in vier Teile geteilt wird, den vier Versionen des Selbst entsprechend.

Obwohl die Übung mit mehreren Versionen des Selbst ziemlich unkompliziert ist, passiert viel. Mein Freund und Kollege Tobyn Bell, der diese Übung erforscht, hebt eine Reihe möglicher Ziele hervor (persönliche Mitteilung, 2015), die man bei der Übung im Hinterkopf behalten kann. Dies sind nur ein paar dieser Ziele:

- Steigerung von Bewusstheit und Aufdecken von Bedrohungsgefühlen, die vielleicht vermieden werden

- Untersuchen, wie verschiedene emotionale Perspektiven Geist und Körper beeinflussen

- Einblick in die emotionalen Dynamik von entwertender Selbstkritik („Was denkt Ihr "wütendes Selbst„ über Ihr "ängstliches Selbst„?").

- Lernen, in verschiedene emotionale Erfahrungen und Perspektiven hinein- und wieder herauszugehen, und Entwicklung der Zuversicht, dazu in der Lage zu sein

- Entwickeln und Ausdrücken von Mitgefühl mit diesen verschiedenen Versionen des emotionalen Selbst

- Mitgefühl in Aktion: Üben, das mitfühlende Selbst das Steuer übernehmen zu lassen

- Entwickeln von Toleranz und Mitgefühl mit vermiedenen Aspekten des Selbst, damit sie in eine positive Selbst-Identität integriert werden können

Versionen des Selbst untersuchen

Wenn die Perspektiven der verschiedenen Versionen des emotionalen Selbst untersucht werden, beginnt der Therapeut damit, dass er den Klienten auffordert, den jeweiligen Aspekt des Selbst „einzuladen". Dieser gibt sich damit die Erlaubnis, tief in Emotionen einzutauchen, die er möglicherweise sonst vermeidet. Das kann schwierig sein, denn die Klienten haben vielleicht gelernt, dass bestimmte Emotionen nicht einmal anerkannt, geschweige denn gefühlt werden sollten. Manche Klienten müssen die Übung vielleicht mehrmals machen, bevor sie mit vermiedenen Aspekten des Selbst in Kontakt kommen können. Hier ein paar Tipps für diese Übung:

- Sorgen Sie dafür, dem Klienten Sicherheit zu vermitteln, dass Sie da sind, um ihn in die Übung hinein- und aus der Übung hinauszubegleiten.

- Beginnen Sie damit, dass Sie den Klienten auffordern, bewusst wahrzunehmen, wie sich die Emotion im Körper anfühlt, und sich vorzustellen, dass sich diese Empfindungen in ihm verstärken.

- Fordern Sie ihn dann auf, die inneren Erfahrungen anzuschauen, die mit der Emotion verbunden sind: Gedanken, innere Bilder und Motivation. Was würde diese Emotion sagen, wenn sie sprechen könnte? Was würde sie tun wollen? Was würde dieses (wütende/ängstliche/traurige) Selbst tun, wenn es vollkommene Kontrolle und unbegrenzte Macht hätte? Was *möchte oder will* dieses emotionale Selbst?

- Beginnen Sie am besten mit einer Emotion, mit der der Klient sich leichter verbinden kann, und gehen Sie dann zu weniger vertrauten Emotionen weiter.

- Wenn Sie von einer Version des Selbst zu einer anderen weitergehen, lassen Sie den Klienten ein wenig in dem besänftigenden Atemrhythmus atmen. Ich biete dem Klienten auch manchmal ein paar beliebige Dinge zum Visualisieren oder Nachdenken – häufig etwas Banales – an, um sich leichter von einer Version des Selbst zu lösen und damit den Wechsel aus einer Emotion heraus leichter zu machen sowie der Erfahrung ein wenig die Schwere zu nehmen.

- Lassen Sie die Klienten wissen, dass es ganz in Ordnung ist, wenn sie eine Emotion ein bisschen „klebrig" finden und Mühe zu haben, aus ihr herauszukommen. Beruhigen Sie sie, dass das ganz normal ist, und ermutigen Sie sie, diesen Aspekt von sich zu würdigen und weiterzumachen.

Der Schiffskapitän

Ein Ziel der Übung mit den mehreren Versionen des Selbst besteht darin, Klienten zu helfen, sich mit Mitgefühl gegenüber den verschiedenen auf dem Bedrohungssystem beruhenden Versionen des Selbst zu verhalten. Es geht darum, ihre Beziehung zu diesen Emotionen zu verändern: sie nicht mehr als etwas zu sehen, *was mit mir nicht stimmt*, sondern als *verständliche Reaktionen auf wahrgenommene Bedrohung*. Unsere Emotionen als Reaktion auf Gefahr und Bedrohung, die während der Evolution entstanden sind, sind nicht *schlecht*, sie sind nur nicht immer die nützlichsten Reaktionen auf moderne Stressoren.

Ich habe die Erfahrung gemacht, dass es Klienten häufig leichter fällt, sich diesen auf der Bedrohungswahrnehmung beruhenden Versionen des Selbst gegenüber mit Mitgefühl zu verhalten, wenn man sie mit einer Metapher auf die Übung vorbereitet, die ich „Der Schiffskapitän" nenne (Kolts & Chodron, 2016). Bei dieser Metapher fordert man den Klienten auf, sich ein Schiff auf hoher See vorzustellen, das verschiedene Passagiere an Bord hat, unter anderem die verschiedenen Versionen des emotionalen Selbst. Als das Schiff in einen Sturm gerät (so wie wir alle im Leben in emotionale „Stürme" geraten), stellt man sich vor, dass die Passagiere das tun, was sie immer tun: Das „wütende Selbst" tobt und kritisiert, das „ängstliche Selbst" macht sich Sorgen und duckt sich weg, das „traurige Selbst" schrumpft und klagt. Dann führt man das mitfühlende Selbst als Kapitän des Schiffes ein. Freundlich, weise und zuversichtlich weiß dieser Kapitän, dass Stürme nur etwas sind, was zum Segeln gehört, und besitzt die Weisheit und Erfahrung, das Schiff in Sicherheit zu bringen. Der Kapitän versteht auch, dass solche Stürme den Passagieren sehr Angst machen können. Statt sich also über sie zu ärgern, zeigt er Ihnen, dass er sie versteht, beruhigt sie und bietet an, sich um alles zu kümmern.

Diese Metapher bereitet Klienten darauf vor, dass sie sich mitfühlend gegenüber den verständlichen Reaktionen verhalten können, die von verschiedenen Emotionen als Reaktion auf Bedrohung hervorgerufen werden. Zugleich vermittelt sie das Verständnis, dass man diesen

Versionen des emotionalen Selbst nicht die Kontrolle des Schiffs überlassen sollte. Vielmehr beschreibt man das mitfühlende Selbst als einen
übergeordneten Aspekt des Selbst und wendet diese Perspektive bei der
Arbeit mit der Situation wie auch mit den Emotionen an, die von ihr
hervorgerufen werden.

Schauen wir uns ein Beispiel dafür an, wie das in einer Sitzung ablau-
fen könnte:

THERAPEUT: Josh, wir haben eine gewisse Zeit damit verbracht, über Ihre
Wut zu sprechen, aber wenn ich an das Fallkonzept denke,
meine ich, es könnte sich lohnen, noch ein paar andere Emotionen anzuschauen. Ich frage mich, ob Sie bereit wären, eine
weitere Stuhlübung zu machen, um diese anderen Gefühle
anzuschauen.

JOSH: Ich bin nicht sicher, ob ich den Sinn verstehe. Die Wut ist
wirklich das Problem.

THERAPEUT: Interessanterweise kann Wut manchmal als sekundäre Emotion fungieren – dies bedeutet, dass sie als Reaktion auf andere
Gefühle entstehen kann. Wenn man der Wut auf den Grund
geht, findet man oft, dass es dahinter andere, verletzlichere
Gefühle gibt wie Furcht, Traurigkeit oder Angst. Manchmal kann man Wut sogar benutzen, um zu versuchen, diese
Gefühle zu vermeiden. Macht das Sinn?

JOSH: Es macht eine Menge Sinn. Ich mache das.

THERAPEUT: Können Sie mir mehr darüber sagen?

JOSH: Ich fühle die Wut, daher muss ich dieses Zeug nicht fühlen.
Ich gehe da nicht hin.

THERAPEUT: Ahh … das habe ich oft gehört. Viele Menschen neigen dazu,
Wut so zu benutzen. Meinen Sie, Sie könnten bereit sein,
dahin zu gehen, wenn ich da wäre, um zu helfen?

JOSH: *(widerstrebend)* Ich glaube ja.

THERAPEUT: Können Sie sich daran erinnern, wie wir darüber gesprochen haben, dass Mitgefühl mit dem Mut zu tun hat, sich den Dingen zu stellen, die einem Angst machen? Dies ist genau das, worüber wir gesprochen haben. Bei dieser Übung betrachten Sie eine Situation, die noch nicht lange zurückliegt und die Ihre Wut ausgelöst hat. Sie schauen an, was die verschiedenen Emotionen mit dieser Situation zu tun haben. Wir suchen die Perspektive Ihres „wütenden Selbst", Ihres „ängstlichen Selbst" und Ihres „traurigen Selbst" auf und kommen bei dem mitfühlenden Selbst, mit dem Sie vertraut sind, an.

Josh: mmm-hmm.

THERAPEUT: Ich stelle jetzt die Stühle für die Übung auf. Könnten Sie sich währenddessen eine Situation in Erinnerung rufen, die noch nicht lange zurückliegt, als Sie mit Wut zu kämpfen hatten? *(Steht auf und stellt vier Stühle als Ecken eines Quadrats und im Abstand von etwa zwei Schritten auf. Sie sind nach innen gerichtet.)*

JOSH: Das ist leicht. Meine Frau und ich haben uns gestern Abend gestritten.

THERAPEUT: *(setzt sich wieder hin)* Können Sie mir etwas mehr darüber erzählen?

JOSH: Sicher. Ich bin von der Arbeit nach Hause gekommen, und in dem Moment, in dem ich das Haus betreten habe, ist sie auf mich losgegangen. Vor ein paar Wochen ist unser Rasenmäher kaputt gegangen. Ich habe ihr gesagt, dass ich ihn repariere, sobald ich kann, – auch wenn ich nicht weiß, was kaputt ist. Ich hatte also vor zu versuchen, ihn am Wochenende zu reparieren, aber wir hatten andere Dinge zu tun. Als ich gestern Abend durch die Tür komme, betont sie, dass er immer noch nicht funktioniert *(mit einer genervten Stimme)*: „Ist der

333

Rasenmäher schon repariert?" Sie wusste, dass er noch kaputt war. Ich bin einfach geplatzt und habe ihr gesagt, wenn sie das verdammte Teil repariert haben will, soll sie es selbst machen. Danach hat sie einfach zugemacht. Sie und die Kinder sind mir den Rest des Abends aus dem Weg gegangen, und ich habe den Abend damit verbracht, darüber zu schmoren. Ich bin einfach immer das Problem... ich meine, ich bin einfach von der Arbeit durch die Tür gekommen. Aber es geht mir ganz schlecht damit. Ich dachte, ich wäre schon besser als das.

THERAPEUT: Dies klingt wie eine perfekte Erfahrung für diese Übung, Josh. Man kann hören, dass Sie eine Menge Gefühle zu dieser Situation haben. Sind Sie bereit anzufangen?

JOSH: Ich schätze ja.

THERAPEUT: Gut. Wie wäre es, wenn Sie sich zu Beginn auf diesen Stuhl setzen?

JOSH: *(Geht zu dem Stuhl und setzt sich.)*

THERAPEUT: Dies ist der Stuhl, auf dem Ihr „wütendes Selbst" sitzen wird. Können Sie sich daran erinnern, wie wir darüber gesprochen haben, dass verschiedene Emotionen unser Denken und unseren Körper auf verschiedene Weise beeinflussen können? Unsere Aufmerksamkeit, Gedanken, Gefühle – all das? Wir werden das anschauen. Ich möchte, dass Sie Ihr „wütendes Selbst" in den Raum einladen. Wenn Sie an diese Situation denken, lassen Sie alle Wut, die Sie im Zusammenhang mit ihr fühlen, an die Oberfläche kommen. Wie würden Sie diese Wut in Ihrem Körper spüren, wenn Sie merken würden, wie sie in Ihnen aufsteigt?

JOSH: Ich spüre sie als eine Spannung – in meinem Kiefer, in meiner Stirn, im Bauch. Ich spanne mich im ganzen Körper an.

THERAPEUT: Stellen Sie sich vor, dass diese Spannung Ihren Körper erfüllt und sich immer mehr aufbaut… Ihr wütendes Selbst hat die Oberhand. Stellen Sie sich vor, dass Sie von der Wut vollkommen erfasst werden. Sie geben dieser wütenden Version von sich eine Stimme – um zu hören, was sie zu sagen hat. Wie geht es Ihnen, wenn Sie sich vorstellen, dass Sie voller Wut sind?

JOSH: Rasende Wut. Rasende Wut auf sie, und Wut auf mich.

THERAPEUT: Sie machen das sehr gut. Was denken Sie aus dieser Perspektive Ihres „wütenden Selbst"? Was hat diese wütende Version von Ihnen zu sagen?

JOSH: Dass sie nicht das Geringste, was ich tue, wertschätzt. Ich war gerade von der Arbeit hereingekommen! Alles, was ich wollte, war, mich entspannen und ein bisschen runterkommen, und sie fängt an, mich wegen des Rasenmähers zu nerven. Warum repariert *sie* den verdammten Rasenmäher nicht? Warum muss ich immer der sein, der alles macht? Sie sagt immer: „Wir müssen dies tun…" oder „Wir müssen das tun…" Klar, ich weiß, was das heißt – dass *ich* es tun muss! Ich bin es satt, verstehen Sie?

THERAPEUT: Es hört sich so an, als hätte Ihr wütendes Selbst eine Menge zu sagen. Was würde Ihr wütendes Selbst machen wollen, wenn es die Situation ganz kontrollieren könnte? Was würden Sie tun?

JOSH: Ich weiß genau, was ich tun würde. Ich würde ihr sagen, wohin sie sich ihren verdammten Rasenmäher stecken kann. Ich würde ihr sagen, dass ich es leid bin, einfach übersehen zu werden und nicht vorzukommen und dann meine Sachen packen, mich in mein Auto setzen, wegfahren und nie mehr zurückkommen. *(Fängt an, schneller zu atmen und schüttelt den Kopf vor und zurück.)*

THERAPEUT: Josh, Sie haben erwähnt, dass Sie auf Karen wütend gewesen sind, aber auch auf sich selbst. Könnten Sie aus der Sicht Ihres „wütenden Selbst" darüber sprechen? Wie findet Ihr „wütendes Selbst" Sie?

JOSH: Mein „wütendes Selbst" hasst mich. Warum mache ich immer alles kaputt? Was verdammt nochmal stimmt mit mir nicht? Und dann, danach… Ich wollte mich entschuldigen und versuchen, mit ihr zu sprechen, aber ich konnte nicht. Was zum Teufel stimmt mit mir nicht?

THERAPEUT: Es klingt so, als gäbe es eine Wut auf Sie selbst. Dafür, wie Sie sich verhalten haben, in der Situation und danach, aber vielleicht gibt es auch ein paar andere Gefühle. Zum Beispiel eine gewisse Furcht oder Angst, die Sie davon abgehalten hat, sich zu entschuldigen, oder eine Enttäuschung über sich selbst.

JOSH: *(Nickt, lässt den Kopf hängen und schaut nach unten.)*

THERAPEUT: Dies scheint ein guter Moment zu sein, zu einem anderen Stuhl zu wechseln. Hat Ihr „wütendes Selbst" noch etwas anderes zu sagen, bevor Sie das tun?

JOSH: *(Schüttelt den Kopf, um „Nein" zu signalisieren.)*

THERAPEUT: Könnten Sie in diesem Fall zu diesem Stuhl hier wechseln? *(Zeigt auf den benachbarten Stuhl.)*

JOSH: *(Geht zum anderen Stuhl und setzt sich hin.)*

THERAPEUT: Bevor wir weitermachen, atmen Sie ein wenig in dem besänftigenden Rhythmus – langsamer atmen… lassen Sie den Körper langsamer werden… lassen Sie den Geist langsamer werden. *(Wartet dreißig Sekunden bis eine Minute.)*

JOSH: *(Atmet langsamer.)*

THERAPEUT: Wenn wir zu dem Stuhl des „wütenden Selbst" hinüberschauen, wollen wir Ihrem „wütenden Selbst" dafür danken, dass es uns seine Sichtweise mitgeteilt hat. Das hat es gut gemacht, dass es uns geholfen hat, die Perspektive Ihrer Wut zu verstehen.

JOSH: *(Schaut mit einem neutralen Gesichtsausdruck zum Stuhl des wütenden Selbst.)*

THERAPEUT: Nehmen wir uns einen Moment für ein paar andere Dinge, damit Sie sich besser von Ihrem „wütenden Selbst" lösen können. Ich werde ein paar Dinge sagen, und Sie denken darüber nach, okay?

JOSH: Okay.

THERAPEUT: Kartoffelchips. *(Wartet fünf Sekunden.)* Tanzende Pandas. *(Wartet fünf Sekunden.)* Ihre Lieblingsfootballmannschaft. *(Wartet fünf Sekunden.)* Was ist eigentlich Ihre Lieblingsmannschaft?

JOSH: Ich bin für die Oakland Raiders.

THERAPEUT: Aha, das erklärt die Wut. *(Lächelt.)* Nur Spaß – ich bin Fan von den Chargers.

JOSH: *(Lächelt.)* Ich verstehe. Schade, dass sie noch nie den Super Bowl gewonnen haben.

THERAPEUT: Au weia – gut reagiert! Das war einfach eine Möglichkeit, unsere Aufmerksamkeit auf etwas anderes zu richten als Übergang von der Wut. Ich finde, ein bisschen Blödsinn kann dabei manchmal ganz hilfreich sein. Machen wir weiter?

JOSH: Warum nicht.

THERAPEUT: Gut. Dieser Stuhl, auf dem Sie jetzt sitzen, ist der „ängstliche Stuhl". Auf diesen Stuhl laden wir Ihr „ängstliches Selbst" ein, damit es seine Sichtweise mitteilen kann. Gibt es im Zusammenhang mit der Situation mit Karen gestern Abend irgendeine Angst oder Furcht? Sorgen darüber, wie es dazu gekommen ist?

JOSH: Ja. Ja, die gibt es.

THERAPEUT: Geben Sie Ihrem „ängstlichen Selbst" Raum, wie Sie das eben gemacht haben. Stellen Sie sich vor, wie sich die Angst in Ihrem Körper aufbaut. Wie fühlt sie sich körperlich an?

JOSH: Unruhig und zittrig, als könnte ich mich nicht entspannen. Und ein etwas bodenloses Gefühl in meinem Bauch … ein bisschen Übelkeit.

THERAPEUT: Wie erlebt Ihr „ängstliches Selbst" diese Situation, wenn Sie sich vorstellen, dass sich diese Angst immer mehr aufbaut?

JOSH: Ich habe Angst und bin besorgt.

THERAPEUT: Angst?

JOSH: Angst, dass ich nie gut genug sein werde. Dass ich weiter zu diesen Sitzungen komme, aber dass sich nichts ändert. Sorge, dass sie am Ende meiner überdrüssig sind und mich verlassen. Angst, dass ich sie wegstoße und dass ich allein sein werde. Verdammt, ich habe sogar Angst, dass ich den Rasenmäher nicht reparieren kann, und dass Karen zu dem Schluss kommt, dass ich zu gar nichts tauge.

THERAPEUT: Es klingt so, als gäbe es da drinnen eine Menge Angst bei der Wut. Was würde diese ängstliche Version von Ihnen machen, wenn sie die vollständige Kontrolle hätte? Was würden Sie aus dieser Perspektive Ihres „ängstlichen Selbst" tun?

JOSH: Ziemlich genau das, was ich gestern Abend gemacht habe – nichts. Einfach dasitzen und immer wieder darüber nachdenken, Angst, irgend etwas zu tun. *(Hält inne, ihm kommen die Tränen, er senkt den Blick, richtet ihn dann auf den Therapeuten an.)* Ich wollte mich entschuldigen, wissen Sie. Ich wollte ihr sagen, dass es mir leid tat, dass ich sie so angefahren habe, dass ich den Rasenmäher reparieren wollte, aber nicht genau wusste, wie ich das machen sollte. Aber ich hatte Angst, ihr wäre das egal – dass sie mir sagen würde, wenn es mir wirklich leid täte, würde ich nicht so mit ihr reden. Vielleicht hätte sie recht. Ich habe Angst, dass sie mich nicht mehr liebt, und dass die Kinder mich nur als diesen tobenden Irren sehen.

THERAPEUT: Es klingt so, als hätte Ihr „ängstliches Selbst" wirklich Angst, dass es keine Möglichkeit gibt, die Dinge besser zu machen, dass es vielleicht keine Möglichkeit gibt, die Wut zu kontrollieren und Ihre Beziehung mit Ihrer Familie zu reparieren.

JOSH: *(Sieht nach unten.)* Ja.

THERAPEUT: Es klingt so, als würden Sie über diese Situation auch wirklich traurig werden. Warum laden wir nicht Ihr „trauriges Selbst" in den Raum ein, statt Widerstand dagegen zu halten? Möchten Sie einmal hier auf diesen Stuhl kommen? *(Zeigt auf den benachbarten Stuhl auf der rechten Seite.)*

JOSH: *(Geht still zum nächsten Stuhl.)*

THERAPEUT: Dies ist der Stuhl des „traurigen Selbst". Mir scheint, dass Sie über diese Situation traurig werden. Ist das so?

JOSH: *(Nickt.)*

THERAPEUT: Gehen wir dann mit der Traurigkeit … Laden Sie Ihr „trauriges Selbst" ein, seine Sicht auszudrücken. Wie fühlt sich die Traurigkeit körperlich an?

JOSH: Schwer, wie ein sinkendes Gefühl, genau hier. *(Zeigt auf seinen Bauch.)*

THERAPEUT: Stellen Sie sich vor, diese Traurigkeit, diese Schwere würde sich in Ihnen immer weiter aufbauen. Welche Gefühle würden kommen?

JOSH: Das ist das Schlimmste. Das mache ich nicht.

THERAPEUT: Ich bin da, um Ihnen zu helfen, Josh. Sie können das. Was fühlt diese traurige Version von Ihnen?

JOSH: *(weint)* Ich habe einfach keine Hoffnung. Schauen Sie mich an, ich sitze hier und weine wie ein Baby. Ich bin hilflos, es gibt nichts, was ich tun kann.

THERAPEUT: Da ist sehr viel Traurigkeit, oder? Traurigkeit und Gefühle der Hoffnungslosigkeit. Was denkt Ihr „trauriges Selbst" über all das? Was für Gedanken sind da?

JOSH: *(weinend)* Dass ich meine Familie verliere, und dass es meine Schuld ist. Dass sie mich nicht lieben, und dass es ihnen ohne mich besser geht. Dass sich meine Tochter und mein Sohn für mich schämen.

THERAPEUT: *(nickt ruhig)* mmm-hmm.

JOSH: Ich habe das Gefühl, dass ich ein schrecklicher Vater bin. Dass ich ihnen nur alles Falsche beibringe. Dass sie sich für mich schämen und schämen, dass sie mit mir zusammen sind.

THERAPEUT: Was würde dieses „traurige Selbst" tun, wenn es vollständige Kontrolle hätte? Was würde es tun?

JOSH: Einfach aufgeben, sich einfach hinlegen und sterben. Vielleicht könnten sie mich dann einfach vergessen und ihr Leben weiterleben.

THERAPEUT: *(Hält inne.)*

JOSH: *(Hält an, wischt sich die Augen und seufzt.)*

THERAPEUT: Sie haben es geschafft, Josh. Sie haben es sich fühlen lassen.

JOSH: Was immer das bringt …

THERAPEUT: Ich denke, es ist eine Menge wert. Dazu hat eine Menge Mut gehört. Das ist es, worüber wir gesprochen haben – der Mut des Mitgefühls. *(Hält inne.)* Könnten Sie zu diesem letzten Stuhl gehen? *(Zeigt auf den Stuhl.)*

JOSH: Sicher.

THERAPEUT: Dies ist der Stuhl, auf dem Ihr freundliches, weises, mutiges, mitfühlendes Selbst sitzt. In etwa einer Minute lassen wir unsere Atmung langsam werden und laden das mitfühlende Selbst in den Raum ein. Aber schauen Sie erst Ihre anderen emotionalen Anteile an *(zeigt auf die anderen Stühle)* – das „wütende Selbst", das „ängstliche Selbst", das „traurige Selbst" – und danken Sie ihnen dafür, dass sie ihre Sichtweisen ausgedrückt haben. Sie haben es gut gemacht, wie sie Ihnen geholfen haben, Ihre Wut, Ihre Angst und Ihre Traurigkeit zu verstehen. *(Hält inne.)*

JOSH: *(Atmet langsamer, schaut zu den anderen Stühlen.)*

THERAPEUT: Dieses Selbst wird jetzt vertrauter sein, denn Sie haben hier und zuhause geübt. Nehmen Sie sich ein wenig Zeit für das Atmen in dem besänftigenden Rhythmus – die Dinge langsam werden zu lassen und den Weg dafür zu ebnen, dass Mitgefühl entstehen kann. *(Hält etwa eine Minute inne.)*

JOSH: *(Schließt die Augen, atmet langsamer.)*

THERAPEUT: Lassen Sie sich jetzt fühlen, wie diese Qualitäten von Mitgefühl in Ihnen aufsteigen… die freundliche Motivation, mit dem Leid zu arbeiten, die Motivation, sich selbst und anderen zu helfen… *(Hält an.)* Die Weisheit, Dingen auf den Grund zu gehen und Dinge aus anderen Perspektiven zu verstehen… *(Hält an.)* Die Zuversicht und der Mut, mit allem zu arbeiten, was auftaucht, was auch immer es ist… *(Hält an.)* Und wenn Sie soweit sind, öffnen Sie die Augen und bringen diese Qualitäten mit.

JOSH: *(Öffnet die Augen.)*

THERAPEUT: Wir werden jetzt etwas vom mitfühlenden Selbst hören, aber ich möchte die Dinge ein bisschen vorbereiten. Wir alle haben diese verschiedenen Versionen von uns – die wütende, die ängstliche, die traurige –, aber es geht darum, dass wir entscheiden können, welchen Teil von uns wir bestimmen lassen wollen. Stellen Sie sich vor, dass Sie auf einem Schiff auf hoher See sind. Stellen Sie sich vor, dass es einen großen Sturm gibt – so wie wir auch im Leben mit stürmischen Zeiten konfrontiert sind – und dass es Donner und Regen gibt und Wasser über die Seiten des Schiffes rauscht. Diese emotionalen Anteile (zeigt auf die Stühle) sind Passagiere auf dem Schiff. Es macht Angst, und sie rasten aus – sie machen das Einzige, was sie kennen. Ihr wütendes Selbst tobt und macht Vorwürfe. Ihr ängstliches Selbst zittert und macht sich Sorgen. Ihr trauriges Selbst sinkt hoffnungslos in einer Ecke zusammen. Sie tun ihr Bestes, aber sie haben nicht, was es braucht, um alle in Sicherheit zu bringen. Und hier sind Sie – das mitfühlende Selbst. Stellen Sie sich vor, dass das mitfühlende Selbst – diese freundliche, weise, zuversichtliche Version von Ihnen – der Kapitän des Schiffes ist. Sie haben viel Zeit auf Schiffen verbracht und Sie wissen, dass es manchmal zu Stürmen kommt. Mehr als das, Sie wissen, was zu tun ist. Sie wissen, wie Sie das Schiff sicher durchbringen können, und dass Sie sich auf Ihre Mannschaft verlassen können, wenn Sie Hilfe brauchen. Dieser mitfühlende Kapitän ist auch freundlich. Sie verstehen, wie viel das Angst den Passagieren machen kann *(zeigt auf die anderen Stühle)*, und dass sie ihr Bestes tun.

JOSH: *(Nickt.)*

THERAPEUT: Wenn Sie zu den anderen Passagieren hinüber schauen – zu den anderen Versionen von Ihnen in dieser stürmischen Situation –, macht es Sinn, dass sie ausrasten?

JOSH: Sicher macht es das.

THERAPEUT: Was fühlen Sie ihnen gegenüber?

JOSH: Sie tun mir leid. Sie haben Angst und sie wissen nicht, was sie tun sollen – und das, was sie wissen, hilft nicht.

THERAPEUT: Was würden Sie also als dieser freundliche, weise, mutige Kapitän tun? Wie würden Sie sie beruhigen? Was würden Sie sagen?

JOSH: Ich würde ihnen sagen, dass es gut wird. Ich würde ihnen sagen, sie sollten sich keine Sorgen machen – dass ich die Situation bewältigen kann.

THERAPEUT: Was meinen Sie, wie es ihnen gehen würde, wenn Sie das hören?

JOSH: Vielleicht ein bisschen besser.

THERAPEUT: Nehmen wir jetzt Ihre gegenwärtige Situation. Sie hatten diesen Streit mit Karen. Ihr wütendes Selbst tobt – gegen sie und gegen Sie selbst – und möchte einfach weg. Ihr ängstliches Selbst möchte sich entschuldigen, aber es hat davor Angst, und zwar Angst, abgelehnt zu werden, wenn es das tut. Ihr trauriges Selbst ist bereit aufzugeben, weil es sich wie ein schrecklicher Ehemann und Vater fühlt, und nichts mehr geht. Was haben Sie ihnen zu sagen? Wie würden Sie sie beruhigen?

JOSH: Ich würde ihnen sagen, dass dies kein Weltuntergang ist. Ganz unten in mir weiß ich, dass ich mit Karen, Chloe und Aiden zusammen sein will, und dass sie mit mir zusammen sein wollen. Sie haben mir das gesagt. Auch wenn wir manchmal aufeinander losgehen, passiert es viel weniger als früher. Sogar gestern Abend habe ich losgelassen und aufgehört, statt weiterzumachen. Karen weiß, dass ich mir Mühe gebe, und sie erkennt es an. Letzte Woche hat sie mir gesagt, dass sie stolz auf mich ist, weil ich zu diesen Sitzungen gehe und weil ich dranbleibe.

THERAPEUT: Sie würden ihnen also Mut machen, dass nicht alles verloren ist, und dass es besser wird?

JOSH: *(Nickt.)* Es wird *tatsächlich* besser. Wir hatten ein wirklich gutes Wochenende – wir sind an den See gefahren, waren schwimmen und fischen. Es war das Beste, was wir seit einiger Zeit zusammen unternommen haben, und ich bin nicht ein einziges Mal wütend geworden.

THERAPEUT: Werden Sie normalerweise wütend, wenn Sie an dem See sind?

JOSH: Also, Aiden ist ein kleines Kind, und deshalb bringt er immer seine Angelschnüre durcheinander oder verliert die Köder. Früher habe ich mich geärgert und habe ihm Vorträge darüber gehalten, dass er mehr aufpassen muss, und damit war es dann immer vorbei. Diesmal hat es mir nicht einmal etwas ausgemacht. Ich habe mich daran erinnert, dass sogar ich manchmal die Schnüre verheddere, und er ist noch ein kleines Kind. Er macht es nicht mit Absicht.

THERAPEUT: Das ist toll, Josh. Genauso sieht Mitgefühl aus – man versucht, aus der Sicht des anderen Menschen zu verstehen, was passiert, und versucht zu helfen.

JOSH: Gut, es ging sehr viel besser, als mich deswegen nur aufzuregen.

THERAPEUT: Würden Sie etwas anders machen, wenn Sie zu der Situation gestern Abend zurückgehen und aus der Sicht ihres mitfühlenden Selbst mit ihr arbeiten könnten?

JOSH: Ja, das würde ich. Als erstes würde ich versuchen, mich gar nicht erst so aufzuregen, und versuchen, mich daran zu erinnern, dass sie nicht mit Absicht versucht hat, mich zu entwerten – sie sieht wahrscheinlich nur, dass das Gras länger wird, und fragt sich, wann es für sie möglich wäre, es zu mähen.

THERAPEUT: Und wenn Sie sich schon aufgeregt hätten und der Konflikt schon da wäre. Hätte sich Ihr mitfühlendes Selbst später anders verhalten?

JOSH: Ja, ich hätte mich entschuldigt, hätte ihr gesagt, dass ich es so bald wie möglich erledige, und ich hätte sie gebeten, Geduld mit mir zu haben. Ich glaube, sie könnte das, wenn sie sieht, dass ich mir wirklich Mühe gebe.

Diese Vignette veranschaulicht einige charakteristische Aspekte der Übung mit mehreren Versionen des Selbst. Der Therapeut führt den Klienten in die Perspektiven verschiedener Versionen des affektiven „Selbst". Er beginnt mit körperlichen Empfindungen und fordert den Klienten dann auf, Gefühle, Gedanken und Motivationen, die mit diesen Emotionen verbunden sind, zu untersuchen. Die Übergänge von einer zu anderen Perspektive werden durch Atemübungen und mit ein bisschen Spaß über Football ein wenig leichter. Einmal unterstützt der Therapeut den Klienten bei dem Übergang, indem er ihn auffordert, sich die beliebigen, banalen Dinge vorzustellen, die er ihm nennt, um so die Emotion leichter loszulassen, er konnte aber auch sonst leichte Übergänge finden. Dazu nutzte er inhaltliche Veränderungen im Dialog mit dem Klienten, die sich von selbst ergaben, um sich fließend von einem zum anderen emotionalen Selbst zu bewegen.

Manchmal kann es Klienten widerstreben, ein emotionales „Selbst" anzuschauen, das sich besonders bedrohlich und unvertraut anfühlt. Als Josh zögerte, die Perspektive des traurigen Selbst einzunehmen, ermutigte ihn der Therapeut und versicherte ihm, dass er ihn unterstützen würde. Der Therapeut kam später darauf zurück und bestärkte den Klienten in seiner Bereitschaft, diese verletzlichen Perspektiven einzunehmen und stellte eine Verbindung zur gegenwärtigen Arbeit her („Das ist der Mut des Mitgefühls."). Vielleicht haben Sie auch bemerkt, wie der Therapeut anfing, die Dynamik der entwertenden Selbstkritik zu untersuchen, indem er die Interaktionen zwischen verschiedenen

Versionen des Selbst ansprach („Wie findet Sie Ihr wütendes Selbst?"). Diese Untersuchung hätte, wenn die Zeit es zugelassen hätte, vertieft werden können („Wie finden Ihr trauriges und Ihr ängstliches Selbst Ihr wütendes Selbst?").

Schließlich blieb der Therapeut ziemlich lange dabei, über das Bild vom „Schiffskapitän" und mit Hilfe verschiedener Vorschläge („Wie würden Sie sie beruhigen?") den Weg für den Übergang zum mitfühlenden Selbst zu bahnen. Je nachdem, wie tief der Klient durch vorangegangene therapeutische Arbeit mit der Perspektive des mitfühlenden Selbst in Kontakt kommen konnte, wird der Therapeut diese Sichtweise mehr oder weniger aktiv fördern. Er wird nicht so sehr „vorsagen", als vielmehr besondere affektive Orientierungen vorschlagen („Können Sie verstehen, was für eine Angst sie hätten? Wie würden Sie sie beruhigen?"). Wenn es gut läuft, wird der Klient, wenn der Übergang zu seiner problematischen Situation gemacht ist, so weit sein, eine mitfühlende Perspektive anzubieten, wie Josh es tat. Er wird sowohl seine eigenen Gefühle in Bezug auf die Situation mit Mitgefühl betrachten, als auch die Weise, wie er ähnliche Situationen in der Zukunft handhaben würde. Etwas, was der Therapeut hätte tun können (aber in diesem Fall nicht tat), war, das mitfühlende Selbst direkt zu den anderen Versionen des Selbst sprechen zu lassen und sie zu beruhigen und Hilfe anzubieten.

Auswertung nach der Übung

Es ist wichtig, danach (wie nach allen solchen Übungen) eine Auswertung vorzunehmen. Wir sollten schauen, wie die Übung für den Klienten war und was er aus ihr gelernt hat. Wenn ein Klient Mühe damit hatte, die Perspektive einer bestimmten Version des Selbst einzunehmen, oder wenn er ein anderes Problem hatte, kann man das anerkennen und Ermutigung anbieten, denn hier geht es um schwerwiegende Dinge! An dieser Stelle bietet es sich an, dass der Therapeut auf die Sicht seines eigenen mitfühlenden Selbst zurückgreift und mit Anteilnahme und Empathie auf die

Schwierigkeit dessen eingeht, was er von dem Klienten verlangt, wenn dieser seine Gefühle erforscht. Er kann an dieser Stelle überlegen, was er ihm anbieten und was ihm helfen könnte, seine Erfahrung zu verstehen. Hier ein paar Fragen, die bei der Auswertung nützlich sein können:

- Wie war diese Übung für Sie?

- Konnten Sie mit den Versionen des emotionalen Selbst in Kontakt kommen? Welche Versionen waren leichter und welche waren schwieriger?

- Waren Sie in der Lage, von einem Selbst zum anderen zu wechseln? Welche Schwierigkeiten sind dabei aufgetaucht?

- Wie war es für Sie, diese Emotionen aus der Perspektive Ihres mitfühlenden Selbst anzuschauen?

- Konnten Sie sehen, inwiefern jede dieser Reaktionen Sinn macht?

- Was haben Sie hieraus gelernt, das Sie in unsere Arbeit mitnehmen können?

Was die Arbeit mit dem mitfühlenden Selbst in der Übung betrifft, sollte man Klienten in ihren Bemühungen bestätigen – man sollte die Schwierigkeiten und die Erfolge anerkennen. Das Entscheidende ist, dass man versucht, den Klienten darin zu unterstützen, sich anzuschauen, wie er beide Aspekte der Erfahrung mit Mitgefühl betrachten könnte: die Gefühle, die er hat, und die Situation selbst.

Zusammenfassung

Ich habe die Übung mit den mehreren Versionen des Selbst an das Ende des Buches gestellt, weil sie die Möglichkeit bietet, viele der Themen, die den Verlauf einer CFT durchziehen, zusammenzufassen. Statt unangenehme Emotionen und Situationen zu vermeiden, versucht man, den Klienten helfen, sich den Erfahrungen, die ihnen Angst machen, mit Mitgefühl zuzuwenden – mit Wärme statt mit Bewerten oder Verurteilen –, damit sie sie wirklich verstehen können. Klienten können das Selbstvertrauen entwickeln, das aus dem Lernprozess entspringt, dass sie diese Emotionen fühlen *können*, ohne in ihnen gefangen zu werden, und abwägen können, inwiefern es Sinn macht, dass diese Gefühle in ihnen entstehen. Emotionale Konflikte können angeschaut und Klienten können dahin geführt werden, dass sie sehen, wie verschiedene Emotionen andere Emotionen auslösen können. Sie können zum Beispiel in dem Bemühen, Traurigkeit zu vermeiden, zu Ärger oder Wut wechseln, oder Angst empfinden, wenn sie mit ihrer Wut, mit Traurigkeit oder mit Furcht konfrontiert sind. Sie können lernen, sich auf diese Emotionen als wertvolle Teile von sich zu beziehen, die dennoch nicht dazu geeignet sind, „das Schiff zu steuern". Schließlich kann die Übung Klienten lernen helfen, dem mitfühlenden Selbst mehr Macht und Einfluss zu geben im Sinne einer hilfreichen Perspektive, wie man mit schwierigen Emotionen und den Situationen, die sie auslösen, effektiv arbeiten kann.

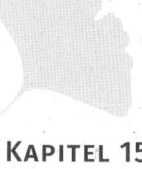

Die dritte Welle reiten:

CFT in Ihre Praxis integrieren

Dies ist für Therapeuten eine aufregende Zeit. Die vergangenen Jahrzehnte haben sich im Hinblick darauf als revolutionär erwiesen, wie schnell wir neue Dinge darüber erfahren, wie Menschen funktionieren. Auch wenn wir erst die Spitze des Eisbergs erforscht haben, vermitteln uns die schnell anwachsenden Ergebnisse der Neurowissenschaft, der Verhaltenswissenschaft und der Forschung über Emotionen eine Ahnung, wie ein wahrhaft integratives Verständnis menschlichen Funktionierens aussehen kann. Die CFT sucht dieses entwickelte integrierte Verständnis dessen, was es heißt, Mensch zu sein, darzustellen und diese wissenschaftlichen Ergebnisse in wirksame, praktikable Methoden zu übersetzen, wie man Menschen helfen kann, sich ihren Problemen mit Wärme und Akzeptanz zuzuwenden und effektiv mit ihnen zu arbeiten.

Wie sieht ein CFT-Therapeut aus?

Als ich mit der Arbeit an diesem Buch begann, habe ich versucht, die Aspekte der CFT zu betonen, die diesen Ansatz von anderen Therapien unterscheiden. Besonders in einem Buch, dessen Titel *Made Simple* („Leicht gemacht") verspricht, erlaubt mir der begrenzte Platz nicht, viel mehr als die Grundelemente der Therapie darzustellen. Dies ist der Grund, weshalb ich entschieden habe, keine Interventionen mit Mitgefühl zu behandeln, die zwar ganz mit CFT konsistent sind, aber an anderen Stellen gut beschrieben werden (wie in Kristin Neffs und Chris Germers hervorragendem Programm zum Achtsamem Selbstmitgefühl; Neff & Germer, 2013). Als Sie die verschiedenen Fallvignetten in diesem Buch gelesen haben, haben Sie vielleicht Fragen gehabt, wie zum Beispiel: „Würde ein CFT-Therapeut bei diesem Patienten Expositionstherapie anwenden?" „Würde er Training von sozialen Fertigkeiten, Aktivitätsplanung und Verhaltensaktivierung einsetzen?" „Würde ein CFT-Therapeut einen Klienten auffordern, seine Werte zu untersuchen?" Die Antwort auf alle diese Fragen ist ein deutliches „Ja".

Ein zentraler Wert, an dem sich CFT-Therapeuten orientieren, ist, dass wir Ergebnisse solider wissenschaftlicher Forschung nicht ignorieren. Das bedeutet, dass sich die CFT in theoretischer wie in praktischer Hinsicht ständig weiterentwickelt. Zum Beispiel haben wir während der letzten Jahre vor dem Hintergrund von Stephen Porges' hervorragender Arbeit über die Polyvagaltheorie (z. B. Porges, 2011) und von anderen Forschungsergebnissen, die die Wirksamkeit von Interventionen belegen, die den Parasympathikus ansprechen, zunehmend Atem- und Körperarbeit betont. Anwendungen der CFT wurden entwickelt, die die auf wissenschaftlicher Grundlage entwickelte *Memory Reconsolidation* (Monfils, Cowansage, Klann & LeDoux, 2009; Schiller et al., 2010) bei der Arbeit mit dem mitfühlenden Selbst in der Expositionstherapie (Kolts, Parker & Johnson, 2013) berücksichtigt. Meine Freunde und Kollegen Dennis Tirch, Benji Schoendorff und Laura Silberstein haben daran gearbeitet, den Fokus auf Mitgefühl der CFT mit der theoretischen Sicht der Akzeptanz- und Commitment-Therapie (ACT) in Einklang zu bringen (Tirch, Schoendorff & Silberstein, 2014). Und mich interessieren zunehmend die Implikationen der Bezugsrahmentheorie (Relational Frame Theory) (Hayes, Barnes-Holmes & Roche, 2001) für das Verständnis der Nuancen der Verarbeitung im Bedrohungssystem in der CFT.

Wenn man das Wort „Mitgefühl" hört, denkt man nicht notwendigerweise an *Empirismus*. Aber aus der Sicht der CFT ist eines der mitfühlendsten Dinge, die man tun kann, die Quellen und Dynamik menschlichen Leidens immer besser zu verstehen, und immer besser darin zu werden, wirksame Möglichkeiten zu erforschen und zu verfeinern, wie man helfen kann, es zu lindern und ihm vorzubeugen. Bei Mitgefühl geht es darum, *wirksam* zu helfen, nicht nur darum, sich hilfsbereit zu fühlen. Daher spielt die Wissenschaft eine zentrale Rolle für Mitgefühl, und der CFT-Therapeut greift sicher auf alle Hilfsmittel zurück, die wissenschaftlich fundiert sind. Wenn Sie also CFT praktizieren möchten, müssen Sie nichts von dem aufgeben, was Sie schon bisher tun und was sich bewährt hat.

Was sich aber verändern kann, ist, wie Sie es tun. Denn die CFT wurzelt in *Mitgefühl*. Diese Betonung sollte in allen Aspekten der Therapie zu spüren sein: in der Weise, wie sich der Therapeut auf den Klienten bezieht, und darin, wie man Klienten hilft, sich gegenüber sich selbst und gegenüber anderen zu verhalten. Verwurzelt in unserem Verständnis grundlegender affektiver Systeme bedeutet dies, dass die CFT immer Wärme enthält (auf eine Weise ausgedrückt, die den Klienten unterstützt). Das heißt, sie enthält eine Betonung darauf, Klienten zu helfen, ihren Erfahrungen mit Verständnis und Freundlichkeit und nicht mit Scham zu begegnen, einen Fokus darauf, Klienten dabei zu helfen, dass sie lernen, Gefühle der Sicherheit in sich zu erzeugen und den emotionalen Mut zu entwickeln, auf die Dinge zuzugehen, die ihnen wirklich Angst machen, und mit ihnen zu arbeiten. Wie bei der ACT geht es bei der CFT nicht darum, sich von Gefühlen und Erfahrungen, die Unbehagen auslösen, zu entfernen. Es geht darum, auf effektive mitfühlende Möglichkeiten, in unserem Denken und in der Welt zu sein, *zu*zugehen, und uns sogar den Dingen anzunähern, die uns belasten, damit wir mitfühlend mit ihnen arbeiten können. Was immer wir in der CFT tun, es gibt also fortwährend einen Akzent auf Wärme, Verständnis, Sicherheit und Mut.

CFT *und andere Modelle*

Als ich dieses Buch geschrieben habe, war meine Absicht nicht, Therapeuten zur CFT zu bekehren, sondern Sie mit mitfühlenden Perspektiven, Erkenntnissen und Hilfsmitteln zu versorgen, die Sie nutzen können, um unabhängig von Ihrer Methode Ihre Effektivität als Therapeut weiterzuentwickeln. Wie Sie vielleicht bemerkt haben, hat CFT ziemlich viel mit einigen anderen therapeutischen Ansätzen gemeinsam. Den gemeinsamen Boden von CFT und Ansätzen wie ACT, DBT und EFT haben wir angesprochen. Diejenigen unter Ihnen, die einen anderen therapeutischen Hintergrund haben, nehmen vielleicht auch Ähnlichkeiten mit anderen Modellen wahr – mir fallen zum Beispiel Ansätze der Bindungstherapie, der Schematherapie und auch neuere psychodynamische Ansätze ein. Es ist meine Hoffnung, dass auch Therapeuten aus vielen anderen Traditionen hier etwas finden, womit sie ihre bestehenden therapeutischen Praktiken vertiefen können, besonders wenn es darum geht, Klienten zu helfen, mit Wärme und mit Mitgefühl mit sich selbst, mit ihren Problemen und mit anderen Menschen in Beziehung zu sein.

Wenn man überlegt, wo es in der Theorie Berührungspunkte mit anderen Ansätzen gibt, sehe ich, dass die CFT mit ihrem Schwerpunkt auf der Veränderung der Beziehung zu unangenehmen Gedanken und Emotionen (statt zu versuchen, sie loszuwerden), der Kultivierung von Achtsamkeit und der Priorität, Menschen zu helfen, ein anpassungsfähiges, sinnvolles Leben aufzubauen (und nicht nur einfach Symptome zu reduzieren) zu der „dritten Welle" der Verhaltenstherapien gehört. Obwohl es ein bisschen gewagt ist, sehe ich auch, dass die CFT allgemein ihren Platz neben Therapien wie der ACT und der Funktional Analytischen Psychotherapie (FAP) im Bereich der *Contextual Behavioral Science* (CBS, Kontextuelle Verhaltenswissenschaft) hat. Zum philosophischen Kern der CBS – dem funktionalen Kontextualismus – gehört die Auffassung, dass die Funktion eines Verhaltens (welches Gedanken und vielleicht sogar Emotionen und Motive umfassen kann) in dem Kontext verstanden werden muss, in dem es vorkommt. In ihrem Verständnis menschlichen Funktionieren erweitert die CFT die Bedeutung von „Kontext" im engeren behavioristischen Sinn. Zum Kontext gehören für sie auch der neurologische Kontext, der Affekt, Kognition und Verhalten beeinflusst, sowie der evolutionäre Kontext, der geprägt hat, wie Emotionen, Motivationen und ihre Manifestationen in Verhalten in unserem Leben in Erscheinung treten.

Dies ist sowohl eine Stärke als auch eine Schwäche des Ansatzes der CFT, je nachdem, wie man es sieht. Es ist sicherlich eine Sache der Abwägung. Ich denke, dass die Berücksichtigung der in der Evolution entstandene Funktionen von Emotionen und Motiven und ein auf neurowissenschaftlichen Erkenntnissen beruhendes Verständnis, wie Emotionen in unserem Gehirn und Körper funktionieren, eine gewaltige Wirkung haben, wenn man helfen will, die Probleme, mit denen Klienten konfrontiert sind, von Scham zu befreien. Verstehen, warum und wie Emotionen sich so auswirken, wie sie das tun – und dass das nicht unsere Schuld ist (da wir diese Prozesse nicht so gemacht haben, wie sie sind) –, kann Menschen sehr helfen, damit aufzuhören, wegen ihrer eigenen Erfahrungen auf sich einzuschlagen, und zu lernen, mit diesen Erfahrungen effektiv zu arbeiten.

Ein intellektuell aufrichtiger CFT-Therapeut muss jedoch zugeben, dass es vom Standpunkt eines strengen Empirismus aus betrachtet seinen Preis hat, wenn man auf solche Erklärungen zurückgreift. Behavioristen würden bemerken, dass sich ontologische Aussagen über den evolutionären Ursprung und im Laufe der Evolution entstandene Funktionen von Emotionen und Motiven zum großen Teil empirischer Beobachtung entziehen, und sie hätten recht. Es ist eine berechtigte Kritik.

Als ich selbst diese Themen überdacht habe, bin ich zu dem Schluss gekommen, dass sich der Preis lohnt. Ich denke, die Vorteile der Betrachtung der Funktionen und Dynamik unserer Emotionen und Motive im Zusammenhang mit der Evolution sowie in neurologischen wie auch verhaltenstherapeutischen Kontexten (so gut wir sie verstehen) rechtfertigen diesen Kompromiss – *wenn* wir die Wissenschaft im Auge behalten. Der Dalai Lama hat bekanntlich gesagt: „Wenn die Wissenschaft Aspekte des Buddhismus widerlegt, dann muss sich der Buddhismus verändern." Dasselbe kann und sollte man über die CFT sagen, oder, wie ich meine, über jeden Ansatz, der den Anspruch hat, empirisch fundiert zu sein. In dem Maß, in dem ein Ansatz über Grundsätze hinausgeht, die von solider, auf Beobachtung basierender Wissenschaft bewiesen sind, muss dieser Ansatz für Veränderung auf der Grundlage neuer Daten offen sein. (Natürlich besteht die Hoffnung, dass *alle* Ansätze für Veränderung auf der Grundlage neuer Daten offen sind.) Von Dogmatismus profitiert niemand – unsere Patienten am wenigsten. Bescheidenheit auf der anderen Seite bietet die Aussicht auf Ansätze, die im Interesse einer immer besseren Arbeit an der Beseitigung und an der Vermeidung menschlichen Leidens ständig verfeinert werden können.

CFT *in Ihre Praxis einführen*

Ich hoffe, dass Sie in der CFT etwas Nützliches gefunden haben und anfangen möchten, was Sie gelernt haben, in Ihre therapeutische Praxis einzubringen. Eine Möglichkeit, wie man das tun könnte, besteht darin, einen Fall auszusuchen und zu versuchen, der Schrittfolge zu folgen, die ich in diesem Buch darzustellen versucht habe. Das heißt, sie könnten die verschiedenen Stufen von Beziehung, von Verstehen, von achtsamer Bewusstheit und von bewusster Kultivierung von Mitgefühl in die Behandlung aufnehmen. Wenn sich das zu anspruchsvoll anhört, könnten Sie einfach versuchen, ein Element oder mehrere Elemente aufzunehmen, die Sie hier gefunden haben und die Sie normalerweise nicht in der Therapie anwenden. Unten finden Sie ein paar Vorschläge, wie Sie damit beginnen könnten.

Achten Sie auf die Rollen, die Sie als Therapeut einnehmen

Wir haben die verschiedenen Rollen besprochen, die der CFT-Therapeut einnimmt – er ist Lehrer, Begleiter eines Prozesses geführter Entdeckung, Basis sicherer Bindung und Modell für das mitfühlende Selbst. Wenn man therapeutisch arbeitet, kann man auf die Rollen achten, die man einnimmt und wie man das am besten tun sollte. Welche Funktionen haben wir im Kontext der therapeutischen Beziehung und wie können wir unsere Präsenz im Interesse der Ziele und der Richtung der Therapie nutzen? Vielleicht indem man diesen Rollen ein wenig mehr Aufmerksamkeit widmet und überlegt, ob das dabei hilft, Fragen in der Therapie zu klären, wie: *Was sollte ich jetzt tun?* Auf diese Weise kann man die Übung des mitfühlenden Selbst nutzen, wenn man außerhalb der Sitzung über die therapeutische Arbeit reflektiert: Wenn Klienten uns mit einer schwierigen Situation konfrontieren, können wir – aus der Perspektive des Lehrers, des Begleiters, der sicheren Basis oder als mitfühlendes Modell – überlegen: *Wie würde ich verstehen, was hier passiert? Wie könnte ich reagieren?*

Führen Sie bei Gelegenheit das evolutionäre Modell ein

Man muss nicht in tiefe Diskussionen über die Evolution einsteigen. Solche Diskussionen sind im Allgemeinen nicht sehr hilfreich. Aber Menschen zu helfen, die verschiedenen Dinge zu erkennen, die in Geist und Körper passieren, wenn sie sich bedroht oder getrieben fühlen, im Gegensatz dazu, wenn sie sich sicher fühlen, kann nützlich sein. Wenn man bedenkt, dass Emotionen, die von wahrgenommener Gefahr ausgelöst werden, in der Evolution entstanden sind, um uns zu schützen, kann das Klienten verstehen helfen, warum sie so in diesen Emotionen „feststecken". Es ist kein Zufall, dass diese Emotionen die Aufmerksamkeit, das Denken und innere Bilder auf wahrgenommene Quellen von Gefahr hin verengen, und es ist sicher auch nicht die Schuld der Klienten, dass dies passiert. Wenn Klienten lernen, dass dieser Prozess umgekehrt wird (und flexiblere Aufmerksamkeit und logisches Denken, Nachdenken und prosoziale Tendenzen gefördert werden), wenn sie sich selbst helfen, sich sicher zu fühlen, kann das ihre Motivation verbessern, mit diesen Emotionen zu arbeiten. Wenn man Klienten verstehen hilft, was zu tun ist und warum oder wie es nützlich sein kann, kann das zur Stärkung ihrer Bereitschaft, etwas Neues zu tun, sehr wirksam sein.

Verwenden Sie Sokratischen Dialog, wenn Klienten sich selbst attackieren

Mit oder ohne eine Besprechung des evolutionären Modells kann man Sokratischen Dialog verwenden, um Klienten zu helfen, von der Selbst-Beschämung wegen ihrer inneren Erfahrung zu dem Bewusstsein überzugehen, dass es viele Aspekte ihres Lebens gibt, die sie weder gewählt noch so gestaltet haben, wie sie sind – Dinge, die recht buchstäblich nicht ihr Fehler sind.

- „Wie haben Sie diese Emotion erlebt? Haben Sie bewusst entschieden, an dieser Stelle wütend/ängstlich/nachtragend zu werden, oder sind diese Gefühle einfach in Ihnen und in Ihrem Körper entstanden?"

- „Wann haben Sie gelernt, dass Sie…? Auf welche Erfahrungen geht das zurück?"

- „Wenn wir berücksichtigen, was wir über Ihren Hintergrund wissen, macht es dann Sinn, dass Sie so fühlen/denken/Dinge erleben?"

- „Wie fühlen Sie sich, wenn Ihr innerer selbstentwertender Kritiker Sie wegen ... attackiert? Wozu motiviert Sie das? Was tun Sie dann schließlich?"

Fragen wie diese können Klienten helfen, die Tendenz aufzugeben, sich selbst wegen Dingen zu attackieren, die sie nicht gewählt und nicht so gestaltet haben, wie sie sind, und ihre Erfahrungen und Verhaltensweisen im Kontext ihres Lebens zu verstehen. Mit anderen Worten, die Fragen bereiten sie darauf vor, mit Mitgefühl dafür Verantwortung zu übernehmen, ihr Leben zu verbessern.

Verwenden Sie die Drei Kreise zur Unterstützung von Achtsamkeit

Klienten, die anfangs Mühe damit haben, ihre Gedanken und Emotionen achtsam zu beobachten und anzunehmen, kann manchmal durch die Einfachheit der drei Kreise geholfen werden. Ich habe zahlreiche Klienten gehabt, denen es sehr schwer fiel, Gedanken zu beobachten oder bestimmte Emotionen zu benennen. Sie konnten aber überlegen, welche der drei Kreise zu einem bestimmten Zeitpunkt aktiv waren. Kombiniert mit einem Verständnis davon, wie diese Kreise das Denken und den Körper beeinflussen (dass zum Beispiel von einer wahrgenommenen Bedrohung ausgelöste Emotionen dazu tendieren, Aufmerksamkeit und Denken zu verengen und zu fokussieren, und dass Sicherheitsgefühle zu Reflexionsfähigkeit, Flexibilität und Prosozialität führen), kann es für einen Klienten eine wirkungsvolle Sache sein, wenn er lernt, sich zu fragen: *In welchem Kreis bin ich?* Als Hilfe, daran zu denken, fiel einem ehemaligen Schüler von mir, der auch Cheerleading Coach war, wie erwähnt der prägnante Satz ein: „When in doubt, circle out!" (Wortspiel, etwa: Wenn du unsicher bist, frage dich, in welchem Kreis du bist!).

Verwenden Sie die Drei Kreise, wenn Sie sich Interaktionen mit dem Klienten überlegen

Man kann sich auch im Therapieraum fragen, in welchem Kreis man ist. Ich habe die Erfahrung gemacht, dass es nützlich sein kann, wenn ich die drei Kreise sowohl bei meiner Planung der Behandlung als auch bei der Arbeit mit Problemen berücksichtige, die in der Therapie auftauchen. Zum Beispiel nehme ich mir in der Therapie, was die thematische Beteiligung der drei Kreise angeht, ungefähr ein Verhältnis von 3: 2: 2 von Sicherheit-Antrieb-Bedrohung vor: drei Teile Sicherheit, zwei Teile Antrieb, zwei Teile Bedrohung. Mein Ziel für den therapeutischen Raum ist es, für meine Klienten eine Erfahrung von Sicherheit zu sorgen, die in dem Maß wächst, in dem sie lernen, diese Erfahrungen in sich selbst hervorzurufen. Eine gute Therapie aktiviert auch das Antriebssystem – und inspiriert und motiviert Klienten, an Veränderung in ihrem Leben zu arbeiten. Schließlich wird es einen ansehnlichen Anteil Bedrohung in der Therapie geben, wenn man an realen Themen arbeitet – aber das Entscheidende ist, dass es ein Gleichgewicht gibt. Dabei werden Erfahrungen von Bedrohung bewusst herbeigeführt, damit mit Mitgefühl mit ihnen gearbeitet werden kann. Es geht nicht nur um Sicherheit – wir streben ein flexibles Gleichgewicht an, das im Fluss ist, bei dem verschiedene affektive Erfahrungen und Motivationen entstehen oder hervorgerufen werden können, wenn sie der aktuellen Situation dienen. Zusammengefasst wollen wir angemessen mit wahrgenommenen Gefahren arbeiten, Motivation für das Verfolgen therapeutischer Ziele aktivieren und aufrechterhalten und einen Kontext von Sicherheit erzeugen, in dem Trost erfahren werden und über Fragen nach Sinn und nach Werten reflektiert werden kann.

Die Berücksichtigung der drei Kreise kann auch hilfreich sein, wenn man in der Therapie mit Schwierigkeiten zu tun hat, oder wenn die Beziehung nicht so gut ist, wie man möchte. Manchmal wird man die Erfahrung machen, dass man unbemerkt für den Klienten zu einer Bedrohung geworden ist. Man kann Gegenübertragung so verstehen – es könnte sein, dass unser eigenes Bedrohungs- oder Antriebssystem vom Verhalten des Klienten aktiviert worden ist, oder dass etwas an dem Klienten die eigene frühere Konditionierung anspricht. Man beobachtet vielleicht, dass man so sehr unter dem Einfluss des Antriebssystems gewesen ist – vielleicht begeistert von einem wunderbaren neuen Therapieplan –, dass man den Klienten abgehängt hat. Wenn die Therapie in eine Sackgasse geraten zu sein scheint oder wenn es einen Bruch in der therapeutischen Beziehung gibt, kann eine Betrachtung der Situation im Hinblick auf die drei Kreise entweder allein oder gemeinsam mit dem Klienten manchmal Licht auf das Problem werfen und Orientierungshilfe vermitteln.

- *Welchen Kreis triggere ich bei meinem Klienten? Welchen Kreis möchte ich triggern?*

- *Welcher Kreis ist für mich bestimmend gewesen?*

- *Was würde helfen, sowohl mich als auch meinen Klienten in ein Gleichgewicht zu bringen, wenn wir mit dieser Situation arbeiten?*

Manchmal kann es eine große Hilfe sein, wenn man einfach die Situation benennt und die Dinge verlangsamt, um ein Gespräch auf der Ebene des Prozesses darüber zu führen, wie die Dinge in der Sitzung gelaufen sind. Die drei Kreise können uns helfen, das mit Mitgefühl zu tun: „Es sieht so aus, als wären unsere Bedrohungskreise aneinander abgeprallt. Dies passiert manchmal, wenn man es mit Themen des realen Lebens zu tun hat. Nehmen wir uns etwas Zeit, um ein wenig Atmen in dem besänftigenden Rhythmus anzuwenden und überlegen wir dann, wie wir weitermachen wollen."

Verwenden Sie die Perspektive des mitfühlenden Selbst

Eine schöne Sache an der Übung des mitfühlenden Selbst ist, dass man sie, wenn man sich diese freundliche, weise und mutige Perspektive einmal zu eigen gemacht hat, als Ankerpunkt verwenden kann, um andere Aspekte der Therapie zu ermöglichen oder zu fördern. Schauen wir uns ein paar Beispiele an:

Das mitfühlende Selbst als Ankerpunkt

Der Wert von Verhaltensaktivierung bei der Herstellung emotionaler Veränderung wird zunehmend anerkannt. Wenn man Klienten einfach dazu bringt, sich in die Richtung von Zielen zu bewegen, die auf Werte gegründet sind (ein Hauptfokus der ACT), kann das enorm wirksam sein, und zu den meisten guten Behandlungsplänen bei Problemen mit Angst und Depression gehört die Verhaltensmobilisierung bei Klienten, um ihnen zu helfen, Bereiche des Lebens anzugehen, die sie vielleicht vermieden haben. Bei Klienten, die Probleme mit Motivation haben, weil sie vielleicht sehr in Vermeidungsverhalten verhaftet sind, weil sie gewohnheitsmäßig Dinge aufschieben oder weil sie sehr depressiv sind, kann das schwierig sein. Therapeuten, die sich darauf einlassen, zum „Chefmotivator" zu werden, können in der Therapie unbemerkt eine von Zwang bestimmte Umgebung herstellen, die Klienten depotenzieren oder sogar einladen kann, den Bemühungen des Therapeuten Widerstand entgegen zu setzen, wenn sie sie in Bewegung bringen wollen. Wenn solche Klienten aber einmal mit der Perspektive des mitfühlenden Selbst in Kontakt sind, kann sie nützlich sein, um die Rolle des Motivators vom Therapeuten zum Klienten zu verschieben. „Was weiß Ihr mitfühlendes Selbst darüber, was Sie tun müssen?" „Welche Hausaufgabe würde Ihnen Ihre freundliche, weise, mutige Version geben, wenn Sie hier wäre?" Fragen wie diese können Klienten helfen, von einer Haltung der Vermeidung und des Widerstandes zu einer Haltung überzugehen, die von intuitiver Weisheit in Bezug auf das angetrieben wird, woran sie wirklich arbeiten müssen – auf eine Weise, die ihnen zusätzlich hilft, sich selbst stärker zu machen, indem sie in die Perspektive des mitfühlenden Selbst wechseln und von dieser Perspektive aus handeln.

Das mitfühlende Selbst in der Expositionstherapie

Die Expositionstherapie ist historisch eine der effektivsten Behandlungsmethoden, die uns zu Verfügung stehen, sowie eine der von Therapeuten am meisten vermiedenen. Weil die Erfahrung, mit gefürchteten Erinnerungen und Situationen in Berührung zu kommen, für den Klienten ziemlich aversiv sein kann, kann es für Therapeuten schwierig sein, ihre Klienten und sich selbst zu motivieren, sich auf Expositionspraktiken einzulassen. Es gibt jedoch sehr viel Literatur, die Exposition als einen Kernbestandteil der Behandlung vieler verschiedener Probleme stützt.

Bei der CFT kann das mitfühlende Selbst sowohl als Motivator, sich auf Exposition einzulassen, als auch als Hilfsmittel genutzt werden, sie für Klienten wie Therapeuten annehmbarer zu machen. Zum ersten kann die Frage „Was weiß Ihr mitfühlendes Selbst darüber, was Sie tun müssen?" helfen, eine Motivation für die Exposition aufzubauen. Viele Klienten wissen intuitiv (oder können es mit Hilfe Sokratischer Exploration erkennen), dass Konfrontation mit ihren Ängsten etwas ist, was sie tun müssen, um ihren Zielen näher zu kommen.

Außerdem sind einige vorbereitende Anstrengungen unternommen worden, um Arbeit mit dem mitfühlenden Selbst in die Expositionstherapie selbst aufzunehmen, und zwar mit vielversprechenden (wenn auch unveröffentlichten) vorläufigen Ergebnissen (Kolts, Parker & und Johnson, 2013). Im Laufe der Jahre haben verschiedene Theoretiker Imaginationselemente in die Verfahren der Expositionstherapie eingeführt. Kürzlich haben spannende neue Forschungsergebnisse über *Memory Reconsolidation* (Rekonsolidierung des Gedächtnisses) (z. B. Monfils, Cowansage, Klann & LeDoux, 2009; Schiller et al., 2010) gezeigt, dass Exposition auf eine Weise durchgeführt werden kann, die nicht nur dazu führt, dass Neues gelernt wird, sondern dass sie auch Veränderungen in *ursprünglichen Erinnerungen an Angst* bewirken kann, indem man bestimmte zeitliche Bedingungen berücksichtigt und während des Prozesses der Exposition neue, nicht mit Angst besetzte Elemente hinzufügt. Diese Forscher haben beobachtet, dass sich etwa zehn Minuten nach einer vorausgehenden imaginierten Reexposition einer angstbesetzten Erinnerung ein „Rekonsolidierungs-Fenster" öffnet, währenddessen die Erinnerung an Angst selbst in gewissem Maß veränderbar wird. Während dieses Zeitraums können neue Elemente eingeführt werden, die das „Neuschreiben" von Erinnerungen erlauben, sodass Angst nicht mehr ausgedrückt wird (Schiller et al., 2010).

Bei der CFT kann man das machen, indem man den Klienten zuerst auffordert, sich an eine Erfahrung von Angst zu erinnern – zum Beispiel an ein akutes Trauma oder an einen „Hot spot" (ein besonders angstbesetztes Stück einer längeren Erinnerung an ein Trauma). Die Literatur über Memory Reconsolidation enthält Hinweise darauf, dass eine Spanne von etwa zehn Minuten zwischen dem ersten Aufruf der angstbesetzten Erinnerung und dem Punkt vergehen muss, an dem sie durch ein Update mit neuen Informationen veränderbar wird. Man kann diese Zeit damit verbringen, dass man den Klienten dabei hilft, in die Perspektive des mitfühlenden Selbst zu wechseln, zum Beispiel mit einer Minute besänftigendem Atemrhythmus, fünf Minuten achtsamer Atmung und fünf bis sieben Minuten Übung mit dem mitfühlenden Selbst (Kolts, Parker & Johnson, 2013). Dann wird der Klient aufgefordert, in der Standardform zu der Erinnerung an die Angst zurückzukommen, indem er sich sowohl in die sinnlichen Aspekte der Erinnerung als auch die Gefühle und Gedanken einstimmt, die da sind. Wenn die Erinnerung lebendig da ist, kann man ihn auffordern, seine Atmung langsam werden zu lassen, in die Perspektive des mitfühlenden Selbst zu wechseln und sich vorzustellen, dass er sich in der erinnerten Situation als sein gegenwärtiges mitfühlendes Selbst befindet. Dabei beobachtet er seine verletzliche Version in der Erinnerung, empfindet Mitgefühl für diese verängstigte Version von sich und bietet in einer Weise Unterstützung und Beruhigung und Trost an, die sich für ihn am hilfreichsten anfühlt. Der Fokus ist darauf gerichtet, Gefühle der Wärme, Freundlichkeit und eines Verlangens zu erzeugen, dem leidenden Selbst zu helfen und diesem verletzlichen Selbst Unterstützung und Ermutigung anzubieten. „Wie würden Sie diese verletzliche Version von sich unterstützen?" „Was sollte dieses verletzliche Selbst verstehen?" „Wie könnten Sie für es da sein und es ermutigen?"

Dann kann man den Klienten auffordern, zwischen der Perspektive des mitfühlenden Selbst (das jetzt in den Kontext der Erinnerung gestellt ist) und der Perspektive der verletzlichen Version des Selbst, die das angstauslösende Ereignis erlebt hat, hin und her zu wechseln. Der Klient stellt sich jetzt vor, dass er wieder in der Situation ist, wobei die Aspekte des angstmachenden Ereignisses immer noch da sind, er aber auch die zukünftige freundliche, weise, mutige Version des Selbst bei sich hat – die Freundlichkeit, Ermutigung, Unterstützung und vielleicht eine Gewissheit bietet, dass *du es schaffen wirst*, dieses zukünftige Selbst zu werden. Die Therapie geht dann weiter, wechselt zwischen diesen beiden Versionen des Selbst hin und her, wobei als Ankerpunkte für die Beobachtung des Leidens des Klienten Einschätzungen mit Hilfe einer Skala zur Bestimmung des subjektiven Empfindens von Leid *(subjective distress ratings)* verwendet werden.

Obwohl die Wirksamkeit dieser Variante der Expositionstherapie durch die Forschung zwar noch systematisch evaluiert werden muss, ist sie mit der jüngeren Forschung zur Memory Reconsolidation konsistent. Vorläufige Beobachtungen scheinen darauf hinzuweisen, dass sie das Leid und Vermeidungsverhalten von Klienten beträchtlich reduzieren kann, während sie ähnliche Gewinne wie die traditionellen Expositionstherapien bewirkt. Diese wenigen Fälle haben auch anekdotische Belege erbracht, die mit den Studien zu Memory Reconsolidation konsistent sind, wenn Klienten zum Beispiel sagen: „Die Erinnerung ist immer noch da, aber statt der Angst, die normalerweise da war, ist da jetzt eine Erfahrung, dass ich unterstützt werde – dass ich nicht allein bin" (Kolts, Parker & Johnson, 2013).

Schluss

Ob Sie dieses Buch in der Hoffnung gewählt haben, CFT als einen zusammenhängenden therapeutischen Ansatz praktizieren zu lernen, oder dem Behandlungsansatz, den Sie schon anwenden, einfach ein paar neue Techniken und Sichtweisen hinzufügen möchten – ich hoffe, Sie haben etwas gefunden, was Sie nützlich finden. Mitgefühl bietet wirksame Hilfsmittel, die Klienten helfen können, Scham zu überwinden und sich ihren Schwierigkeiten gegenüber mit Wärme, Mut, Unterstützung und der Entschlossenheit zu verhalten, ein besseres Leben zu gestalten.

Ich habe versucht, CFT als eine Sammlung stufenweise aufgebauter Prozesse und Praktiken zu strukturieren und darzustellen: die Rollen, die in der therapeutischen Beziehung verkörpert werden; mitfühlendes Verständnis der Conditio humana, das auf Erkenntnissen über die Evolution, der affektiven Neurowissenschaft, der Bindungstheorie und der Verhaltenswissenschaft beruht; die Kultivierung achtsamen Gewahrseins und der bewussten Entwicklung von Mitgefühl und mitfühlender Stärken. Wenn die CFT in ihrer besten Form praktiziert wird, vertiefen, stärken und bestätigen diese verschiedenen Stufen einander. Obwohl man sich auch dafür entscheiden kann, bestimmte Praktiken und Techniken auszuwählen und für sich anzuwenden, möchte ich Sie doch ermutigen, alle diese Stufen zu berücksichtigen und zu überlegen, wie Sie sie in den therapeutischen Prozess einflechten könnten.

So wie wir angefangen haben, wollen wir auch enden, nämlich indem wir uns an den Eintrittspreis erinnern: Wenn wir ein menschliches Leben leben wollen, werden wir mit Schmerz und Leid konfrontiert sein. Wir alle müssen Schwierigkeiten, Enttäuschungen, Probleme und Kummer verkraften. Es ist verständlich, dass wir (wie unsere Klienten) uns diesen Dingen nicht stellen *möchten* – oft würden wir es vorziehen, uns abzuwenden und die Dinge zu vermeiden, die uns unangenehm sind. Aber das funktioniert nicht, weil wir uns damit selbst von vielen Dingen ausschließen, die unser Leben tief bedeutsam machen können, wenn wir es so organisieren, dass wir unangenehme Empfindungen minimieren. Wir können unser Leben endlosen Anstrengungen widmen, damit es weiter angenehm bleibt, oder wir verwenden die Anstrengungen darauf, Ziele zu verfolgen und nach Beziehungen zu streben, die für uns von tiefer Bedeutung sind und uns mit Sinn, Sicherheit, Erfüllung und Freude inspirieren. Aber wir können nicht beides zugleich.

Mitgefühl vermittelt uns eine Möglichkeit, uns den Dingen *zuzuwenden*, die uns Angst machen – mit Freundlichkeit, Weisheit und Mut, – und mit ihnen zu arbeiten. Wenn wir aufhören zu versuchen, Unangenehmes zu vermeiden, können wir uns Leid zuwenden und ihm auf den Grund gehen, sodass wir dahin gelangen können, die Ursachen und Bedingungen zu verstehen, die zu Leid führen – vielleicht sogar genug lernen, um helfen zu können, die Dinge zu verbessern.

Vielleicht gehört zu Mitgefühl vor allem Mut: der Mut, unser Herz brechen zu lassen. Aber der Punkt ist: *Unser Herz wird sowieso brechen.* Manchmal passieren im Leben schlimme Dinge, und wir müssen Mittel und Wege finden, mit ihnen umzugehen. Denken Sie daran, das ist der Eintrittspreis zu einem menschlichen Leben. Die Frage ist diese: *Was machen wir, wenn das passiert?* Verschließen wir uns oder öffnen wir uns?

Was wäre, wenn wir diesen Schmerz und gelegentliches Herzensleid einfach als Teil dessen akzeptierten, was es kostet, ein erstaunlich wunderbares Leben zu haben. Was wäre, wenn wir überlegten, was diese freundliche, weise, mutige, mitfühlende Version von uns tun würde? Was wäre, wenn wir uns Anteil nehmen ließen und uns mit Gleichgesinnten verbündeten, um einander in der mutigen Arbeit zu unterstützen, in unserem Leben, in der Welt zu positiven Veränderungen beizutragen? Lassen wir uns auf die Dinge ausgerichtet sein, die uns wirklich wichtig sind, unseren Klienten helfen, dasselbe zu tun und immer weitermachen. *Dies ist Mitgefühl.*

Den mitfühlenden Geist auspacken

Dieses Buch ist eine wunderbare Einführung in die Compassion Focused Therapy (CFT) für Anfänger. CFT ist Teil einer Familie kontextueller Formen kognitiver Verhaltenstherapie, die sich mit Themen wie Freundlichkeit mit sich selbst, Mitgefühl für andere, Achtsamkeit und auf Werten basierendes Handeln befassen. Die spezifischen Theorien und Techniken dieser neuen Methoden sind unterschiedlich, aber sie sind deutlich wechselseitig miteinander verbunden. Deshalb, obwohl ich also kein Experte in CFT bin, fühle ich mich geehrt, dass man mich aufgefordert hat, ein kurzes Nachwort zu diesem Buch zu schreiben, und es sind diese wechselseitigen Verbindungen, die ich hier in den Mittelpunkt stellen möchte.

Ich sage voraus, dass evidenzbasierte Therapien im Allgemeinen und Kognitive Verhaltenstherapie (KVT) im Besonderen bald mehr als umfassende evidenzbasierte Prozesse und Verfahren zur Lösung von Problemen und für die Förderung menschlichen Wohlergehens gesehen werden als namhafte „Pakete" therapeutischer Techniken, die mit Syndromen und der Beseitigung von Symptomen verknüpft sind. Im Verlauf dieses Übergangs erwarte ich, dass prozessorientierte Formen kontextueller Behandlung einen Teil ihrer evidenzbasierten Veränderungsprinzipien zunehmend mit Mitgefühl verknüpfen werden, wie es aus der Sicht grundlegenderer wissenschaftlicher Bereiche wie Evolution, Lernen, Emotion, Kognition und Kultur zu erwägen ist. Deshalb wird die Kernvision der CFT meiner Meinung nach wahrscheinlich ein sehr langes Leben haben.

Durch Bücher wie dieses können Therapeuten schnell selbst sehen, wie zentral diese Themen in der Therapie sind. Zentral sind sie zum Teil aufgrund der modernen Welt selbst. Der menschliche Geist hat sich nicht für den heutigen Tag entwickelt. Die moderne Technologie hat mit einem ständigen Strom an Bildern und Tönen quasi einen Feuerwehrschlauch menschlicher Sprache geschaffen. Alles Vorstellbare gibt es in dem Strom, aber die Tendenzen von Kommerz und Medien bedeuten, dass Botschaften, die Mut, Liebe und Verbundenheit vermitteln, einfach von denen überwältigt werden, die Schmerz, Horror, Kritik und Urteile verbreiten. Wenn es blutet, hat es Vorrang. Schmerz verkauft sich.

Es gibt wirklich keinen Ort, den der Missklang nicht erreichen kann. Ich bin nur Meter von der Fernbedienung des Fernsehers entfernt, von meinem iPhone nur Zentimeter. Ich schreibe auf meinem Laptop, und die Zeitung liegt auf dem Boden neben meinem Stuhl. Ohne dass ich auch nur von diesem Stuhl aufstehen muss, weiß ich, dass der Mann, der lange die Subway Sandwich-Kette repräsentierte, wegen Kindesmissbrauchs ins Gefängnis muss; dass vor einem Jahr der Journalist James Foley enthauptet wurde, dass ein kleines männliches Baby starb, nachdem man gesehen hat, wie ihn sein Vater in einem Auto während der Fahrt schlug; und dass der Juli der heißeste Monat seit Aufzeichnung der Temperaturen war. Ich erfahre, dass ein Talkshowgast Immigranten ohne Papiere in Zelten unterbringen und sie als Sklaven vermieten möchte, und dass ein 58jähriger obdachloser Latino von Männern zusammengeschlagen wurde, die dann auf ihn urinierten und sagten, Trump hätte recht mit seiner Meinung über Immigranten.

Das passiert nur an einem einzigen Tag, und ich habe ihn kaum begonnen.

Menschen sind kooperative Primaten, und sowohl das Verlangen, dazu-zugehören, als auch die Wirkungen des mentalen Einbeziehens anderer sind in unsere Knochen, in unsere Sprachsysteme und in unsere Kulturen eingebaut. Unsere Fähigkeiten zu kooperieren und aneinander Anteil zu nehmen, sind der Grund, weshalb wir eine zivilisierte Gesellschaft haben. Sie sind auch der Grund, weshalb wir Fernsehen oder iPhones oder Lap-tops oder Zeitungen haben.

Wir sollten diese Fähigkeiten weder romantisieren noch sie als selbst-verständlich voraussetzen. Um Mitgefühl mit anderen zu haben, müs-sen wir ihre Sichtweise einnehmen und dürfen nicht weglaufen, wenn es emotional schwierig wird. Zugleich lehrt uns Gruppenselektion, dass wir uns zum Teil aufgrund von Konkurrenz zwischen Gruppen so entwickelt haben, kooperativ zu sein. In der modernen, vielfältig verflochtenen Welt können wir uns auf diesen Mechanismus nicht mehr verlassen – „für" unsere zugehörige Gruppe und „gegen" Außenseiter zu sein –, um Mit-gefühl und Interesse zu fördern und zu pflegen. Wir müssen uns jetzt um diese viel größere Gruppe genannt „Menschheit" kümmern. Das kann eine schwierige Aufgabe für uns alle werden.

Wenn die Kernvision der CFT bestehen bleiben soll, ist es an evidenz-basierten Therapeuten aller Richtungen, diese Vision ernstzunehmen. Dies bedeutet, die spezifischeren Voraussagen über Veränderungsprozesse zu nutzen und sie mit bestimmten, für Mitgefühl relevanten Metho-den, die von den kontextuellen Formen der KVT zur Verfügung gestellt werden, zu verknüpfen. Wir müssen nicht nur wissen, und zwar bald, dass Mitgefühl in einem allgemeinen Sinn wichtig ist, sondern wie und warum es in bestimmten Bereichen wichtig ist, und wie man diese Berei-che am besten ansteuern kann. Es wird viel Kooperation und Mühe von Seiten einer sehr großen Gruppe brauchen, dieses Wissen im Einzelnen und in einem vernünftigen Zeitrahmen zu erwerben. Diejenigen, die an Mitgefühl als einem Forschungsthema interessiert sind, und die, die CFT praktizieren, werden daran teilnehmen müssen.

Aus all diesen Gründen ist ein Buch wie dieses von unschätzbarem Wert. Es öffnet die Ideen der CFT für größere therapeutische Kreise, sodass sich Engagement und Interesse für diese Themen und Methoden weiter verbreiten und wachsen können. In der modernen Welt ist Mitgefühl für uns zu lebenswichtig, um irgendetwas anderes zu tun.

STEVEN HAYES

University of Nevada, Reno
Mitbegründer der Akzeptanz- und Commitment-Therapie und Autor von
In Abstand zur inneren Wortmaschine: Ein Selbsthilfe- und Therapiebegleitbuch auf der Grundlage der Akzeptanz- und Commitment-Therapie (ACT)

Danksagung

Meine erste aufrichtige Anerkennung gilt meiner Frau, Lisa Koch, und meinem Sohn, Dylan Kolts, die nie gemurrt haben, wenn ich am Wochenende morgens verschwand, um zu schreiben. Ebenso meinen Eltern, John und Mary Kolts, deren beständige Unterstützung und Ermutigung mich bei diesem Buch wie bei allen Dingen begleitet hat.

Dank an alle bei New Harbinger, die dieses Buch und mich genährt haben, während ich es schrieb, darunter Tesilya Hanauer, Catharine Meyers, Nicola Skidmore und Jess Beebe. Aufrichtiger Dank gilt auch Susan LaCroix, deren Lektorat dies zu einem viel besseren Buch gemacht hat.

Paul Gilbert ist der Grund dafür, dass dieses Buch existiert – Paul, ich hoffe, ich habe Dein Modell nicht allzu sehr entstellt! Wenn ich Paul würdigen wollte, wie er es verdient, würde das zu einem unmöglich umständlichen Text führen, denn praktisch auf jeder Seite steht etwas, was ich von Paul gelernt habe – wenn nicht aus seinen Veröffentlichungen, dann bei den Abenden, die wir bei einem Glas Rotwein und den gelegentlichen Pausen beim Gitarrenspiel mit Plaudereien über CFT verbracht haben. Dank gilt auch meinen lieben Freunden in der CFT-Gemeinde: Dennis Tirch, Laura Silberstein, Jean und der ganzen Familie Gilbert, Chris Irons, Korina Ioannou, Christine Brähler, Deborah Lee, Tobyn Bell, Fiona Ashworth, Michelle Cree, Kate Lucre, Corinne Gale, Mary Welford, Neil Clapton, Ken Goss, Ian Lowens und vielen anderen.

Aufrichtiger Dank gilt auch Matthieu Villatte für sein wertvolles Feedback über die Abschnitte, die die Bezugsrahmentheorie *(Relational Frame Theory)* betreffen, und den vielen anderen, die direkt oder indirekt zu diesem Buch beigetragen haben, wie Susanne Regnier, Jason Luoma, Melissa Ranucci-Soll, Kelly Koerner, Amy Wagner, Sandy Bushberg und Kelly Wilson.

Ich möchte auch meinen wunderbaren Kollegen und Studenten an der Eastern Washington University meine Anerkennung ausdrücken, die mich während jetzt zweier fortlaufender Jahrzehnte in meinem Beruf unterstützt und genährt haben. Besonders möchte ich den Leiter meines Instituts, Nick Jackson, meine Dekanin, Vickie Shields, und meine lieben Freunde und Kollegen Phil Watkins, Amani El-Alayli und Kurt Stellwagen würdigen. Anerkennend erwähnen möchte ich auch die wunderbaren Studenten in meinem Forschungsteam, neben anderen Amy Frers, Leah Parker, Elijah Johnson, Ahva Mozafari und Blaine Bart.

Arbeitsblätter zur Verwendung

Fragebogen zur Beobachtung von Bedrohungsgefühlen

Der Sinn dieser Hausaufgabe besteht darin, Ihnen zu helfen, mit den Situationen, die Ihren Ärger oder Ihre Wut hervorrufen können, und mit den Reaktionsformen vertraut zu werden, zu denen Sie tendieren. Das soll Ihnen helfen zu lernen, mitfühlende Alternativen zu finden.

Wählen Sie ein Beispiel aus dem Verlauf der Woche aus, als Sie so eine Emotion wie zum Beispiel Wut oder Angst erlebt haben.

Situation/Auslöser:_____

_____

_____

_____

_____

Emotionen: _____

_____

_____

_____

_____

Gedanken: _____

_____

_____

_____

_____

Verhaltensweisen (Was habe ich gemacht?): _____

_____

_____

_____

_____

Ergebnis (Wozu hat die Situation geführt?): _____

_____

_____

_____

_____

Was sagt mein mitfühlendes Selbst? _____

_____

_____

_____

_____

Was hätte mein mitfühlendes Selbst getan? _____

_____

_____

_____

Diese Arbeitsblatt wurde für das Buch *CFT leicht gemacht* von Russell Kolts entwickelt. Erlaubt ist die kostenlose Vervielfältigung und Verbreitung dieses Blattes für therapeutische Zwecke und im Rahmen von Ausbildung.

Zum Ausfüllen des Fragebogens
zur Beobachtung von Bedrohungsgefühlen

Situation/Auslöser: Beschreiben Sie kurz, was passiert ist – die Situation, die Ihre Bedrohungsreaktion hervorgerufen hat. Um was für eine Gefahr ging es? Beschreiben Sie auch den Kontext (Ich war zu spät dran, und die Leute vor mir waren ...). Häufig gibt es ziemlich gleichbleibende „Auslöser", die dazu tendieren, uns zu aktivieren. Es ist wichtig zu erkennen, was unsere spezifischen Auslöser sind – welche Erfahrungen uns tendenziell das Gefühl vermitteln, bedroht zu sein –, damit wir lernen können, wirksam mit ihnen zu arbeiten, wenn wir mit ihnen konfrontiert sind.

Emotionen: Welche Gefühle sind in der Situation aufgekommen? Verwenden Sie bestimmte Begriffe (Wut, Ärger, Gereiztheit, Angst, Einsamkeit, Verlegenheit, Scham, Furcht, Traurigkeit, Aufregung).

Gedanken: Welche Worte und Bilder sind Ihnen durch den Kopf gegangen? (Zum Beispiel: So kann sie mich nicht behandeln! oder: Hiermit kann ich nicht umgehen.) Haben Ihre Gedanken die Reaktion Ihres Bedrohungssystems verstärkt oder beruhigt?

Verhaltensweisen: Was haben Sie gemacht? Was haben Sie unternommen?

Ergebnis: Wie ist es ausgegangen? Was hat Ihnen in dieser Situation geholfen? Was haben Sie getan, was funktioniert hat? Was hat Sie dabei behindert, so gut wie möglich mit der Situation umzugehen?

Was sagt mein mitfühlendes Selbst? Wie würde Ihr weises, freundliches, zuversichtliches, mitfühlendes Selbst diese Situation verstehen und an sie herangehen?

Was hätte mein mitfühlendes Selbst getan? Wie würde sich Ihr mitfühlendes Selbst in dieser Situation verhalten?

Anleitung zum Schreiben eines mitfühlenden Briefes

Diese Übung soll uns dabei helfen, das mitfühlende Selbst zu entwickeln. Wir möchten mentale Muster aufbauen und stärken, die uns helfen werden, den Mut zu finden, mit schwierigen Erfahrungen zu arbeiten, uns selbst zu akzeptieren und ein Gefühl von Frieden in uns aufzubauen, das wir mit anderen teilen können. Um zu lernen, mitfühlend zu denken und sich mitfühlend zu verhalten, kann es manchmal hilfreich sein, wenn man einen Brief an sich selbst schreibt. Bei dieser Übung schreiben Sie über Schwierigkeiten, aber aus der Sicht Ihres mitfühlenden Selbst. Sie können sich selbst einen Brief schreiben, der allgemein gehalten ist, oder Sie richten den Brief darauf aus, sich in einer besonders schwierigen Situation zu unterstützen.

- Nehmen Sie als erstes etwas zum Schreiben und Papier. Sie können auch ein besonderes Tagebuch oder Heft aussuchen.

- Halten Sie ein paar Momente inne und atmen Sie in dem besänftigenden Atemrhythmus. Lassen Sie sich langsamer werden und bleiben Sie bei dem, was Sie wahrnehmen und fühlen.

- Versuchen Sie nun, die Perspektive Ihres mitfühlenden Selbst einzunehmen. Nehmen Sie zu Ihrem mitfühlenden Selbst Kontakt auf und stellen Sie sich vor, dass in Ihrer Bestform sind – so ruhig, weise, fürsorglich, zuversichtlich und mutig wie nur möglich. Fühlen Sie, wie Sie von Gefühlen der Freundlichkeit, Stärke und Zuversicht erfüllt sind. Stellen Sie sich vor, dass Sie dieser mitfühlende Mensch sind, der weise, verständnisvoll und entschlossen ist zu helfen. Versuchen Sie sich vorzustellen, wie Sie als dieses mitfühlende Wesen auftreten, wie sich Ihre Stimme anhört und wie Sie sich fühlen.

- Wenn wir in einer mitfühlenden inneren Verfassung sind, und sei es auch nur ein wenig, versuchen wir, unsere Lebenserfahrung weise anzuwenden. Wir wissen, dass das Leben hart sein kann. Wir haben tiefen Einblick in unsere eigene Perspektive und die anderer Menschen, die an schwierigen Situationen beteiligt sind, und versuchen zu verstehen, inwiefern es Sinn macht, dass sie so fühlen und handeln. Wir bieten Stärke und Unterstützung an und versuchen, mit Wärme da zu sein und weder zu werten noch zu verurteilen. Atmen Sie ein paarmal bewusst und fühlen Sie diesen weisen, verständnisvollen, zuversichtlichen und mitfühlenden Teil von sich aufsteigen – dies ist der Teil von Ihnen, der den Brief schreiben wird.

- Wenn sich Gedanken an Selbstzweifel wie *Mach ich es richtig?* oder *Ich kann es nicht wirklich fühlen* einstellen, nehmen Sie diese Gedanken als normale Kommentare wahr, die Ihnen durch den Kopf gehen, und beobachten Sie, was Sie wahrnehmen, während Sie so gut schreiben, wie Sie können. Es gibt kein Richtig oder Falsch … Sie üben und arbeiten einfach mit Ihrem mitfühlenden Selbst. Versuchen Sie beim Schreiben soviel emotionale Wärme und Verständnis aufzubringen, wie Sie können.

- Versuchen Sie, während Sie Ihren Brief schreiben, sich zu erlauben, Ihre Not zu verstehen und zu akzeptieren. Sie können zum Beispiel so beginnen: Ich bin traurig und ich leide. Mein Leid ist verständlich, weil …

- Benennen Sie die Gründe – machen Sie sich klar, dass Ihr Leid einen Sinn hat. Dann schreiben Sie weiter … Ich möchte, dass ich weiß, dass …

- Es geht darum, Verständnis, Anteilnahme und Wärme zu vermitteln, während wir uns helfen, an den Dingen zu arbeiten, die wir ansprechen müssen.

Wenn Sie Ihre ersten mitfühlenden Briefe geschrieben haben, lesen Sie sie mit einem offenen Geist und schauen Sie, ob sie wirklich Mitgefühl für Sie enthalten. Wenn sie das tun, schauen Sie, ob Sie in Ihrem Brief die folgenden Qualitäten entdecken können:

- Er drückt Sorge, echte Anteilnahme und Ermutigung aus.

- Er drückt Empfindsamkeit für Ihr Leid und für Ihre Bedürfnisse aus.

- Er hilft Ihnen, sich Ihren Gefühlen zu stellen und sie besser zu tolerieren.

- Er hilft Ihnen, mehr Verständnis für Ihre Gefühle, Schwierigkeiten und Dilemmas zu haben.

- Er bewertet und verurteilt nicht, sondern hilft Ihnen, sich sicher und akzeptiert zu fühlen.

- Ein echtes Gefühl von Wärme, Verständnis und Fürsorge erfüllt den Brief.

- Er hilft Ihnen, über Verhalten nachzudenken, dass Sie vielleicht brauchen oder lernen müssen, damit es Ihnen besser geht.

- Er erinnert Sie daran, warum Sie sich bemühen, dass Sie sich weiterentwickeln.

Diese Handreichung wurde für das Buch *CFT leicht gemacht* von Russell Kolts entwickelt. Erlaubt ist die kostenlose Vervielfältigung und Verbreitung dieses Blattes für therapeutische Zwecke und im Rahmen von Ausbildungen.

Tagebuch für Übungen zu Mitgefühl

TAG	ART UND DAUER DER ÜBUNG	KOMMENTARE – WAS WAR NÜTZLICH?
Montag		
Dienstag		
Mittwoch		
Donnerstag		
Freitag		
Samstag		
Sonntag		

Dieses Arbeitsblatt wurde für das Buch *CFT leicht gemacht* von Russell Kolts entwickelt. Erlaubt ist die kostenlose Vervielfältigung und Verbreitung dieses Blattes für therapeutische Zwecke und im Rahmen von Ausbildungen.

Über den Autor

RUSSELL KOLTS ist klinischer Psychologe und Professor für Psychologie an der Eastern Washington University. Kolts ist Autor oder Koautor zahlreicher Bücher und fachwissenschaftlicher Artikel, darunter *Schließe Freundschaft mit Deiner Wut* und war bei der Anwendung der Compassion Focused Therapy (CFT) bei der Behandlung problematischer Aggression bahnbrechend. Als international anerkannter Experte für CFT führt er regelmäßig Trainings and Workshops über Mitgefühl und CFT durch.

PAUL GILBERT, Autor des Vorworts, ist für seine Arbeit über Depression, Scham und entwertende Selbstkritik weltweit bekannt und hat die CFT entwickelt. Er leitet die Forschungsabteilung für psychische Gesundheit an der University of Derby und ist Autor oder Koautor zahlreicher fachwissenschaftlicher Artikel und Bücher, darunter *Mitgefühl: Wie wir Mitgefühl nutzen können, um Glück und Selbstakzeptanz zu entwickeln und es uns wohl sein zu lassen*, *Mindful Compassion* und *Depressionen verstehen und bewältigen*.

STEVEN HAYES, Verfasser des Nachworts, ist Nevada Foundation Professor und *Director of clinical training* am *Department of Psychology* an der Universität von Nevada. Er ist Autor von 41 Büchern und fast 600 fachwissenschaftlichen Artikeln. Seine Arbeit hat er der Analyse menschlicher Sprache und Kognition und ihrer Anwendung auf das Verständnis und die Erleichterung menschlichen Leidens und der Förderung menschlichen Wohlergehens gewidmet. Hayes war unter anderem Präsident der *Association for Behavioral and Cognitive Therapy* und der *Association for Contextual Behavioral Science.* Seine Arbeit ist mehrfach ausgezeichnet worden, unter anderem mit dem *Impact of Science on Application Award der Society for the Advancement of Behavior Analysis,* und dem *Lifetime Achievement Award der Association for Behavioral and Cognitive Therapy.*

Literaturverzeichnis

Ainsworth, M. D. S. (1963). The development of infant-mother interaction among the Ganda. In B. M. Foss (Ed.), *Determinants of Infant Behavior, Vol. 2*, 67–112. New York: Wiley.

Andrews, B., Brewin, C. R., Rose, S., & Kirk, M. (2000). Predicting PTSD symptoms in victims of violent crime: the role of shame, anger, and childhood abuse. *Journal of Abnormal Psychology, 109*, 69–73.

Andrews, B., & Hunter, E. (1997). Shame, early abuse, and course of depression in a clinical sample: a preliminary study. *Cognition and Emotion, 11*, 373–381.

Andrews, B., Quian, M., & Valentine, J. (2002). Predicting depressive symptoms with a new measure of shame: the Experiences of Shame Scale. *British Journal of Clinical Psychology, 41*, 29–33.

Ashworth, F., Gracey, F., & Gilbert, P. (2011). Compassion focused therapy after traumatic brain injury: theoretical foundations and a case illustration. *Brain Impairment, 12*, 128–139.

Baumeister, R. F., Bratslavsky, E., Finkenauer, C., & Vohs, K. D. (2001). Bad is stronger than good. *Review of General Psychology, 5*, 323–370. doi:10.1037//1089–2680.5.4.323.

Beaumont, E., & Hollins Martin, C. J. (2013). Using compassionate mind training as a resource in EMDR: a case study. *Journal of EMDR Practice and Research, 7*, 186–199.

Beck, A. T. (1979). Wahrnehmung der Wirklichkeit und Neurose: Kognitive Psychotherapie emotionaler Störungen. München: Pfeiffer. (orig. Dies., *Cognitive Therapy and the Emotional Disorders*. New York: International Universities Press, 1976).

Beck, A. T., Davis, D. D., & Freeman, A. 1999. *Kognitive Therapie der Persönlichkeitsstörungen (4. Aufl.)*. Weinheim: Beltz, Psychologie Verlags Union. (orig. Dies., *Cognitive Therapy of Personality Disorders (3rd ed.)*. New York: Guilford Press, 2014).

Bowlby, J. (1995). *Elternbindung und Persönlichkeitsentwicklung: Therapeutische Aspekte der Bindungstheorie*. Heidelberg: Dexter (orig. Dies., *A secure base: clinical applications of attachment theory*. London: Routledge, 1988).

Bowlby, J. (2006). *Bindung und Verlust, Bd. 1: Bindung*. München; Basel: E. Reinhardt. (orig. Dies., *Attachment and loss: Vol.1. Attachment*. London: Hogarth Press and the Institute of Psycho-Analysis, 1982). (Original work published 1969).

Bowlby, J. (2006). Bindung und Verlust, Bd. 2: Trennung: Angst und Zorn. München; Basel: E. Reinhardt. (orig. Dies., *Attachment and loss: Vol.2. Separation: anxiety and anger*. New York: Basic Books, 1973). –

Brähler, C., Gumley, A., Harper, J., Wallace, S., Norrie, J., & Gilbert, P. (2013). Exploring change processes in compassion focused therapy in psychosis: results of a feasibility randomized controlled trial. *British Journal of Clinical Psychology, 52*, 199–214.

Burns, D. D. (2006) *Feeling good – Depressionen überwinden, Selbstachtung gewinnen: wie Sie lernen, sich wieder wohlzufühlen*. Paderborn: Junfermann. (orig. Dies., *Feeling good: the new mood therapy*. New York: New American Library, 1980).

Carvalho, S., Dinis, A., Pinto-Gouveia, J., & Estanqueiro, C. (2013). Memories of shame experiences with others and depression symptoms: the mediating role of experiential avoidance. *Clinical Psychology and Psychotherapy*, doi: 10.1002/cpp.1862. [epub ahead of print].

Cozolino, L. J. (2010). *The Neuroscience of Psychotherapy: Healing the Social Brain.* New York, NY: Norton.

Depue, R. A., & Morrone-Strupinsky, J. V. (2005). A neurobehavioral model of affiliative bonding: implications for conceptualizing a human trait of affiliation. *Behavioral and Brain Sciences, 28*, 313–349.

Eells, T. D. (2010). *Handbook of Psychotherapy Case Formulation (2nd ed.).* New York: Guilford Press.

Feeney, B. C., & Thrush, R. L. (2010). Relationship influences upon exploration in adulthood: the characteristics and function of a secure base. *Journal of Personality and Social Psychology, 98*, 57–76. doi: 10.1037/a00169691

Fonagy, P., & Luyten, P. (2009). A developmental, mentalization-based approach to the understanding and treatment of borderline personality disorder. *Development and Psychopathology, 21*, 1355–81.

Frederickson, B. L., Cohn, M. A., Coffey, K. A., Pek, J., & Finkel, S. (2008). Open hearts build lives: positive emotions, induced through loving-kindness meditation, build consequential resources. *Journal of Personality and Social Psychology, 95*, 1045–1062.

Fung, K. M., Tsang, H. W., & Corrigan, P. W. (2008). Self-stigma of people with schizophrenia as predictor of their adherence to psychological treatment. *Psychiatric Rehabilitation Journal, 32*, 95–104.

Gale, C., Gilbert, P., Read, N., & Goss, K. (2014). An evaluation of the impact of introducing compassion-focused therapy to a standard treatment programme for people with eating disorders. *Clinical Psychology and Psychotherapy, 21*, 1–12.

Germer, C. K. (2010). *Der achtsame Weg zur Selbstliebe.* Freiburg im Breisgau: Arbor Verlag. (orig. Dies., *The Mindful Path to Self-Compassion.* New York: Guilford Press, 2009)

Gilbert, P. (2014). The origins and nature of compassion focused therapy. *British Journal of Clinical Psychology, 53*, 6–41.

Gilbert, P. (2013). *Compassion Focused Therapy.* Paderborn: Junfermann. (orig. Dies., *Compassion Focused Therapy: The CBT Distinctive Features Series.* London: Routledge, 2010)

Gilbert, P. (2011). *Mitgefühl: Wie wir Mitgefühl nutzen können, um Glück und Selbstakzeptanz zu entwickeln und es uns wohl sein zu lassen. Freiburg im Breisgau: Arbor Verlag. (orig. Dies., The Compassionate Mind.* London, UK: Constable & Robinson; Oakland, CA: New Harbinger, 2009a).

Gilbert, P. (1999). *Depressionen verstehen und bewältigen.* Göttingen; Bern; Toronto; Seattle: Hogrefe Verl. für Angewandte Psychologie. (orig. Dies., *Overcoming Depression: A Self-Help Guide to Using Cognitive Behavioral Techniques (3rd ed.).* New York: Basic Books, 2009b).

Gilbert, P. (2002). Body shame: a biopsychosocial conceptualization and overview, with treatment implications. In P. Gilbert & J. Miles (Eds.), *Body Shame: Conceptualisation, Research, and Treatment,* 3–54. London: Brunner.

Gilbert, P. (2000). The relationship of shame, social anxiety, and depression: the role of the evaluation of social rank. *Clinical Psychology and Psychotherapy, 1,* 174–189.

Gilbert, P. (1998). What is shame? Some core issues and controversies. In P. Gilbert & B. Andrews (Eds.), *Shame: Interpersonal Behavior, Psychopathology, and Culture,* 3–36. New York: Oxford University Press.

Gilbert, P. (1989). *Human Nature and Suffering.* Hove: Lawrence Erlbaum Associates.

Gilbert, P., & Choden. (2014). *Achtsames Mitgefühl: Ein kraftvoller Weg, das Leben zu verwandeln.* Freiburg im Breisgau.: Arbor-Verlag. (orig. Dies., *Mindful Compassion.* London: Constable & Robinson, 2013)

Gilbert, P., & Irons, C. (2005). Focused therapies and compassionate mind training for shame and self-attacking. In P. Gilbert (Ed.), *Compassion: Conceptualisations, Research, and Use in Psychotherapy,* 263–325. London: Routledge.

Gilbert, P., McEwan, K., Catarino, F., Baiao, R., & Palmeira, L. (2013). Fears of happiness and compassion in relationship with depression, alexithymia, and attachment security in a depressed sample. *British Journal of Clinical Psychology, 53,* 228–244.

Gilbert, P., McEwan, K., Matos, M., & Rivas, A. (2011). Fears of compassion: development of three self-report measures. *Psychology and Psychotherapy: Theory, Research, and Practice, 84,* 239–255.

Gilbert, P., & Proctor, S. (2006). Compassionate mind training for people with high shame and self-criticism: overview and pilot study of a group therapy approach. *Clinical Psychology and Psychotherapy, 13,* 353–379.

Gillath, O., Shaver, P. R., & Mikulincer, M. (2005). An attachment-theoretical approach to compassion and altruism. In P. Gilbert (Ed.), *Compassion: Conceptualisations, Research, and Use in Psychotherapy*. London: Routledge.

Goss, K. (2011). *The Compassionate-Mind Guide to Ending Overeating: Using Compassion-Focused Therapy to Overcome Bingeing and Disordered Eating*. Oakland, CA: New Harbinger; London: Constable & Robinson.

Goss, K., & Allan, S. (2009). Shame, pride, and eating disorders. *Clinical Psychology and Psychotherapy*, 16, 303–316.

Greenberg, L. S., Rice, L. N., & Elliot, R. (2003). *Emotionale Veränderungen fördern: Grundlagen einer Prozess- und erlebnisorientierten Therapie*. Paderborn: Junfermann. (orig. Dies., *Facilitating Emotional Change: The Moment-by-Moment Process*. New York: Guilford Press, 1993)

Greenberg, L. S., & Watson, J. C. (2006). *Emotion-Focused Therapy for Depression*. Washington, D.C.: American Psychological Association.

Hackmann, A., Bennett-Levy, J., & Holmes, E. A. (2012). *Imaginationstechniken in der kognitiven Therapie*. Weinheim; Basel: Beltz. (orig. Dies., *Oxford Guide to Imagery in Cognitive Therapy* (Oxford Guides in Cognitive Behavioural Therapy). Oxford: Oxford University Press, 2011).

Harris, R. (2014). *Schwierige Situationen in der Akzeptanz- und Commitmenttherapie (ACT)*. Weinheim; Basel: Beltz. (orig. Dies., *Getting Unstuck in ACT: A Clinician's Guide to Overcoming Common Obstacles in Acceptance and Commitment Therapy*. Oakland, CA: New Harbinger, 2013).

Hayes, S. C., Barnes-Holmes, D., & Roche, B. (Eds.) (2001). *Relational Frame Theory: A Post-Skinnerian Account of Human Language and Cognition*. New York, NY: Kluwer Academic/Plenum Publishers.

Hayes, S. C., Strosahl, K. D., & Wilson, K. G. (2011). *Akzeptanz- und Commitment-Therapie: ein erlebnisorientierter Ansatz zur Verhaltensänderung*. München: CIP-Medien. (orig. Dies., *Acceptance and Commitment Therapy: An Experiential Approach to Behavior Change (1st ed.)*. New York, NY: Guilford Press, 1999).

Henderson, L. (2010). *The Compassionate-Mind Guide to Building Social Confidence: Using Compassion-Focused Therapy to Overcome Shyness and Social Anxiety*. Oakland, CA: New Harbinger; London: Constable & Robinson.

Hofmann, S. G., Grossman, P., & Hinton, D. E. (2011). Lovingkindness and compassion meditation: potential for psychological interventions. *Clinical Psychology Review, 31*, 1126–1132.

Hofmann, S. G., Sawyer, A. T., Witt, A. A., & Oh, D. (2010). The effect of mindfulness-based therapy on anxiety and depression: a meta-analytic review. *The Journal of Consulting and Clinical Psychology, 78*, 169–83.

Holman, G., Kanter, J., Tsai, M., & Kohlenberg, R. J. (2016). *Functional Analytic Psychotherapy Made Simple*. Oakland, CA: New Harbinger.

Hoyt, W. T. (1996). Antecedents and effects of perceived therapist credibility: a meta-analysis. *Journal of Counseling Psychology*, 430–447.

Judge, L., Cleghorn, A., McEwan, K., & Gilbert, P. (2012). An exploration of group-based compassion focused therapy for a heterogeneous range of clients presenting to a community mental health team. *International Journal of Cognitive Therapy, 5*, 420–429.

Kabat-Zinn, J. (2010). *Im Alltag Ruhe finden: Meditationen für ein gelassenes Leben*. München: Knaur-Taschenbuch. (orig. Dies., *Wherever You Go, There You Are: Mindfulness Meditation in Everyday Life*. New York: Hyperion, 1994).

Kaleem, J. (2013). Surprising number of Americans don't believe in evolution. *The Huffington Post*. Retrieved from http://www.huffingtonpost.com/2013/12/30/evolution-survey_n_4519441.html

Kannan, D., & Levitt, H. M. (2013). A review of client self-criticism in psychotherapy. *Journal of Psychotherapy Integration, 23*, 166–178.

Kelly, A. C., & Carter, J. C. (2014). Self-compassion training for binge eating disorder: a pilot randomized controlled trial. *Psychology and Psychotherapy: Theory, Research, and Practice*. doi:10.1111/papt.12044.

Kim, S., Thibodeau, R., & Jorgenson, R. S. (2011). Shame, guilt, and depressive symptoms: a meta-analytic review. *Psychological Bulletin, 137(1)*, 68–96.

Knox, J. (2010). *Self-Agency in Psychotherapy: Attachment, Autonomy, and Intimacy* (Norton Series in Interpersonal Neurobiology). New York: Norton.

Kohlenberg, R. J., & Tsai, M. (1991). *Functional Analytic Psychotherapy: A Guide for Creating Intense and Curative Therapeutic Relationships*. New York: Plenum.

Kolts, R. L. (2012). *The Compassionate-Mind Guide to Managing Your Anger: Using Compassion-Focused Therapy to Calm Your Rage and Heal Your Relationships.* Oakland, CA: New Harbinger; London: Constable & Robinson.

Kolts, R. L. (2013, December). Applying CFT in Working with Problematic Anger: The ,True Strength' Prison Program. Paper presented at the 2nd Annual Conference on Compassion-Focused Therapy, London.

Kolts, R. L., & Chodron, T. (2016). *Die Weisheit eines offenen Herzens: eine Synthese aus buddhistischer Praxis und westlicher Psychotherapie.* Freiburg im Breisgau: Arbor-Verlag. (orig. Dies., *Living with an Open Heart: How to Cultivate Compassion in Everyday Life.* (US title: An Open-Hearted Life: Transformative Lessons on Compassionate Living from a Clinical Psychologist and a Buddhist Nun). London: Constable and Robinson; Boston: Shambhala, 2013).

Kolts, R. L., Parker, L., & Johnson, E. (2013, December). *Initial Exploration of Compassion-Focused Exposure: Making Use of Reconsolidation.* Poster presented at the 2nd Annual Conference on Compassion-Focused Therapy, London.

Laithwaite, H., O'Hanlon, M., Collins, P., Doyle, P., Abraham, L., Porter, S., & Gumley, A. (2009). Recovery after psychosis (RAP): a compassion focused programme for individuals residing in high security settings. *Behavioral and Cognitive Psychotherapy, 37,* 511–526.

Leahy, R.L. (Ed.). (2006). *Roadblocks in cognitive-behavioral therapy: Transforming challenges into opportunities for change.* New York: Guilford Press.

Leaviss, J., & Uttley, I. (2014). Psychotherapeutic benefits of compassion-focused therapy: an early systematic review. *Psychological Medicine,* doi:10.1017/S0033291714002141.

LeDoux, J. (2001). *Das Netz der Gefühle: wie Emotionen entstehen.* München: Dt. Taschenbuch-Verlag. (orig. Dies., *The Emotional Brain.* London: Weidenfeld and Nicolson, 1998)

Lee, D. A. (2005). The perfect nurturer: a model to develop a compassionate mind within the context of cognitive therapy. In P. Gilbert (Ed.), *Compassion: Conceptualisations, Research, and Use in Psychotherapy,* 263–325. London: Routledge.

Lee, D. A., & James, S. (2011). *The Compassionate-Mind Guide to Recovering from Trauma and PTSD: Using Compassion-Focused Therapy to Overcome Flashbacks, Shame, Guilt, and Fear*. Oakland, CA: New Harbinger; London: Constable & Robinson.

Liotti, G., & Gilbert, P. (2011). Mentalizing, motivation, and social mentalities: theoretical considerations and implications for psychotherapy. *Psychology and Psychotherapy: Theory, Research, and Practice, 84*, 9–25.

Linehan, M. M. (1996). *Dialektisch-behaviorale Therapie der Borderline-Persönlichkeitsstörung*. München: CIP-Medien. (orig. Dies., *Cognitive-Behavioral Treatment of Borderline Personality Disorder*. New York: Guilford Press, 1993).

Lucre, K. M., & Corten, N. (2013). An exploration of group compassion-focused therapy for personality disorder. *Psychology and Psychotherapy: Theory, Research, and Practice, 86*, 387–400.

Luoma, J. B., Kulesza, M., Hayes, S. C., Kohlenberg, B., & Larimer, M. (2014). Stigma predicts residential treatment length for substance use disorder. *The American Journal of Drug and Alcohol Abuse, 40*, 206–212. doi:10.3109/00952990.2014.901337.

Maclean, P. D. (1990). *The Triune Brain in Evolution: Role of Paleocerebral Functions*. New York: Plenum Press.

Martin, D. J., Garske, J. P., & Davis, K. M. (2000). Relation of the therapeutic alliance with outcome and other variables: a meta-analytic review. *Journal of Consulting and Clinical Psychology, 68*, 438–450.

Mascaro, J. S., Rilling, J. K., Negi, L. T., & Raison, C. L. (2013). Compassion meditation enhances empathic accuracy and related neural activity. *SCAN, 8*, 48–55.

Mikulincer, M. & Shaver, P. R. (2007). *Attachment in Adulthood: Structure, Dynamics, and Change*. New York: Guilford Press.

Mikulincer, M. & Shaver, P. R. (2005). Attachment security, compassion, and altruism. *Current Directions in Psychological Science, 14*, 34–38.

Mikulincer, M., Gillath, O., Halevy, V., Avihou, N., Avidan, S., & Eshkoli, N. (2001). Attachment theory and reactions to others' needs: evidence that activation of the sense of attachment security promotes empathic responses. *Journal of Personality and Social Psychology, 81*, 1205–1224.

Monfils, M-H., Cowansage, K. K., Klann, E., LeDoux, J. E. (2009). Extinction-reconsolidation boundaries: key to persistent attenuation of fear memories. *Science, 324*, 951–955, doi:10.1126/science.1167975.

Neff, K. D. (2012). *Selbstmitgefühl: Wie wir uns mit unseren Schwächen versöhnen und uns selbst der beste Freund werden.* München: Kailash. (orig. Dies., *Self-Compassion: Stop Beating Yourself Up and Leave Insecurity Behind.* New York: William Morrow, 2011).

Neff, K. D. (2003). The development and validation of a scale to measure self-compassion. *Self and Identity, 2*, 223–250.

Neff, K. D., & Germer, C. K. (2013). A pilot study and randomized controlled trial of the mindful self-compassion program. *Journal of Clinical Psychology, 69*, 28–44.

Panksepp, J. (1998). *Affective Neuroscience: The Foundations of Human and Animal Emotions.* New York: Oxford University Press.

Panksepp, J., & Biven, L. (2012). *The Archaeology of Mind: Neuroevolutionary Origins of Human Emotions.* New York: Norton.

Pepping, C. A., Davis, P. J., O'Donovan, A., & Pal, J. (2014). Individual differences in self-compassion: the role of attachment and experiences of parenting in childhood. *Self and Identity, 14*, 104–117. doi:10.1080/15298868.2014.955050.

Persons, J. B., Davidson, J., & Tompkins, M. A. (2000). *Essential Components of Cognitive-Behavior Therapy for Depression.* Washington, D.C.: American Psychological Association.

Pinto-Gouveia, J., & Matos, M. (2011). Can shame memories become a key to identity? The centrality of shame memories predicts psychopathology. *Applied Cognitive Psychology, 25*, 281–290.

Porges, S. W. (2011). *The Polyvagal Theory: Neurophysiological Foundations of Emotions, Attachment, Communication, and Self- Regulation.* New York: Norton.

Pos, A. E., & Greenberg, L. S. (2012). Organizing awareness and increasing emotion regulation: revising chairwork in emotion-focused therapy for borderline personality disorder. *Journal of Personality Disorders, 26*, 84–107.

Ramnerö, J., & Törneke, N. (2008). *The ABCs of Human Behavior: Behavioral Principles for the Practicing Clinician.* Oakland, CA: New Harbinger; Reno, NV: Context Press.

Rector, N.A., Bagby, R. M., Segal, Z. V., Joffe, R. T., & Levitt, A. (2000). Self-criticism and dependency in depressed patients treated with cognitive therapy or pharmacotherapy. *Cognitive Therapy and Research, 24,* 571–584.

Rüsch, N., Corrigan, P. W., Wassel, A., Michaels, P., Larson, J. E., Olschewski, M., Wilkniss, S., & Batia, K. (2009). Self-stigma, group identification, perceived legitimacy of discrimination and mental health service use. *British Journal of Psychiatry, 195,* 551–552.

Rüsch, N., Lieb, K., Göttler, I., Hermann, C., Schramm, E., & Richter, H. (2007). Shame and implicit self-concept in women with borderline personality disorder. *American Journal of Psychiatry, 164,* 500–508.

Salkovskis, P. M. (1996). The cognitive approach to anxiety: threat beliefs, safety-seeking behavior, and the special case of health anxiety and related obsessions. In P. M. Salkovskis (Ed.), *Frontiers of Cognitive Therapy,* 48–74. New York: Guilford Press.

Salzberg, S. (2003). *Metta-Meditation: Buddhas revolutionärer Weg zum Glück; geborgen im Sein.* Freiamt im Schwarzwald: Arbor Verlag. (orig. Dies., *Lovingkindness: The Revolutionary Art of Happiness.* Boston: Shambhala, 1995).

Schiller, D., Monfils, M-H., Raio, C. M, Johnson, D. C., LeDoux, J. E., & Phelps, E. A. (2010). Preventing the return of fear in humans using reconsolidation update mechanisms. *Nature, 463,* doi:10.1038/ nature08637.

Schore, A. N. (2007). *Affektregulation und die Reorganisation des Selbst. Stuttgart: Klett-Cotta.* (orig. Dies., *Affect Regulation and the Origin of the Self: The Neurobiology of Emotional Development.* Hillsdale, NJ: Lawrence Erlbaum & Associates, Inc., 1999).

Segal, Z. V., Williams, J. M. G., & Teasdale, J. D. (2008). *Die Achtsamkeitsbasierte Kognitive Therapie der Depression: ein neuer Ansatz zur Rückfallprävention.* Tübingen: Dgvt-Verlag. (orig. Dies., *Mindfulness-Based Cognitive Therapy for Depression: A New Approach to Preventing Relapse.* New York: Guilford Press, 2001).

Shahar, B., Carlin, E. R., Engle, D. E., Hegde, J., Szepsenwol, O., & Arkowitz, H. (2012). A pilot investigation of emotion-focused two-chair dialogue intervention for self-criticism. *Clinical Psychology and Psychotherapy, 19,* 496– 507. doi:10.1002/ cpp.762.

Siegel, D. J. (2006). *Wie wir werden die wir sind: Neurobiologische Grundlagen subjektiven Erlebens und die Entwicklung des Menschen in Beziehungen.* Paderborn: Junfermann. (orig. Dies., *The Developing Mind: How Relationships and the Brain Interact to Shape Who We Are* (2nd ed.). New York: Guilford Press, 2012).

Sirey, J. A., Bruce, M. L., Alexopoulas, G. S., Perlick, D., Friedman, S. J., & Meyers, B. S. (2001). Stigma as a barrier to recovery: perceived stigma and patient-rated severity of illness as predictors of antidepressant drug adherence. *Psychiatric Services, 52,* 1615–1620.

Skinner, B. F. (1973). *Wissenschaft und menschliches Verhalten.* München: Kindler. (orig. Dies., *Science and Human Behavior.* New York: Macmillan, 1953).

Sroufe, L. A., & Waters, E. (1977). Attachment as an organizational construct. *Child Development, 48,* 1184–1199.

Tangney, J. P., Wagner, P., & Gramzow, R. (1992). Proneness to shame, proneness to guilt, and psychopathology. *Journal of Abnormal Psychology, 101,* 469–478.

Teasdale, J. D., & Barnard, P. J. (1993). *Affect, Cognition and Change: Remodelling Depressive Affect.* Hove, UK: Psychology Press.

Teyber, E., & McClure, F. H. (2011). *Interpersonal Process in Therapy (6th ed.).* Belmont, CA: Brooks/Cole.

Tirch, D. (2012). *The Compassionate-Mind Guide to Overcoming Anxiety: Using Compassion-Focused Therapy to Calm Worry, Panic, and Fear.* Oakland, CA: New Harbinger; London: Constable & Robinson.

Tirch, D., Schoendorff, B., & Silberstein, L. R. (2014). *The ACT Practitioner's Guide to the Science of Compassion: Tools for Fostering Psychological Flexibility.* Oakland, CA: New Harbinger.

Törneke, N. (2010). *Learning RFT: An Introduction to Relational Frame Theory and Its Clinical Application.* Oakland, CA: New Harbinger; Reno, NV: Context Press.

Tsai, M., Kohlenberg, R. J., Kanter, J., Kohlenberg, B., Follette, W., & Callaghan, G. (2009). *A Guide to Functional Analytic Psychotherapy: Awareness, Courage, Love and Behaviorism.* New York: Springer.

Wallin, D. J. (2016). *Bindung und Veränderung in der psychotherapeutischen Beziehung.* Lichtenau/Westfalen: G.P. Probst Verlag. (orig. Dies., *Attachment in Psychotherapy.* New York: Guilford Press, 2007).

Weitere Literatur aus dem Arbor Verlag

Russell Kolts & Thubten Chodron

Die Weisheit eines offenen Herzens

Eine Synthese aus buddhistischer Praxis
und westlicher Psychotherapie

Seit einigen Jahren versteht die westliche Wissenschaft immer besser, was der Buddhismus uns seit Jahrtausenden lehrt: dass das bewusste Entwickeln von Mitgefühl sich positiv auf unseren Geist, unser Gehirn und unser allgemeines Wohlbefinden auswirkt.

Die Weisheit eines offenen Herzens ist ein Handbuch fürs tägliche Leben. Leicht nachvollziehbare Geschichten und Betrachtungen dienen als Inspiration und Anleitung, wie wir durch Mitgefühl unsere Beziehung zu uns selbst wohlwollender und freundlicher gestalten können, eigene negative Programme erkennen, um diese hinter uns zu lassen, und so zu mehr Gelassenheit und innerem Frieden finden.

ISBN 978-3-86781-159-0

Russell Kolts

Schließe Freundschaft mit deiner Wut

Wie Achtsamkeit und Mitgefühl dabei helfen können, besser mit
Ärger und Wut umzugehen

Wut und Ärger sind zwei der schwierigsten Emotionen, die Menschen
zu bewältigen haben. Ihre Erscheinungsformen können von impulsivem
Reagieren bis hin zu stillem Grollen reichen, in dem man frustriert vor
sich hin brütet. Im Moment der Wut und des Ärgers kann es passieren,
dass man sich anderen, aber auch sich selbst gegenüber extrem destruktiv
verhält.

Neueste Forschung hat gezeigt, dass Achtsamkeit und Mitgefühl wirkungsvolle Möglichkeiten sind, um mit Wut und Ärger umgehen zu können
und ungesundes Verhalten zu verändern. Mitgefühl mit sich selbst und
mit anderen ermöglicht ein tiefes Verständnis dafür, was unsere Wut und
die damit verbundene intensive Aggression antreibt.

Dieses faszinierende und praktische Buch zur Selbsthilfe zeigt Ihnen
mögliche Wege auf und gibt Ihnen die notwendigen Werkzeuge an die
Hand, mit denen Sie Ihre Wut und Ihren Ärger regulieren können, statt
sich davon kontrollieren zu lassen.

ISBN 978-3-86781-078-4

Online

Umfangreiche Informationen zu unseren Themen,
ausführliche Leseproben aller unserer Bücher,
einen versandkostenfreien Bestellservice und unseren
kostenlosen Newsletter. All das und mehr finden Sie auf
unserer Website.

www.arbor-verlag.de

Mehr von Russell Kolts:

www.arbor-verlag.de/russell-kolts

Seminare

Die gemeinnützige *Arbor-Seminare gGmbH* organisiert
regelmäßig Seminare und Weiterbildungen mit führenden
Vertretern achtsamkeitsbasierter Verfahren.
Nähere Informationen finden Sie unter:

www.arbor-seminare.de